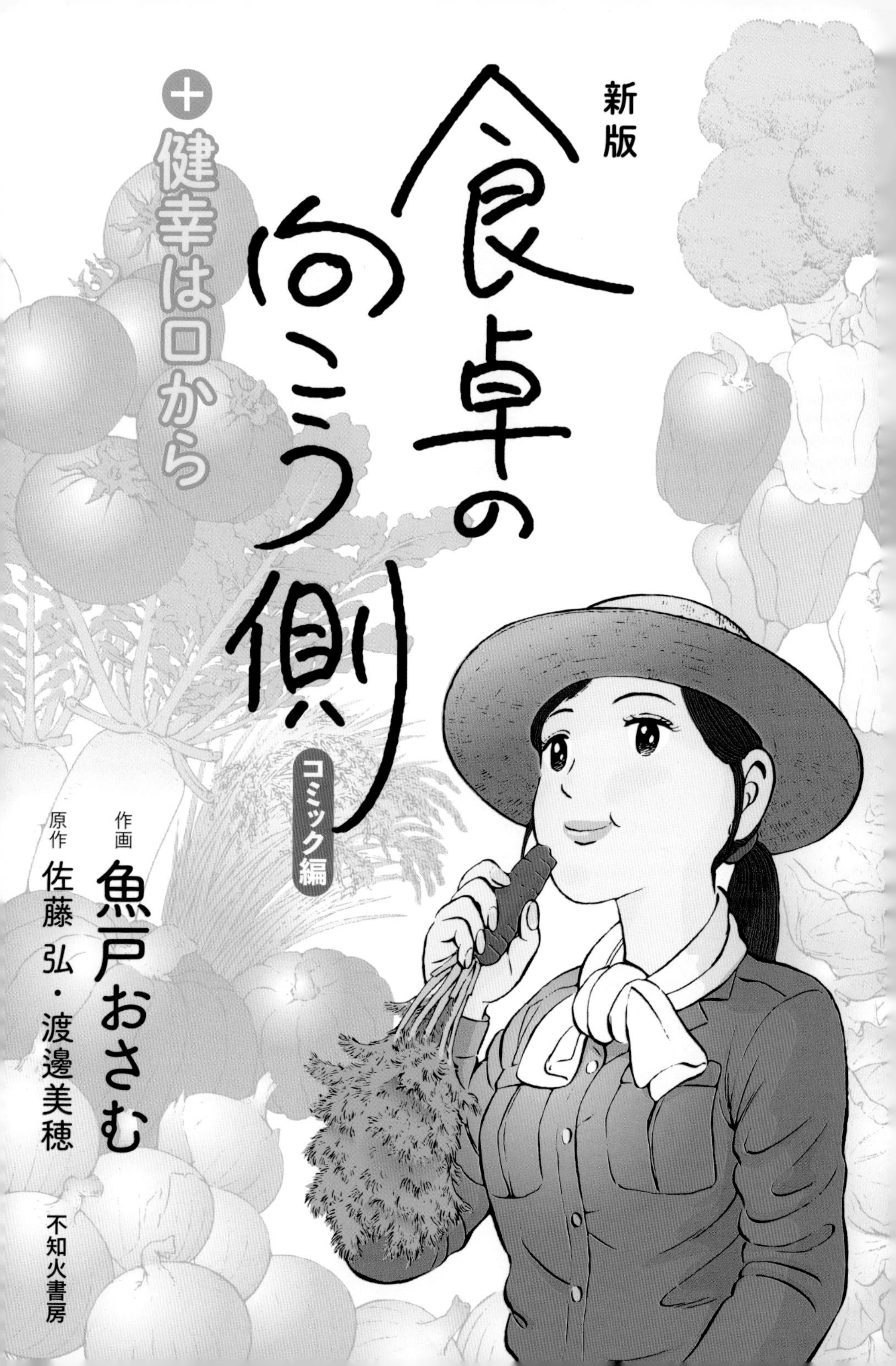

新版

食卓の向こう側

コミック編

＋健幸は口から

作画 魚戸おさむ

原作 佐藤弘・渡邉美穂

不知火書房

第1部　食卓の向こう側コミック編

第２部　健幸《けんこう》は口から

主な登場人物

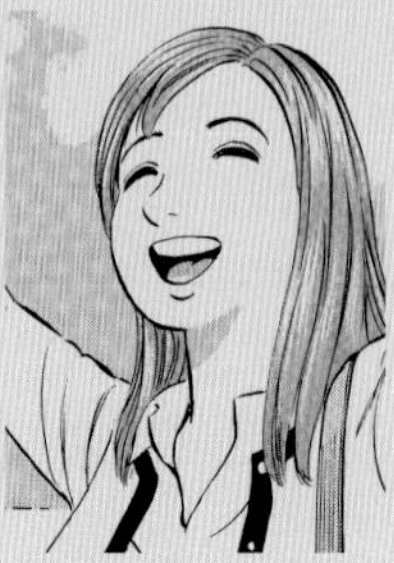

桜坂まりも

27歳
九州新聞 社会部記者

「食 くらし」取材班の女性記者をモデルにした架空の人物。27歳、入社5年目の社会部記者。

子どものころから好奇心旺盛な性格。しっかり者にみえるが、どこか抜けたところもある愛すべきキャラクターで、中学、高校時代は友人からよくからかわれていた。新聞社入社後、「女だから使えない」なんて言われないように、仕事で怒られても、絶対に涙は見せない、ちょっと無理かなと思っても挑戦する、と決めている。

取材班では水城の〝相方〟を務める。「食」を知れば知るほど、すべて、この世の中のおかしな状態とつながっているような気がして、どんどんこのテーマにはまり込んでいる。

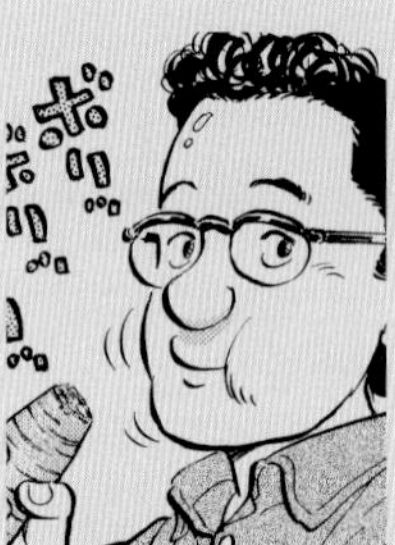

水城一角

39歳
九州新聞 経済部記者

「食 くらし」取材班キャップの男性記者がモデル。39歳。

中学生のころ、川で捕った魚の背骨が曲がっているのを見て疑問に思う。作家有吉佐和子の小説「複合汚染」を読んで、そのわけを知り、ふるさとの遊び場を奪った農薬を憎み始める。「環境を守る農業をやりたい」と思いながら大学に進学したものの、知れば知るほど農の世界は奥が深い。絶望感すら覚え、「書くことで農家を支援する方法もある」と新聞社に入った。

後ろを振り返ることが嫌い。オリジナリティーはないが、ちょっと拝借するのは実にうまい。名言をよく言うが、その95％は知り合いや本などの受け売りだ。

第1部

食卓の向こう側

コミック編

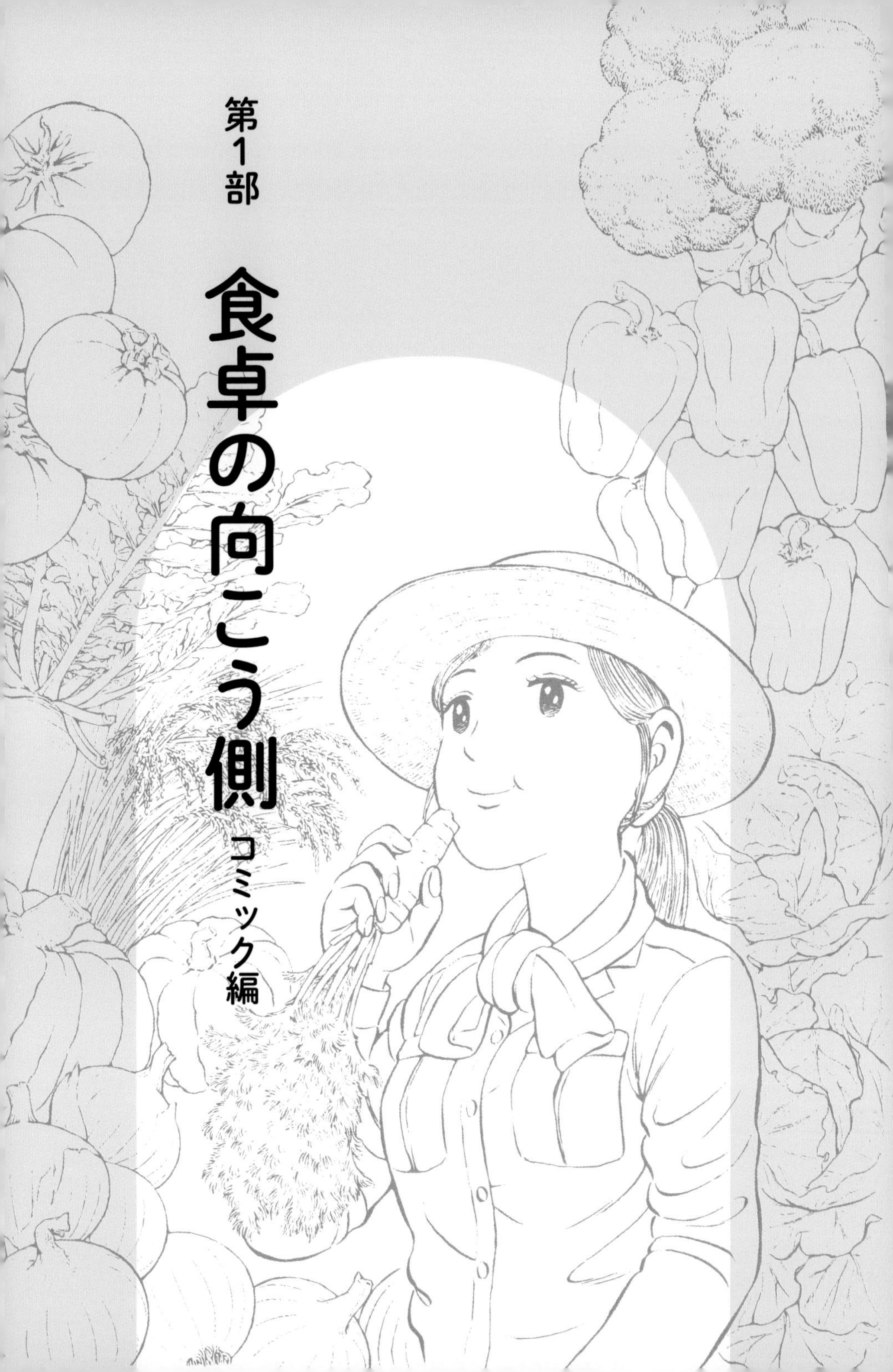

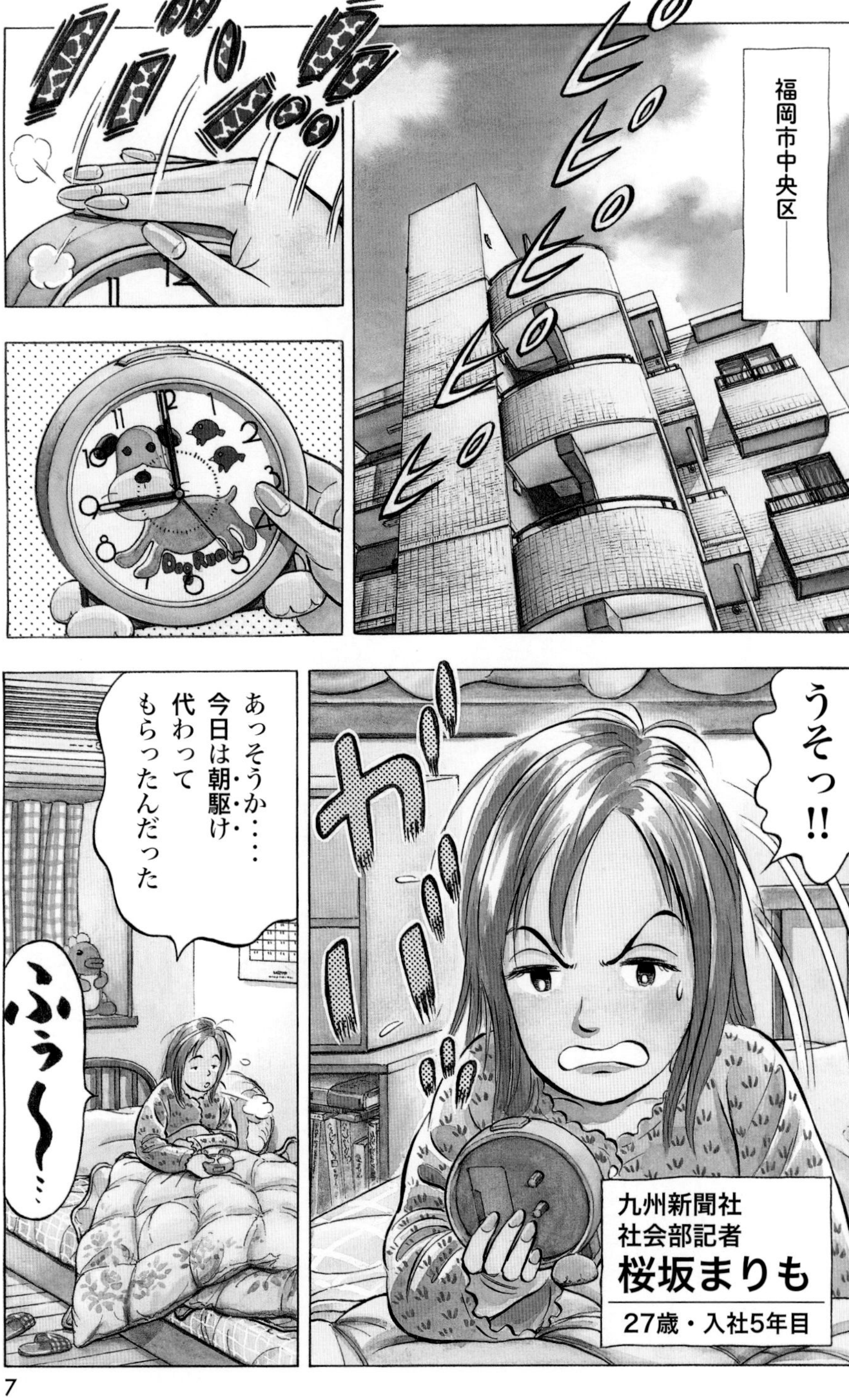
ピピピピピ
福岡市中央区――
うそっ!!
九州新聞社
社会部記者
桜坂まりも
27歳・入社5年目
あっそうか……
今日は朝駆け
代わって
もらったんだった
ふぅ〜……

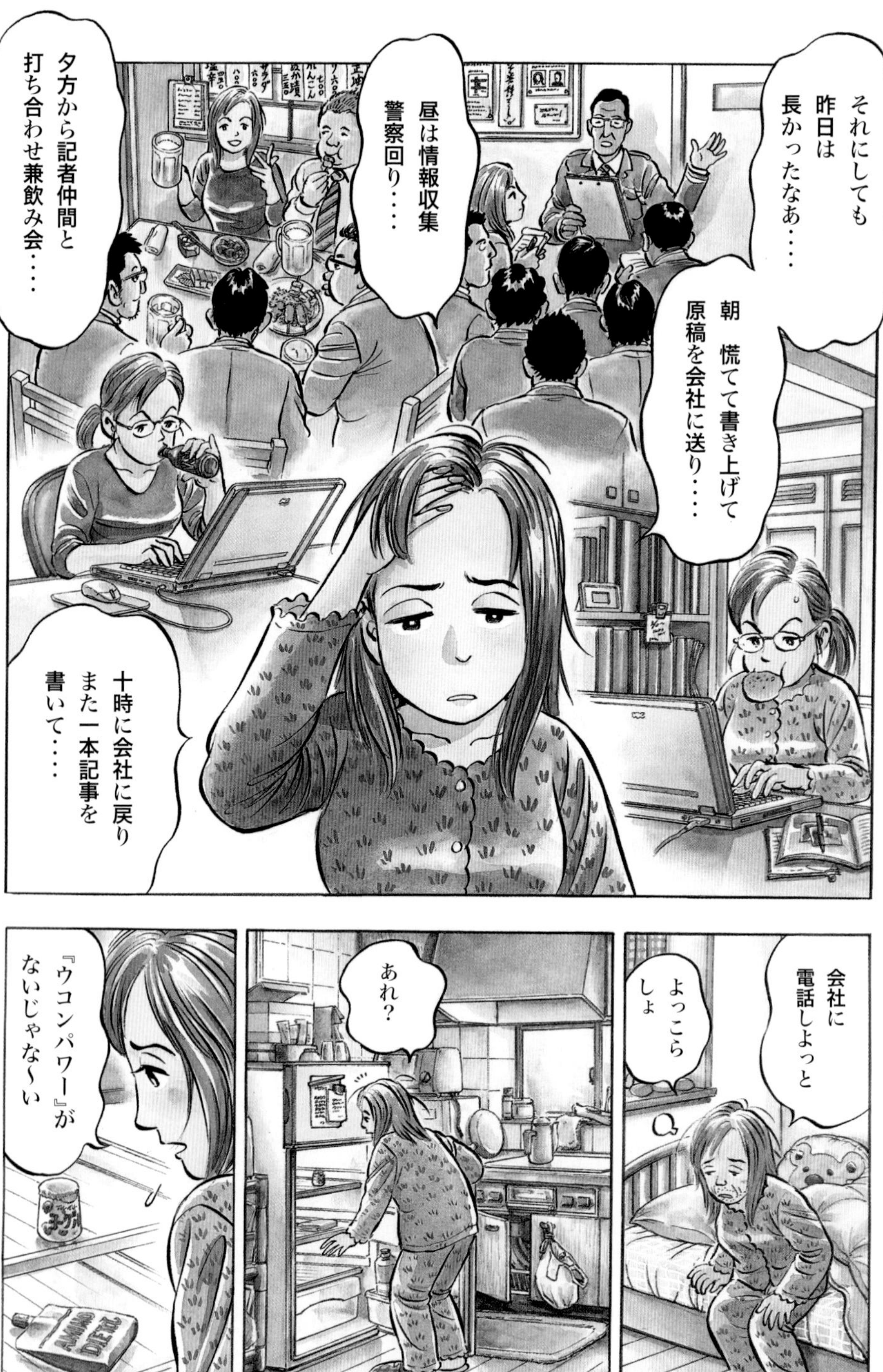
それにしても
昨日は
長かったなあ・・・・
朝 慌てて書き上げて
原稿を会社に送り・・・・
昼は情報収集
警察回り・・・・
夕方から記者仲間と
打ち合わせ兼飲み会・・・・
十時に会社に戻り
また一本記事を
書いて・・・・
会社に
電話しよっと
よっこら
しょ
あれ？
『ウコンパワー』が
ないじゃな〜い

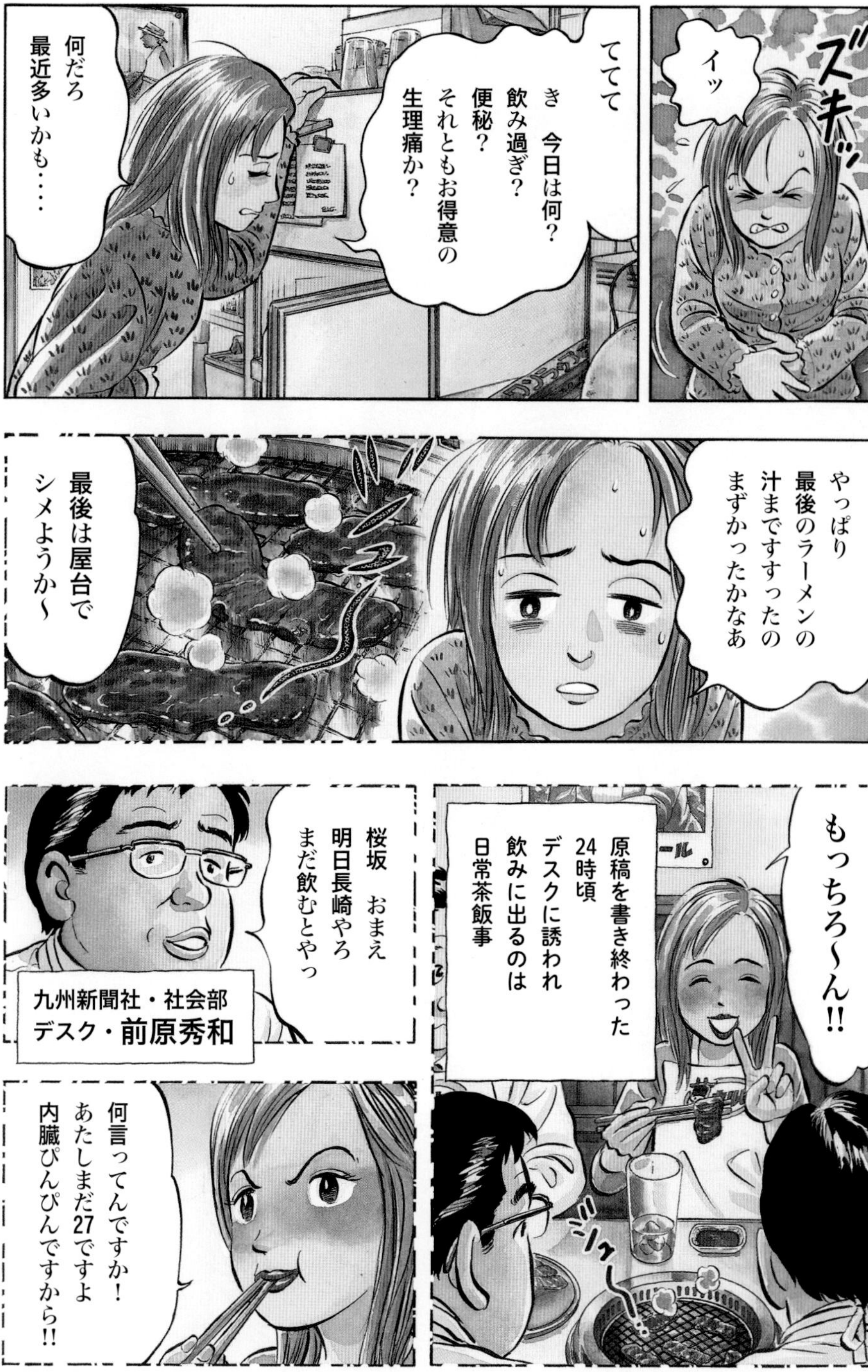
ズキッ
イッ
ててて
き 今日は何?
飲み過ぎ?
便秘?
それともお得意の
生理痛か?
何だろ
最近多いかも・・・・
やっぱり
最後のラーメンの
汁まですすったの
まずかったかなあ
最後は屋台で
シメようか~
もっちろ~ん!!
原稿を書き終わった
24時頃
デスクに誘われ
飲みに出るのは
日常茶飯事
ジュ~
桜坂　おまえ
明日長崎やろ
まだ飲むとやっ
九州新聞社・社会部
デスク・前原秀和
何言ってんですか!
あたしまだ27ですよ
内臓ぴんぴんですから!!

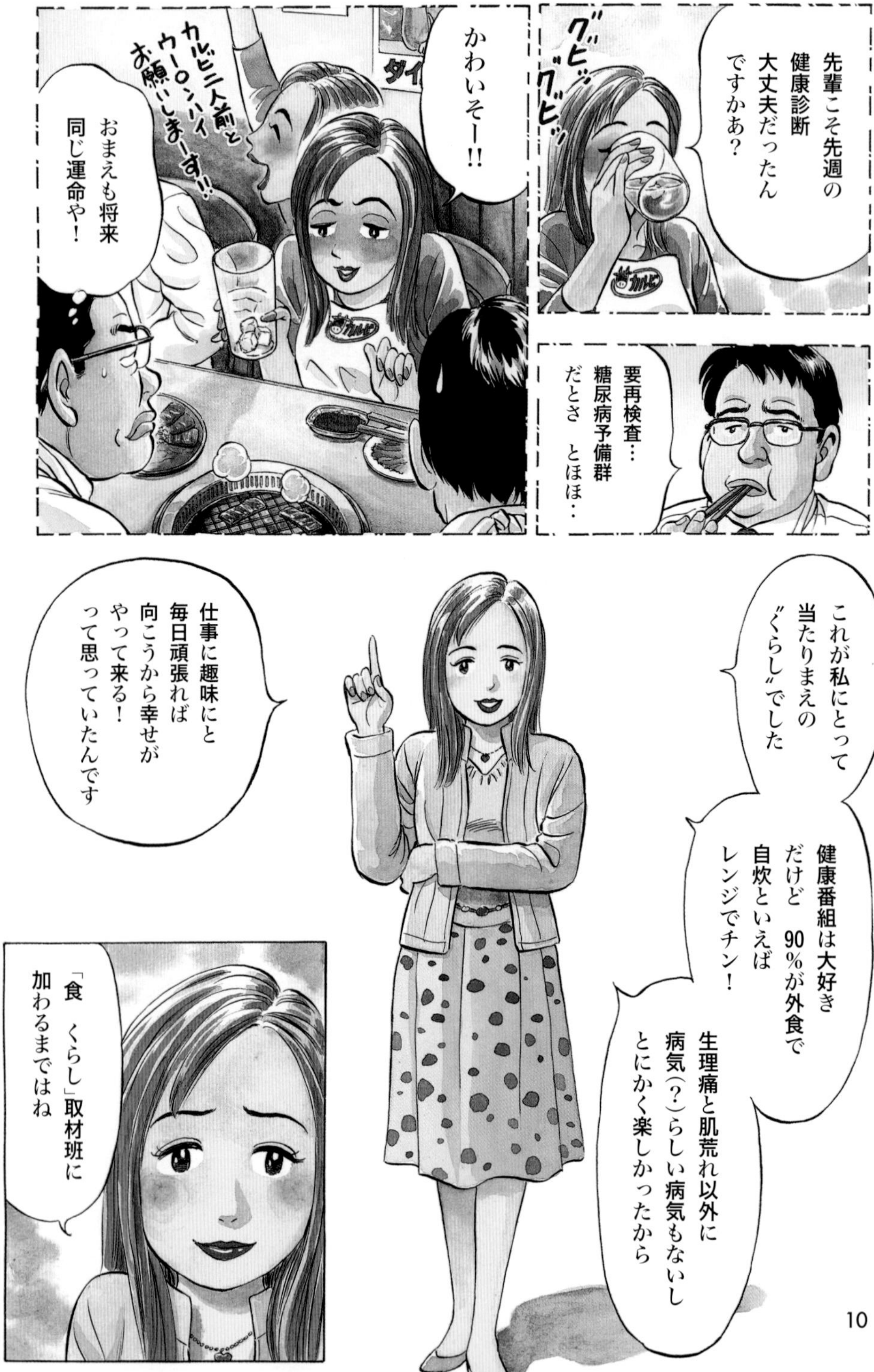

先輩こそ先週の健康診断大丈夫だったんですかあ？
グビッ グビッ
カルビ
要再検査…糖尿病予備群だとさ　とほほ・・
かわいそー!!
カルビ二人前とウーロンハイお願いしまーす!!
ダイ
おまえも将来同じ運命や！
カルビ
これが私にとって当たりまえの〝くらし〟でした
仕事に趣味にと毎日頑張れば向こうから幸せがやって来る！って思っていたんです
健康番組は大好きだけど　90%が外食で自炊といえばレンジでチン！
生理痛と肌荒れ以外に病気(?)らしい病気もないしとにかく楽しかったから
「食　くらし」取材班に加わるまではね

食卓の向こう側

第1話／うんこ

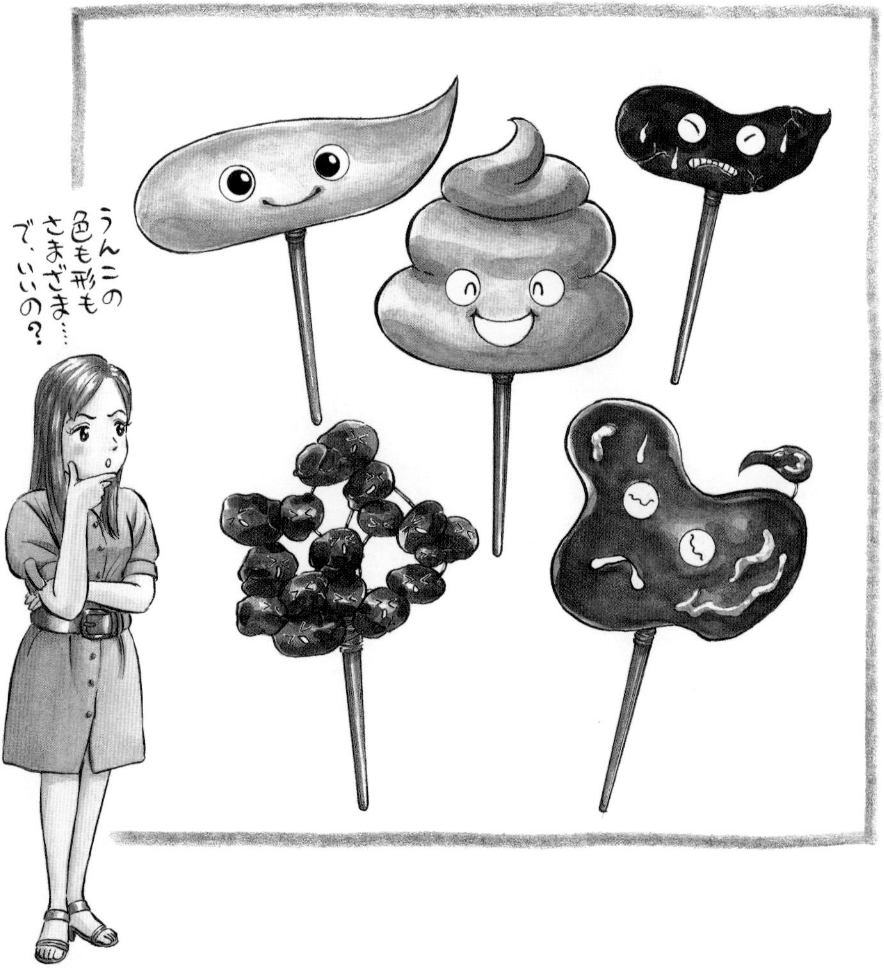

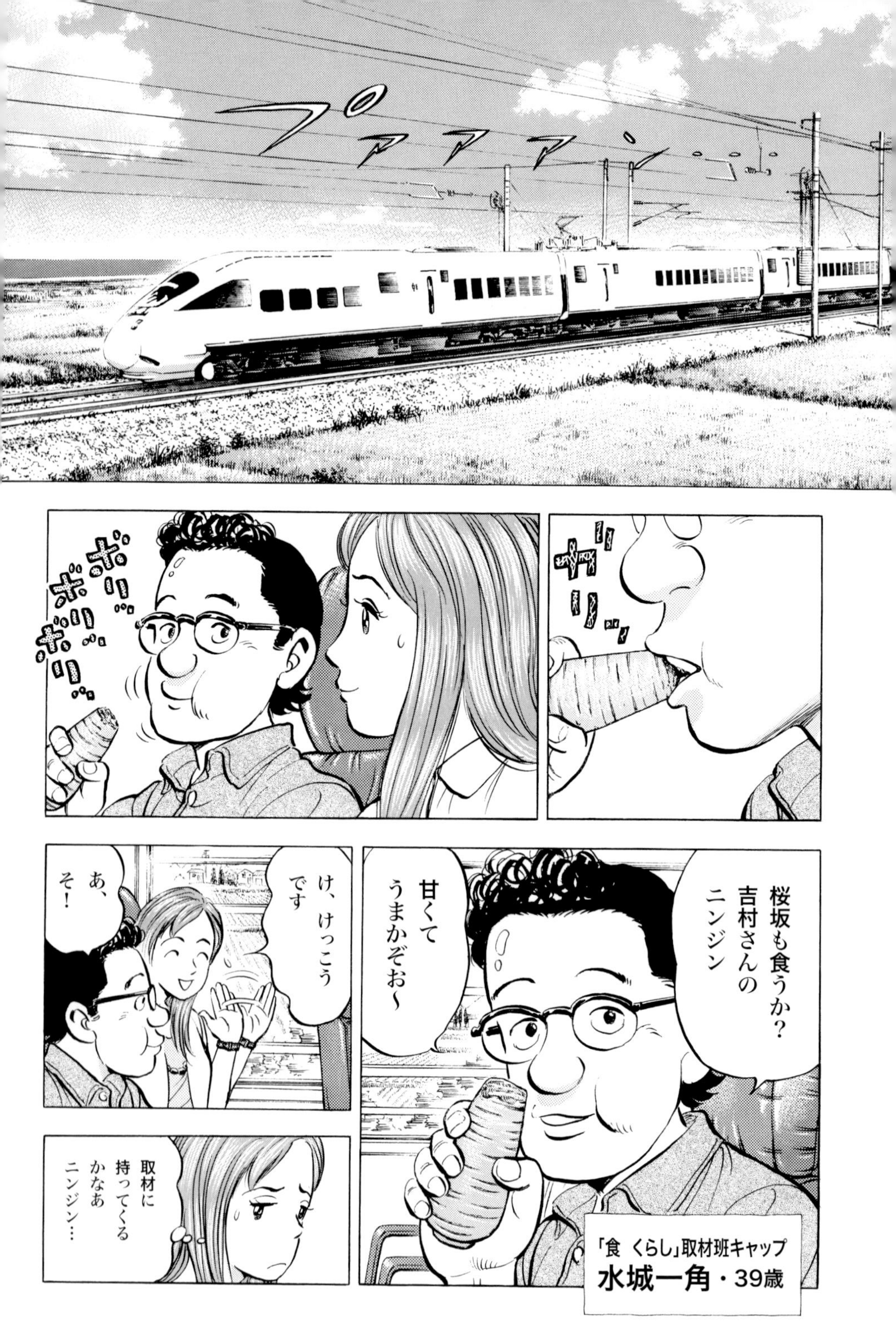

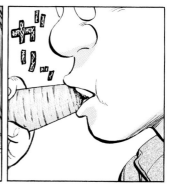

プァアアン…
ボリボリボリ
桜坂も食うか？吉村さんのニンジン
甘くてうまかぞお〜
「食 くらし」取材班キャップ
水城一角・39歳
け、けっこうです
あ、そ！
取材に持ってくるかなあニンジン…

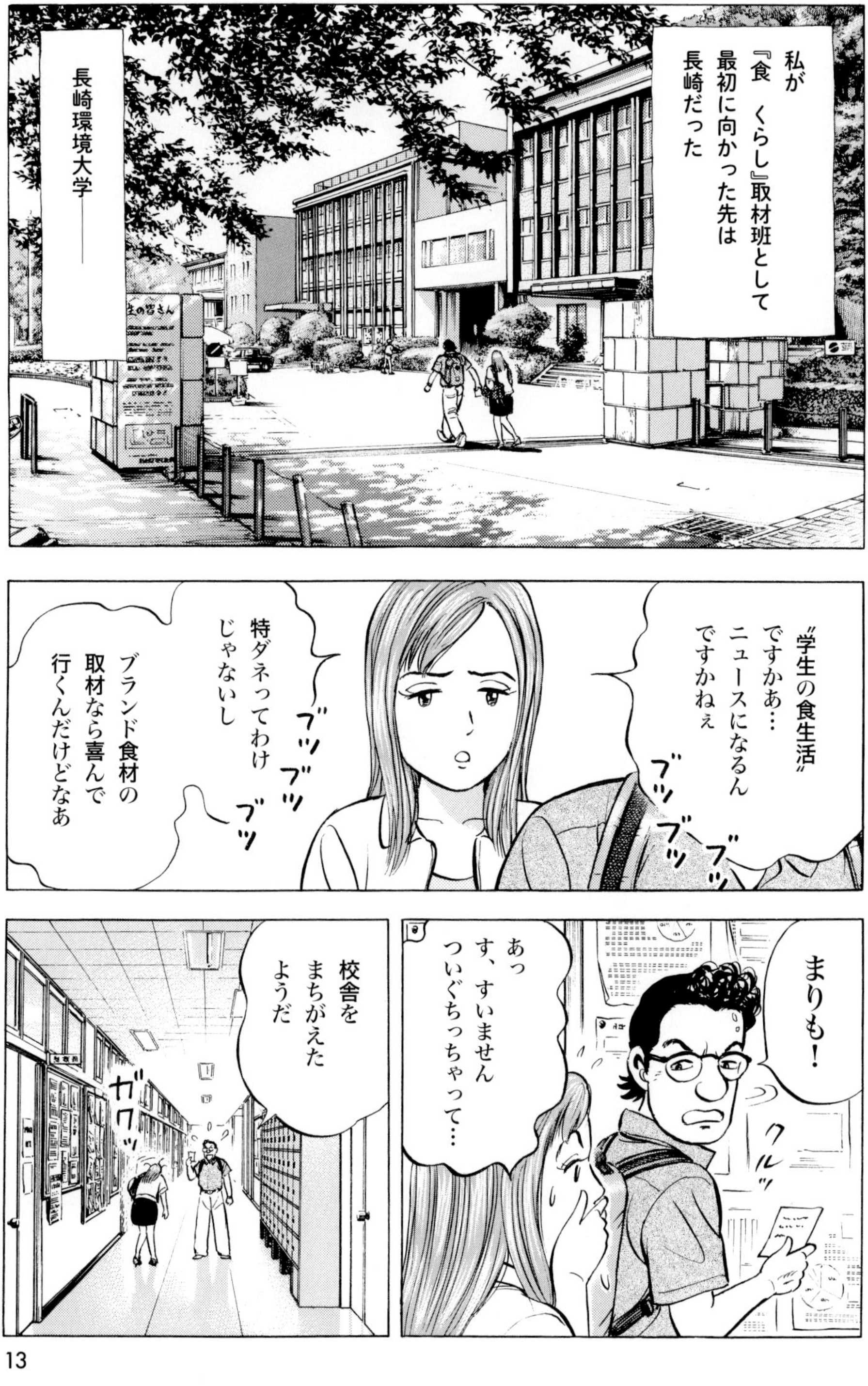
私が『食　くらし』取材班として最初に向かった先は長崎だった
長崎環境大学―――
〝学生の食生活〟ですかあ…ニュースになるんですかねぇ
ブツブツブツ
特ダネってわけじゃないし
ブツブツブツ
ブランド食材の取材なら喜んで行くんだけどなあ
まりも！
クルッ
あっす、すいませんついぐちっちゃって…
校舎をまちがえたようだ
ガクッ

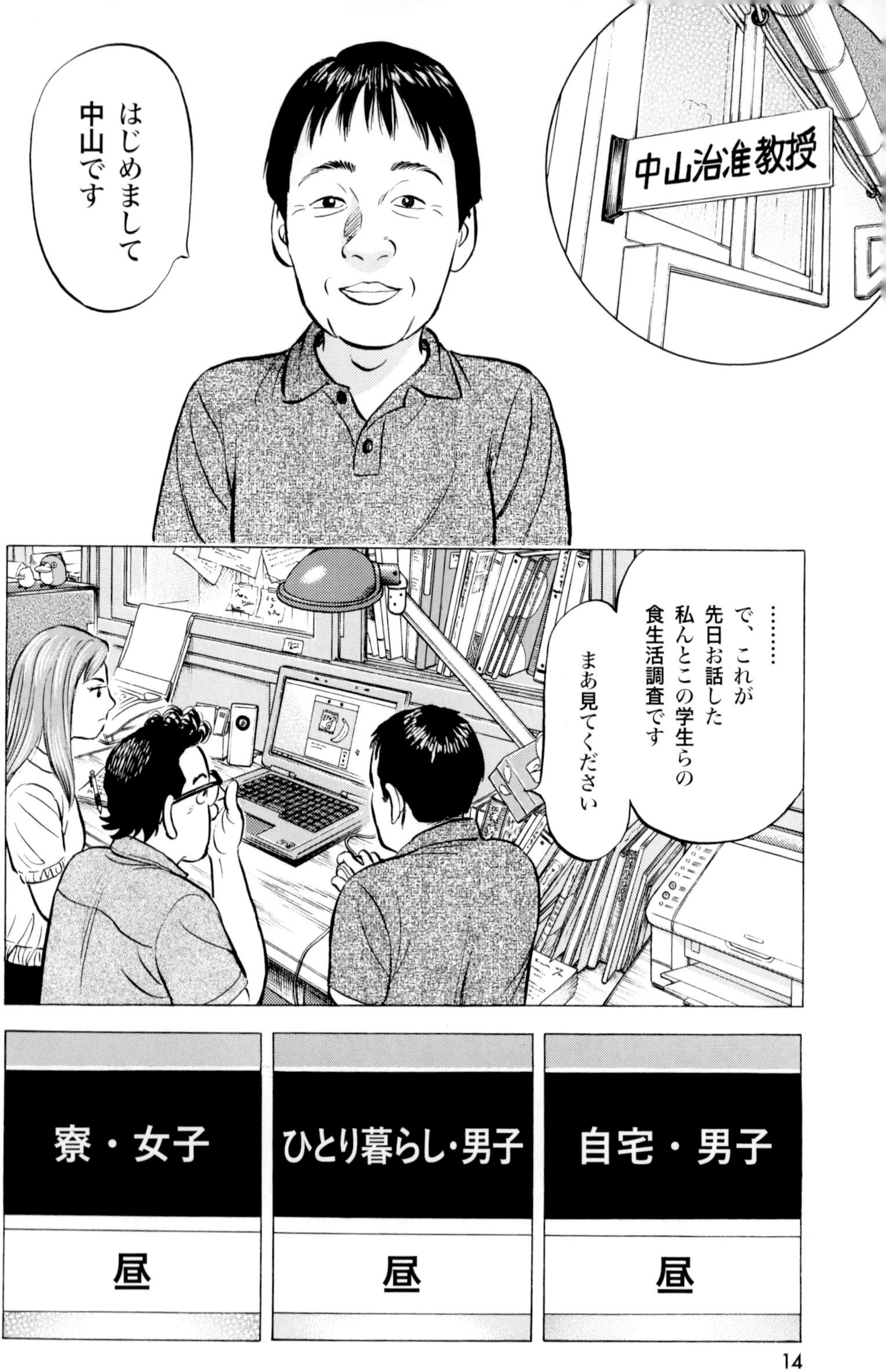
中山治准教授
はじめまして中山です
………で、これが先日お話した私んとこの学生らの食生活調査です
まあ見てください
自宅・男子
昼
ひとり暮らし・男子
昼
寮・女子
昼

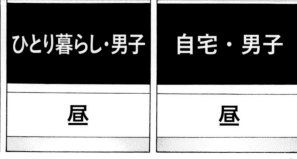

自宅通学・女子

夜		昼		朝		
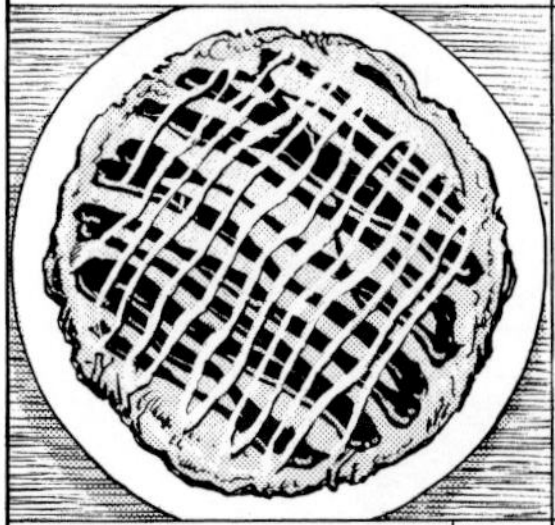		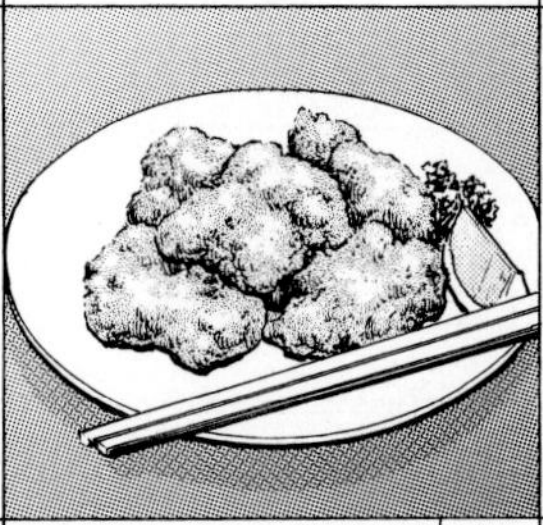		なし		一日目
お好み焼き（総菜）	自宅	鳥の空揚げ	生協			
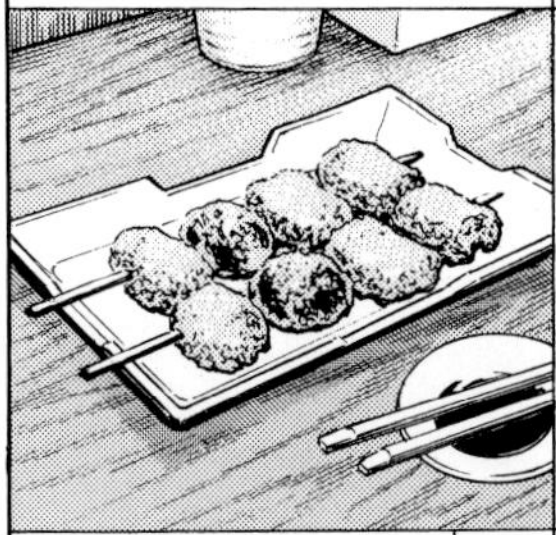		なし		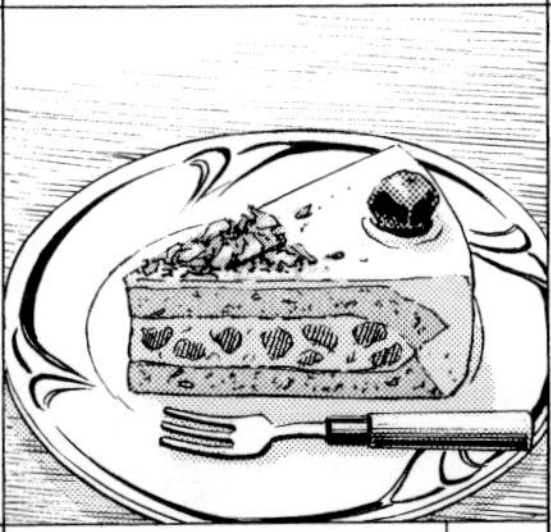		二日目
くし揚げ	外食			ケーキ	自宅	
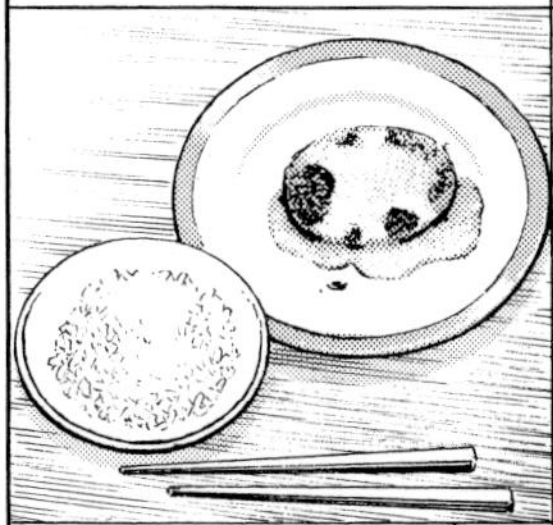		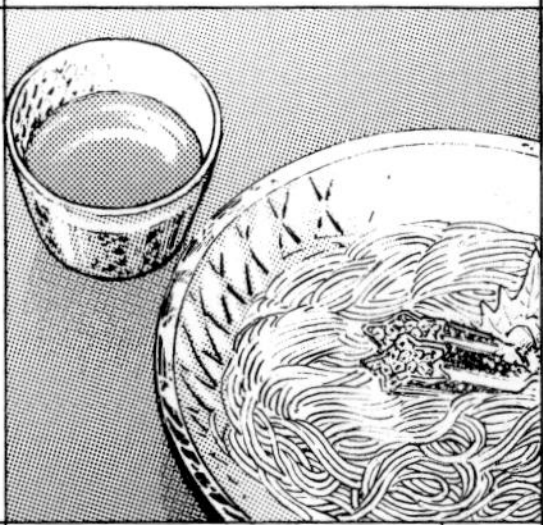		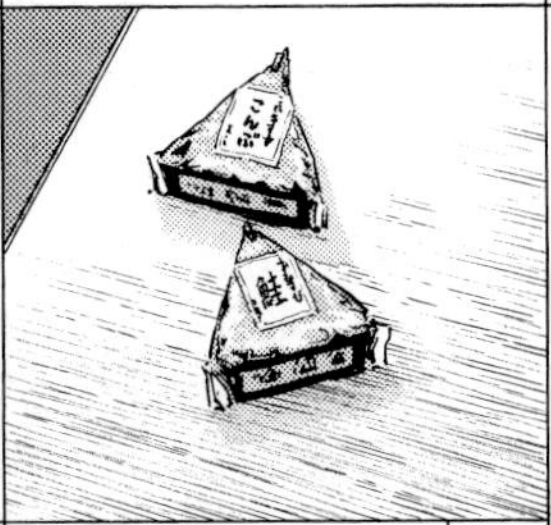		三日目
ハンバーグ・ご飯	自宅	そうめん	生協	おにぎり	自宅	

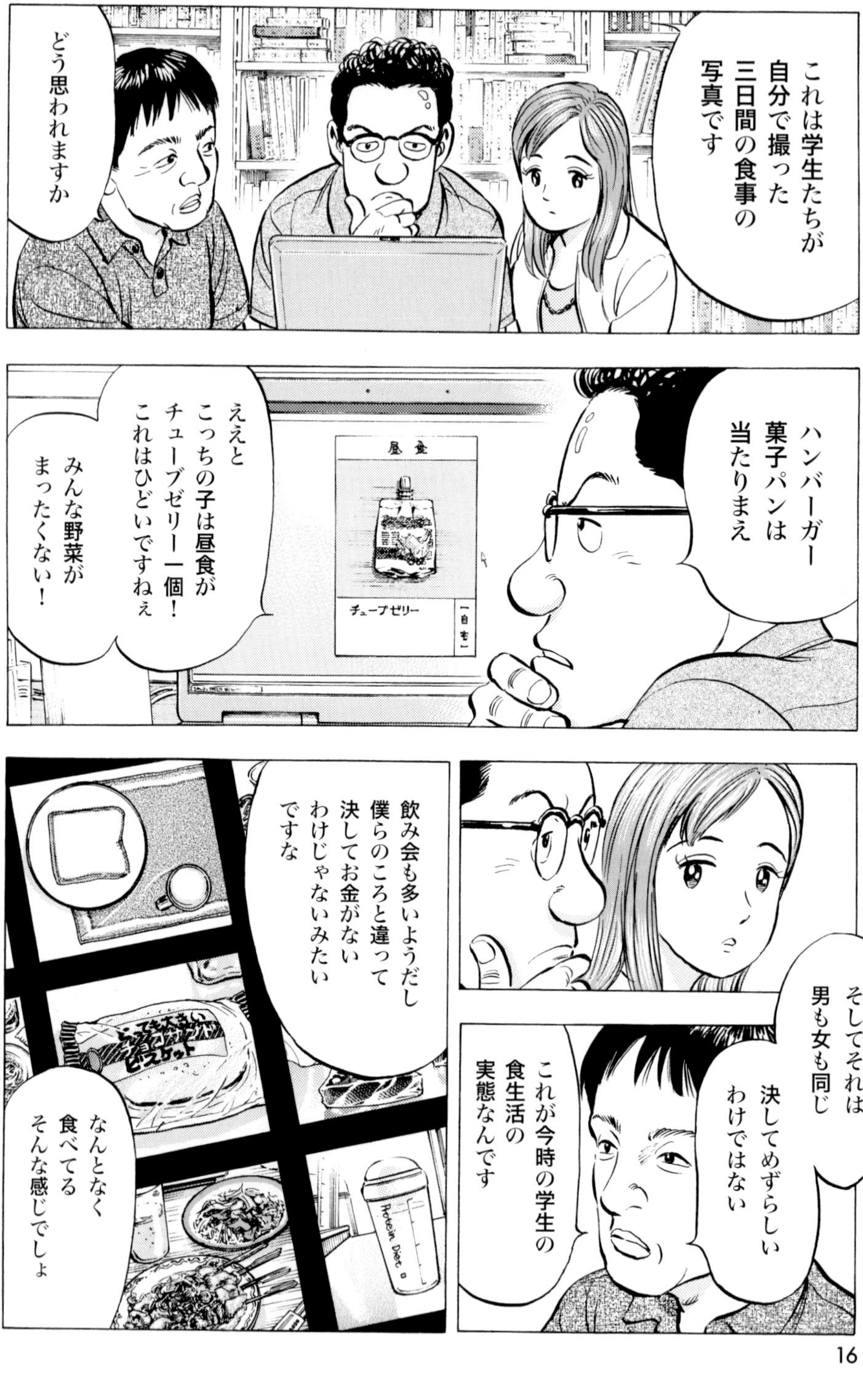
これは学生たちが自分で撮った三日間の食事の写真です
どう思われますか
ハンバーガー 菓子パンは当たりまえ
昼食
チューブゼリー
【自宅】
ええと こっちの子は昼食がチューブゼリー一個! これはひどいですねぇ
みんな野菜がまったくない!
そしてそれは男も女も同じ
決してめずらしいわけではない
これが今時の学生の食生活の実態なんです
飲み会も多いようだし僕らのころと違って決してお金がないわけじゃないみたいですな
なんとなく食べてる そんな感じでしょ
Protein Diet

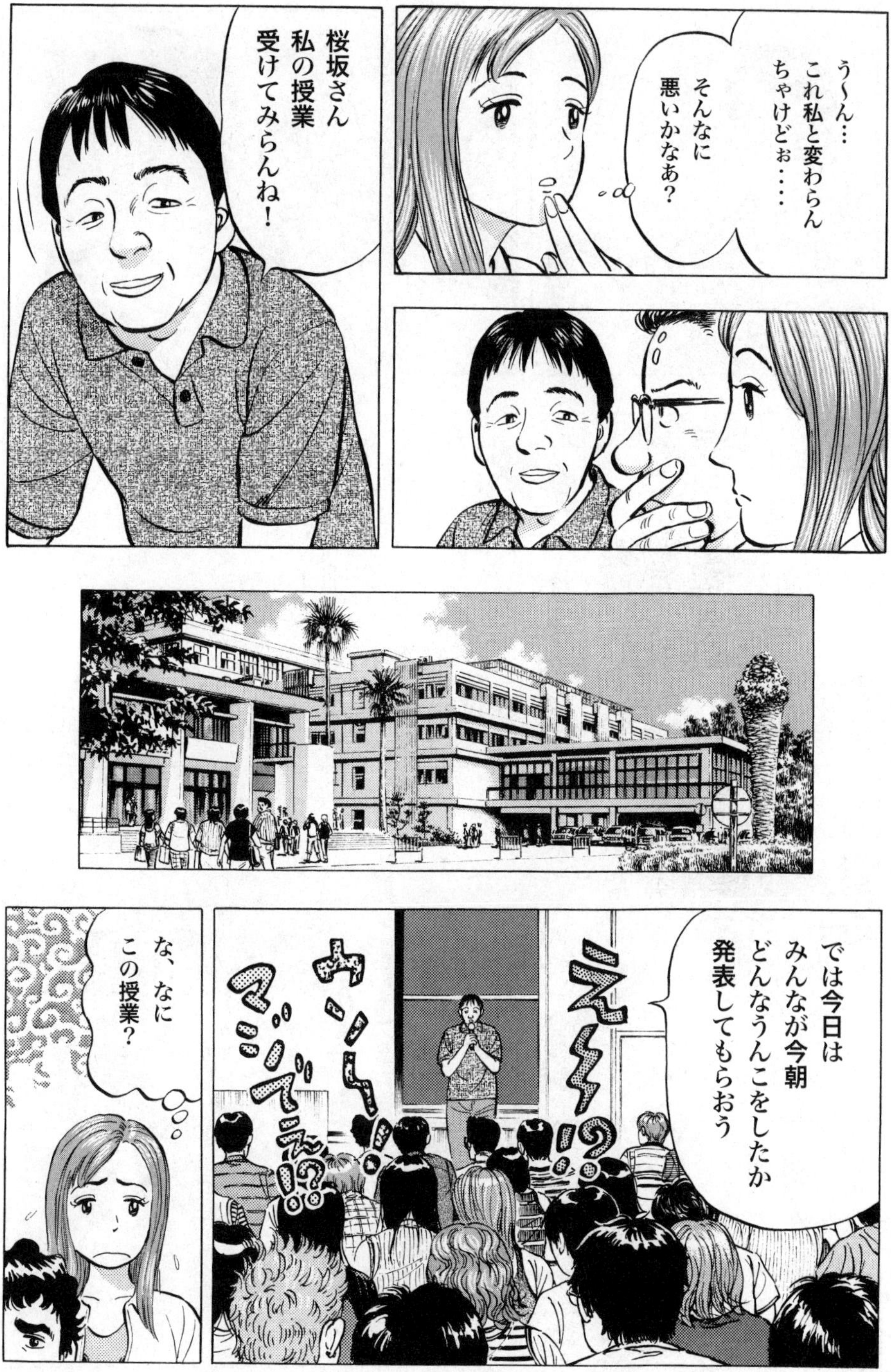
う～ん…
これ私と変わらん
ちゃけどぉ・・・・
そんなに
悪いかなあ？
桜坂さん
私の授業
受けてみらんね！
では今日は
みんなが今朝
どんなうんこをしたか
発表してもらおう
えぇ～～!?
ウソ～!!
マジでぇ!?
な、なに
この授業？

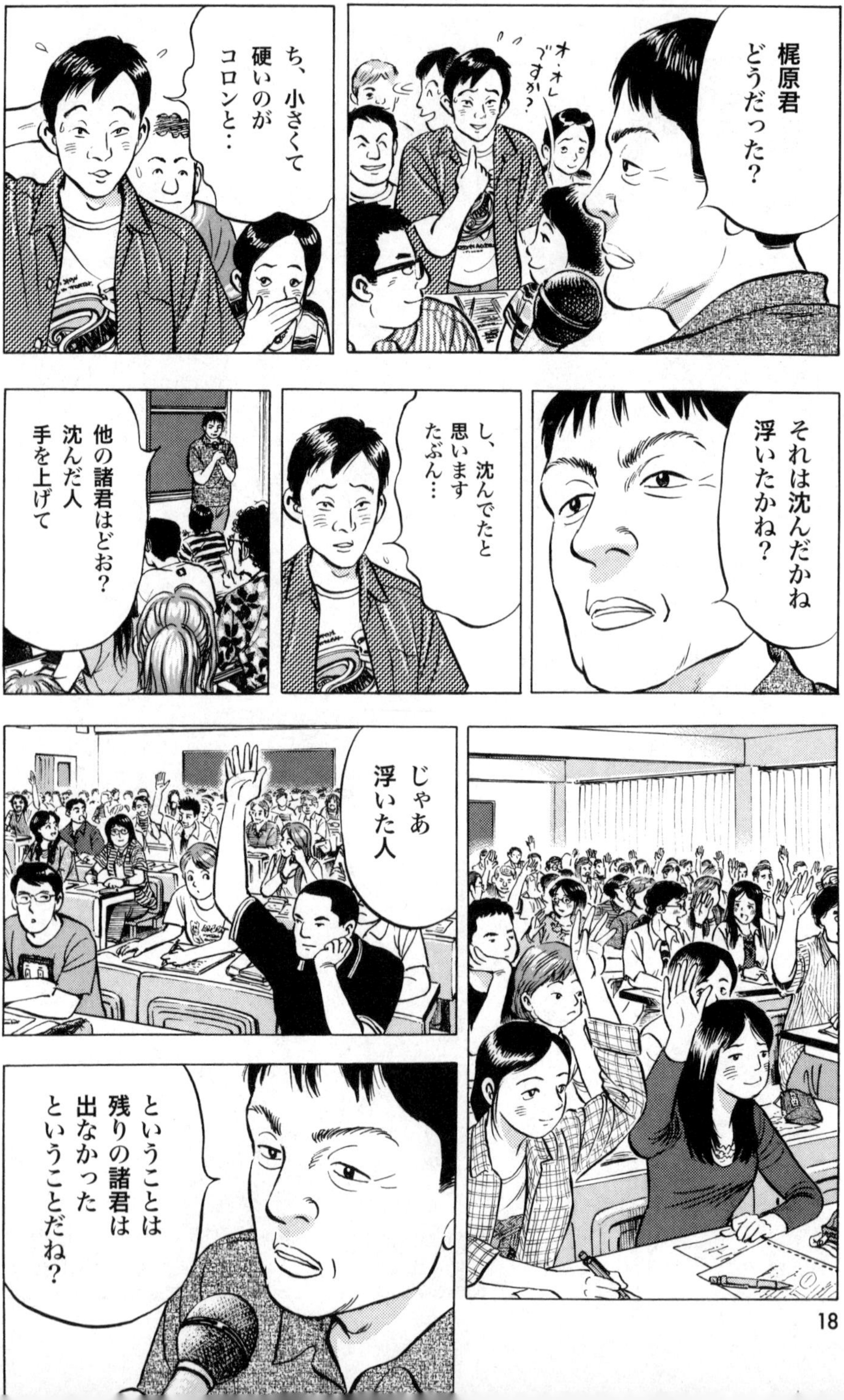
梶原君
どうだった？
オ・オレですか？
ち、小さくて
硬いのが
コロンと・・
それは沈んだかね
浮いたかね？
し、沈んでたと
思います
たぶん…
他の諸君はどお？
沈んだ人
手を上げて
じゃあ
浮いた人
ということは
残りの諸君は
出なかった
ということだね？

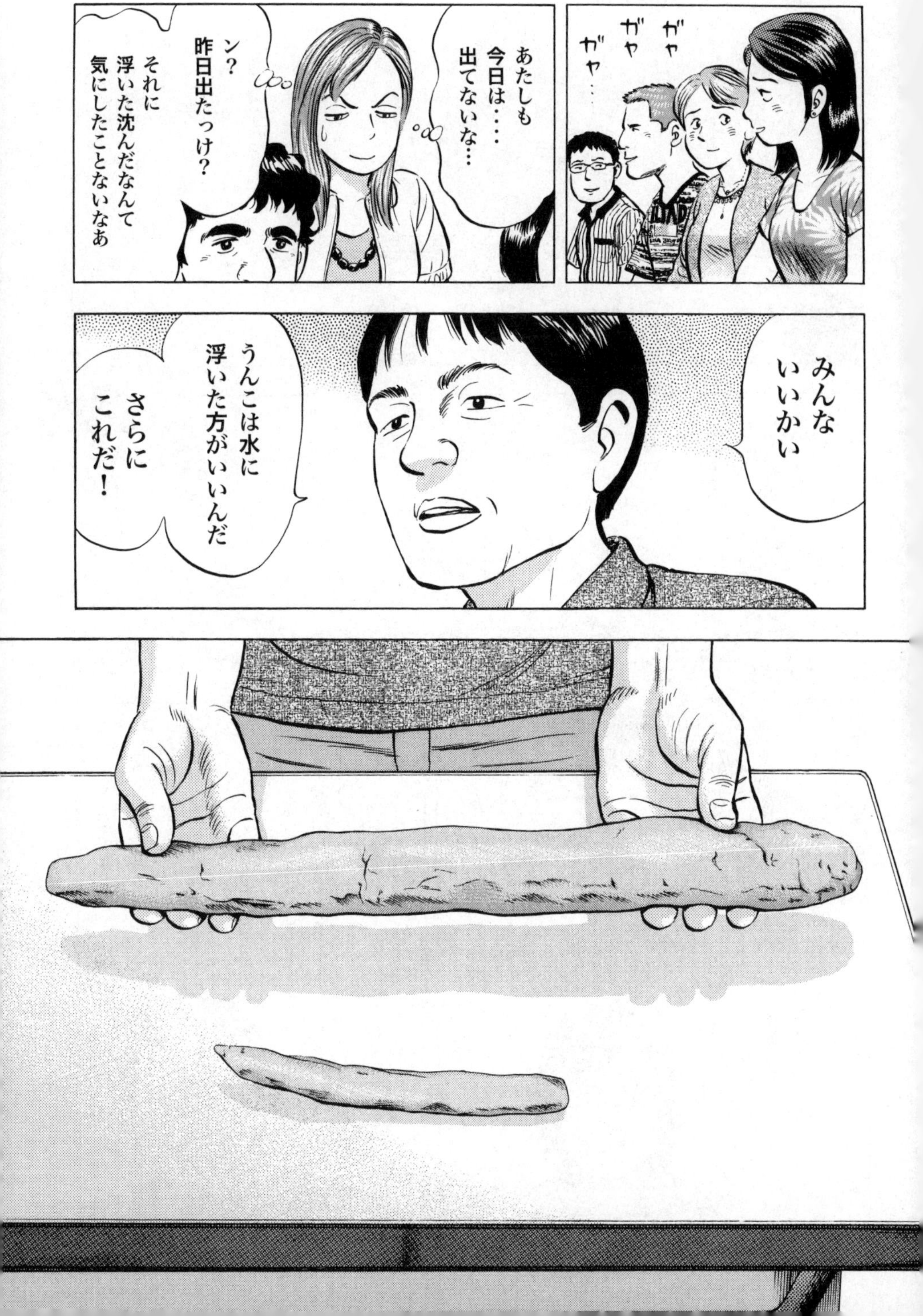
ガヤ
ガヤ
ガヤ…
あたしも今日は…出てないな…
ン？昨日出たっけ？
それに浮いた沈んだなんて気にしたことないなあ
みんないいかい
うんこは水に浮いた方がいいんだ
さらにこれだ！

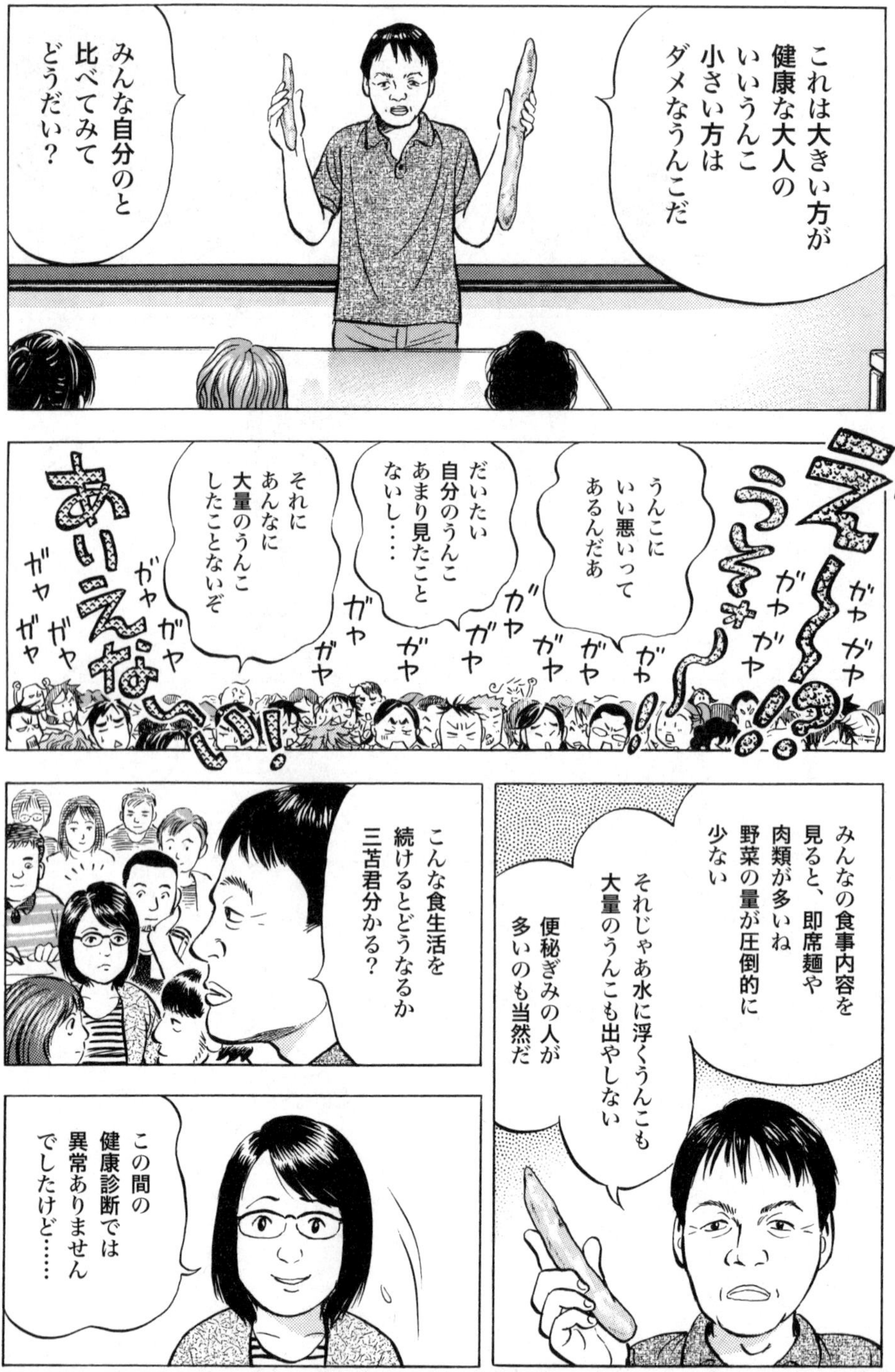
これは大きい方が健康な大人のいいうんこ小さい方はダメなうんこだ
みんな自分のと比べてみてどうだい？
ゑ〜!?
うそォ〜!!
ガヤガヤガヤガヤ
うんこにいい悪いってあるんだあ
ガヤガヤガヤガヤガヤガヤ
だいたい自分のうんこあまり見たことないし・・・・
ガヤガヤ
それにあんなに大量のうんこしたことないぞ
ガヤガヤガヤガヤガヤガヤ
ありえな〜い!
みんなの食事内容を見ると、即席麺や肉類が多いね野菜の量が圧倒的に少ない
それじゃあ水に浮くうんこも大量のうんこも出やしない
便秘ぎみの人が多いのも当然だ
こんな食生活を続けるとどうなるか三苦君分かる？
この間の健康診断では異常ありませんでしたけど……

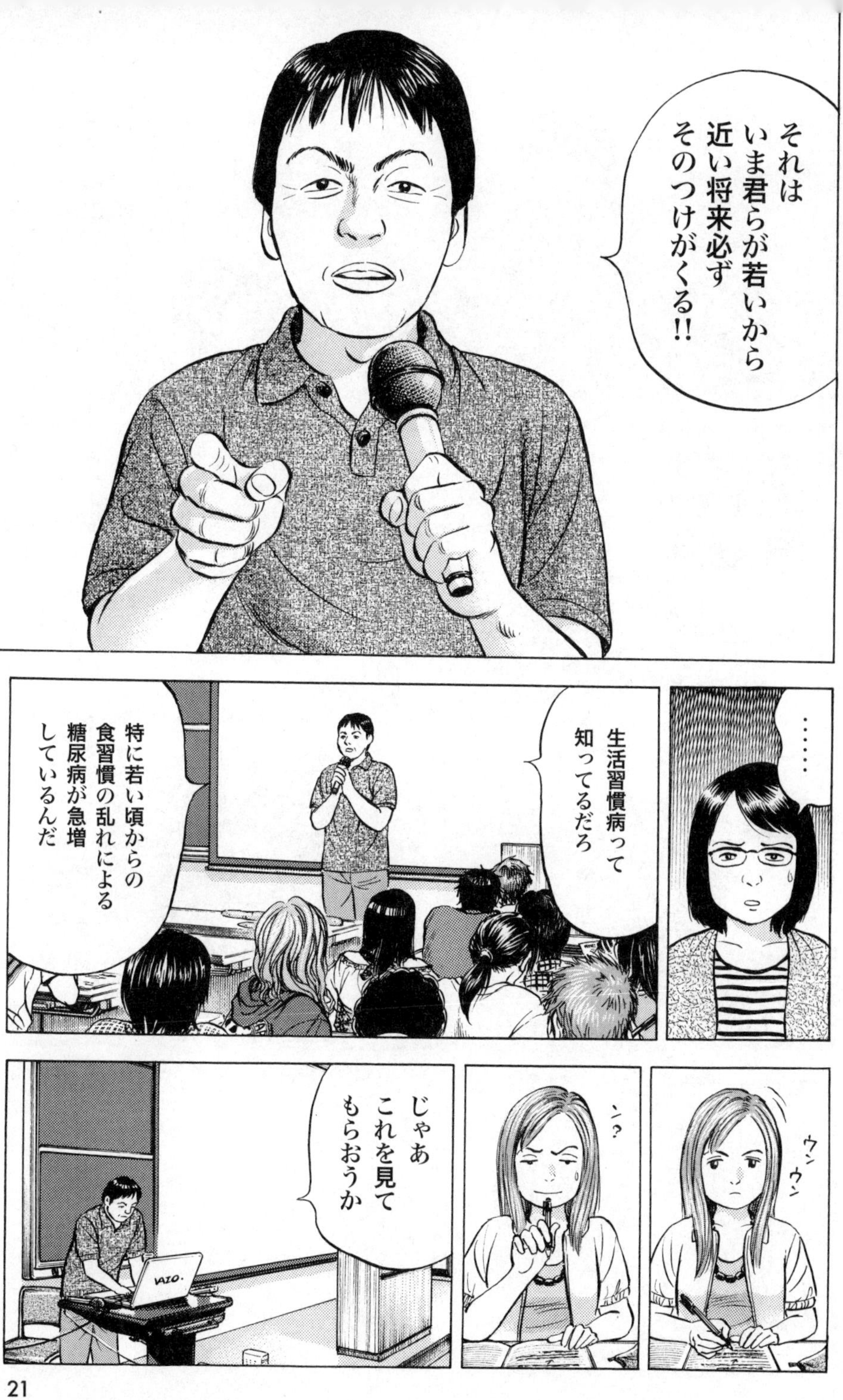
それはいま君らが若いから近い将来必ずそのつけがくる!!
……
生活習慣病って知ってるだろ
特に若い頃からの食習慣の乱れによる糖尿病が急増しているんだ
ウン ウン
ン?
じゃあこれを見てもらおうか

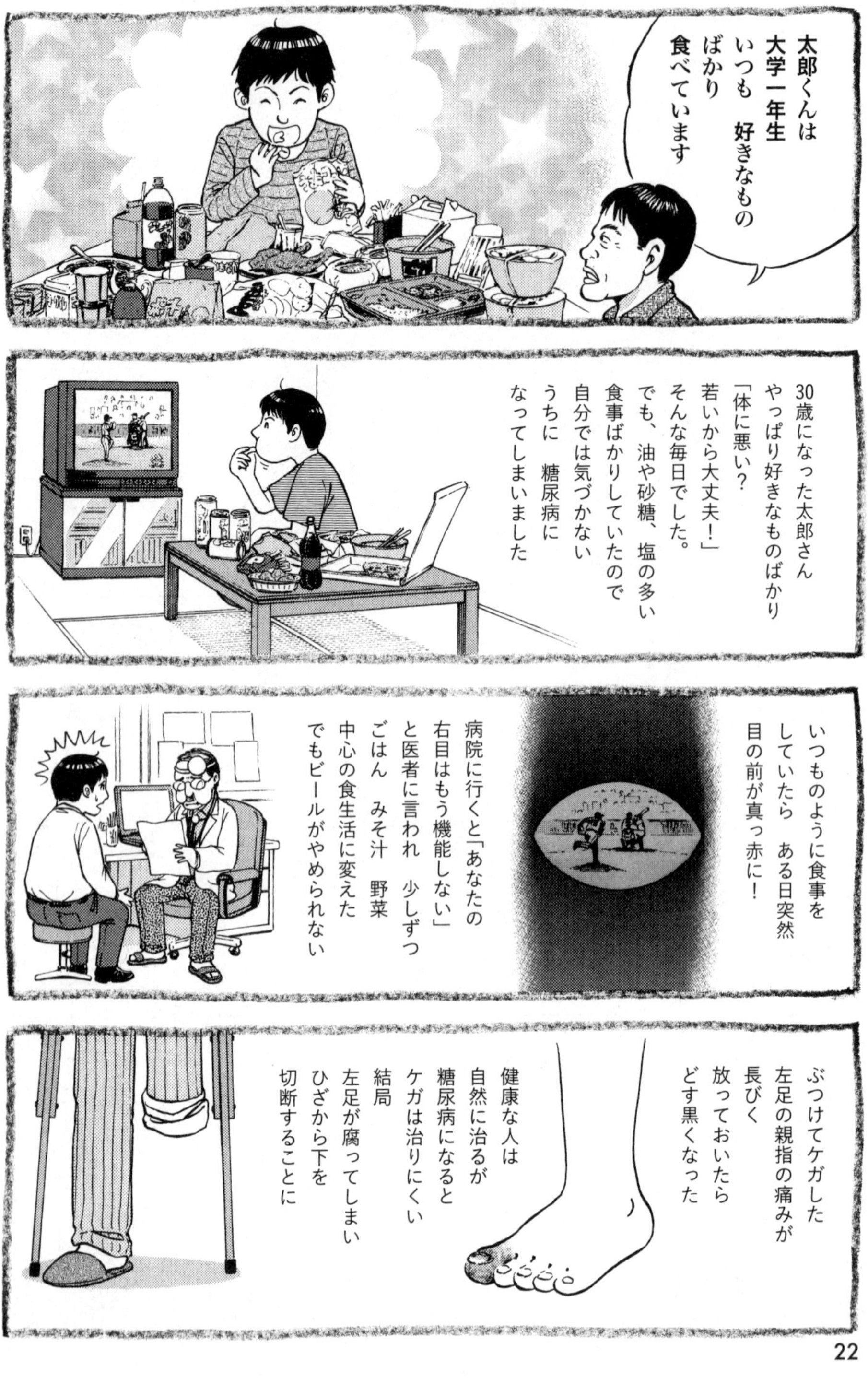

太郎くんは
大学一年生
いつも　好きなもの
ばかり
食べています
30歳になった太郎さん
やっぱり好きなものばかり
「体に悪い？
若いから大丈夫！」
そんな毎日でした。
でも、油や砂糖、塩の多い
食事ばかりしていたので
自分では気づかない
うちに　糖尿病に
なってしまいました
いつものように食事を
していたら　ある日突然
目の前が真っ赤に！
病院に行くと「あなたの
右目はもう機能しない」
と医者に言われ　少しずつ
ごはん　みそ汁　野菜
中心の食生活に変えた
でもビールがやめられない
ぶつけてケガした
左足の親指の痛みが
長びく
放っておいたら
どす黒くなった
健康な人は
自然に治るが
糖尿病になると
ケガは治りにくい
結局
左足が腐ってしまい
ひざから下を
切断することに

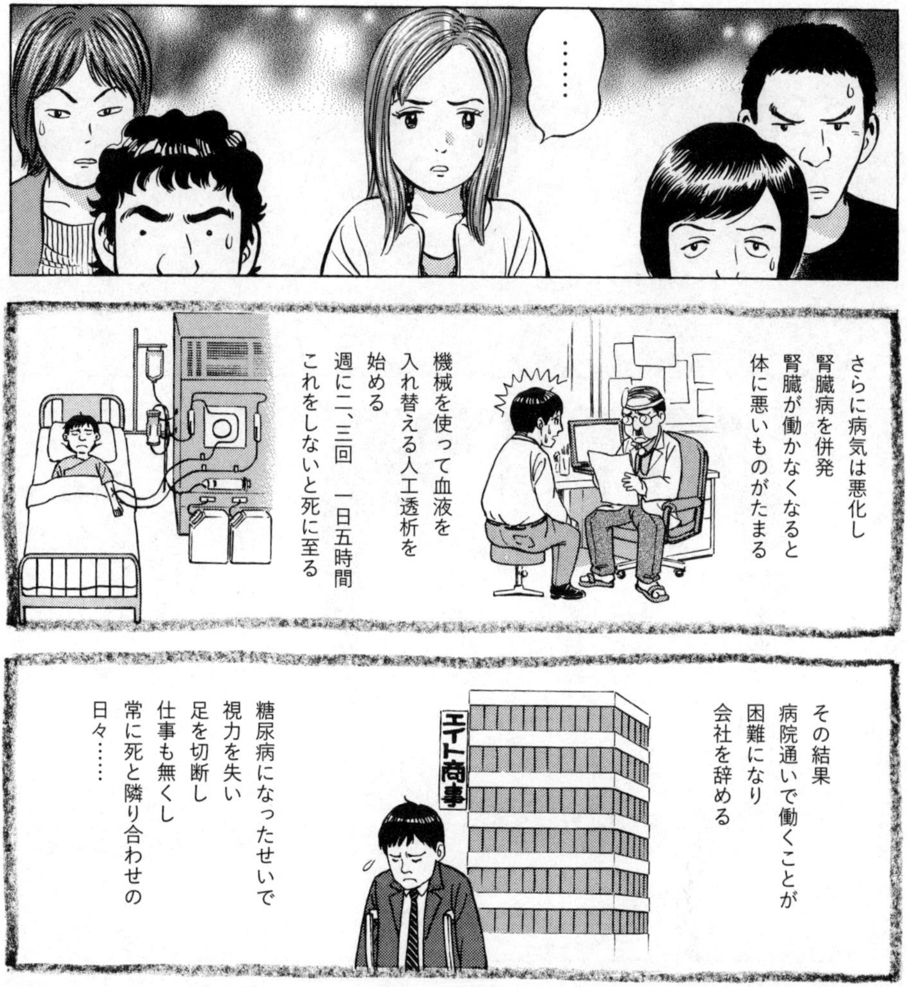
……
さらに病気は悪化し
腎臓病を併発
腎臓が働かなくなると
体に悪いものがたまる
機械を使って血液を
入れ替える人工透析を
始める
週に二、三回　一日五時間
これをしないと死に至る
その結果
病院通いで働くことが
困難になり
会社を辞める
エイト商事
糖尿病になったせいで
視力を失い
足を切断し
仕事も無くし
常に死と隣り合わせの
日々……
598万円
48万円
21万円
薬
2.9万円
しかも人工透析の医療費は
一人あたり年間におよそ六百万円
現代の医学では糖尿病を
治すことは困難……

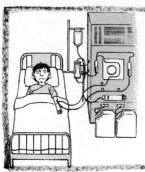

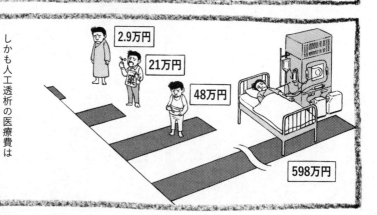

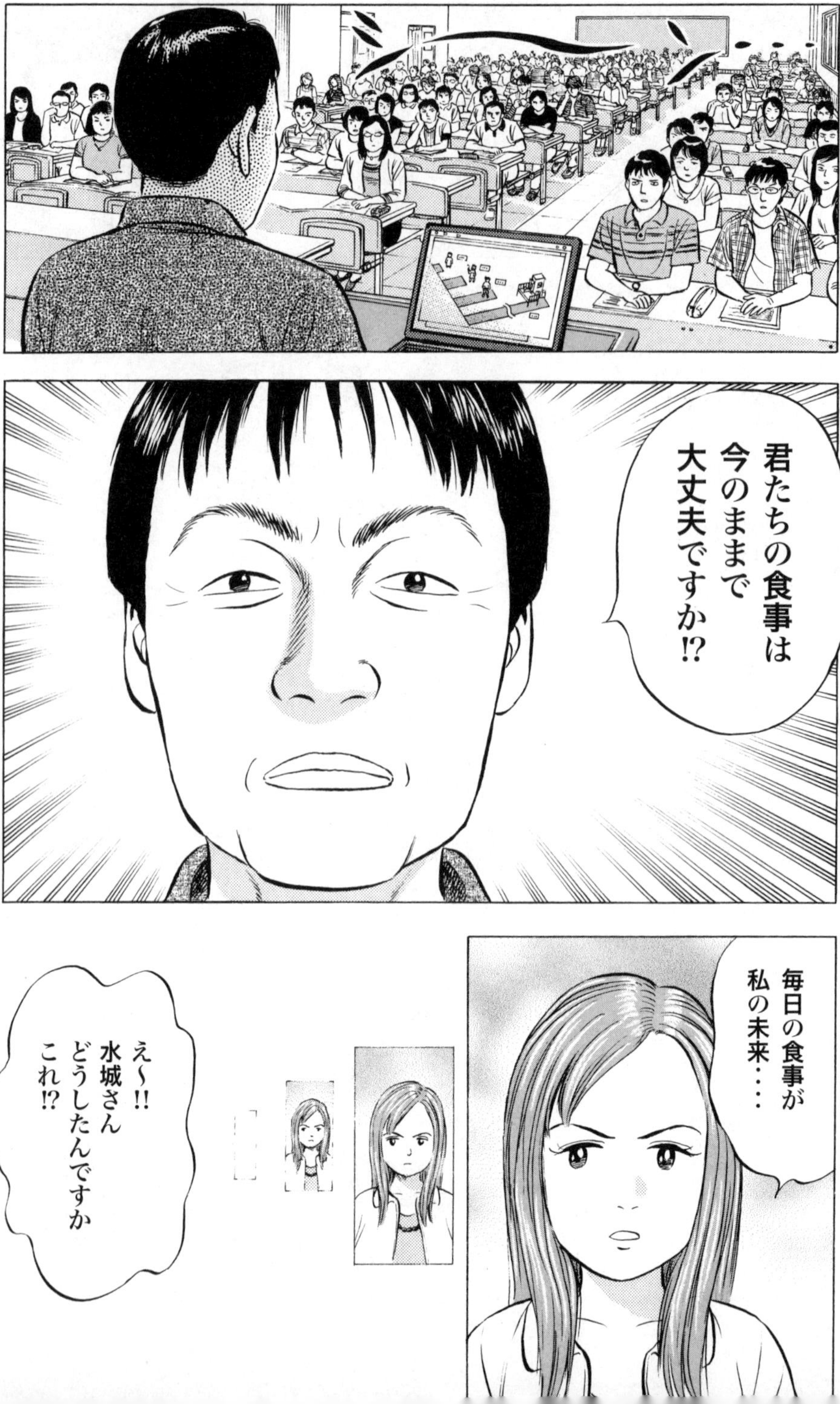
君たちの食事は
今のままで
大丈夫ですか!?
毎日の食事が
私の未来・・・
え～!!
水城さん
どうしたんですか
これ!?

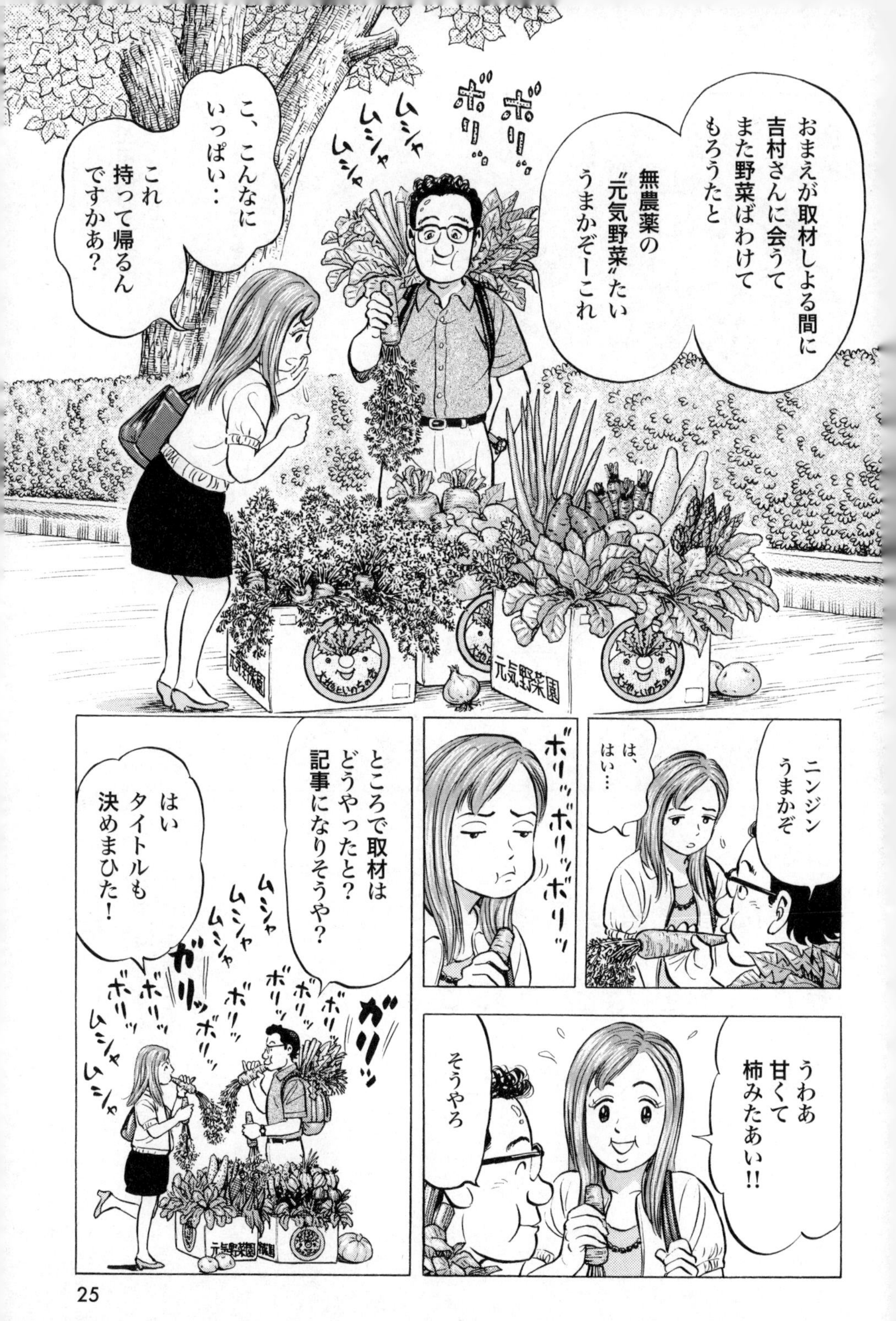

おまえが取材しよる間に 吉村さんに会うて また野菜ばわけて もろうたと
無農薬の〝元気野菜〟たい うまかぞーこれ
ボリ… ボリ…
ムシャ ムシャ ムシャ
こ、こんなにいっぱい… これ持って帰るんですかあ？
元気野菜園
元気野菜園
ニンジン うまかぞ
は、はい…
ボリッボリッボリッ
うわあ 甘くて 柿みたあい!!
そうやろ
ところで取材は どうやったと？ 記事になりそうや？
はい タイトルも 決めまひた！
ガリッ
ボリッ ボリッ ボリッ ボリッ
ガリッ
ムシャ ムシャ ムシャ
ボリッ ボリッ
ムシャ ムシャ
元気野菜園

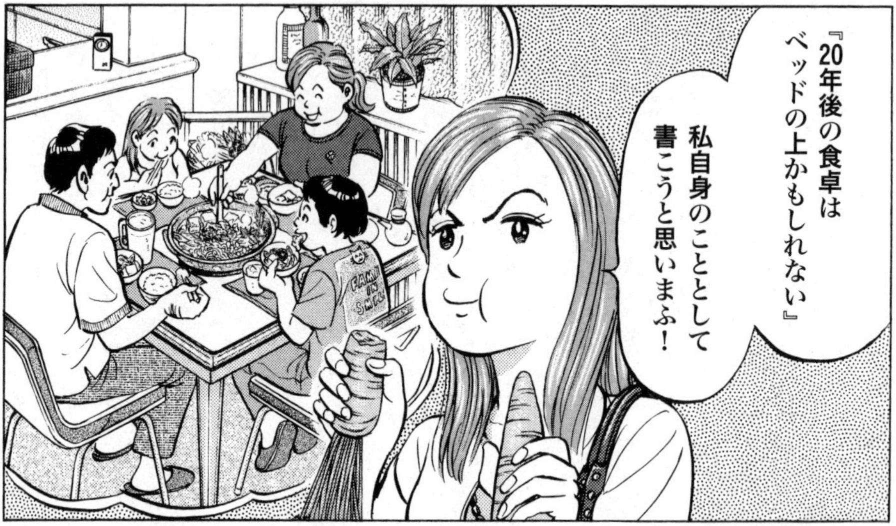
『20年後の食卓は
ベッドの上かもしれない』
私自身のこととして
書こうと思いまふ！

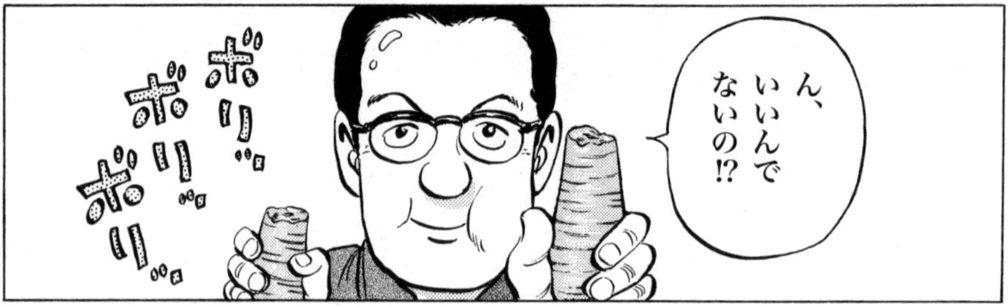
ん、
いいんで
ないの⁉
ボリ..
ボリ..
ボリ..

後日　中山先生から届いた
手紙の最後はこんな言葉で
しめられていた

食生活を見直すこと

それは命を“貯金”することである

そのためにまず半歩先へ

第1話『うんこ』完

食卓の向こう側

第2話／青春期内科

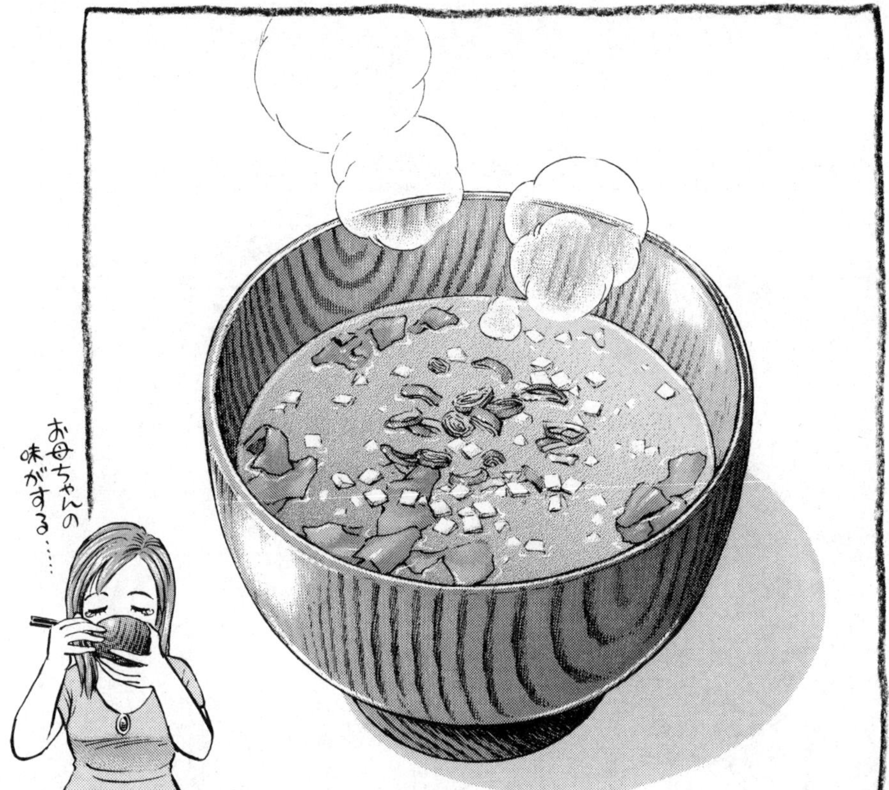

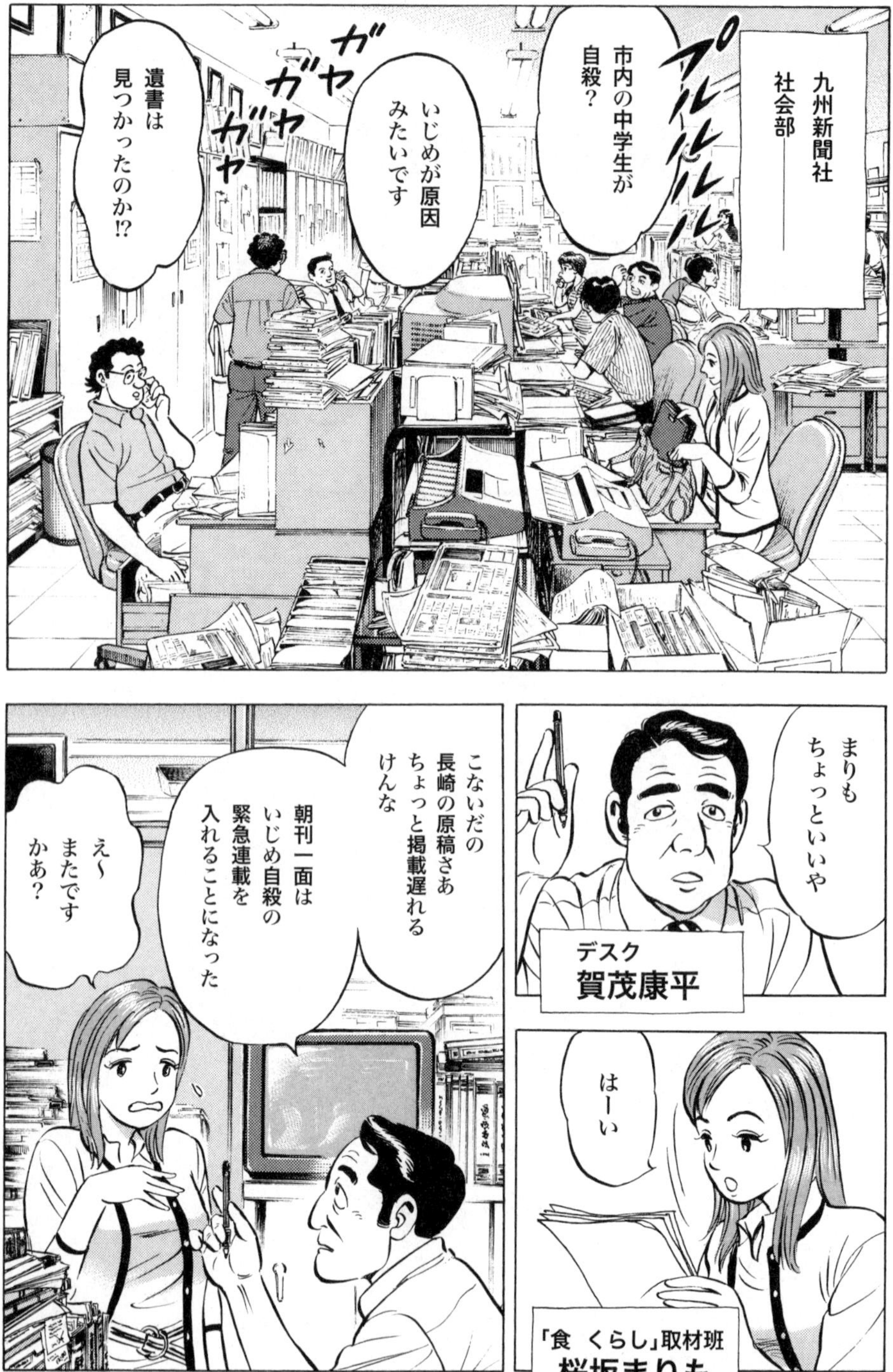
九州新聞社
社会部――
プルルルル
市内の中学生が自殺？
いじめが原因みたいです
ガヤガヤガヤ
遺書は見つかったのか!?
まりもちょっといいや
デスク
賀茂康平
はーい
「食 くらし」取材班
桜坂まりも
こないだの長崎の原稿さあちょっと掲載遅れるけんな
朝刊一面はいじめ自殺の緊急連載を入れることになった
え～またですかあ？

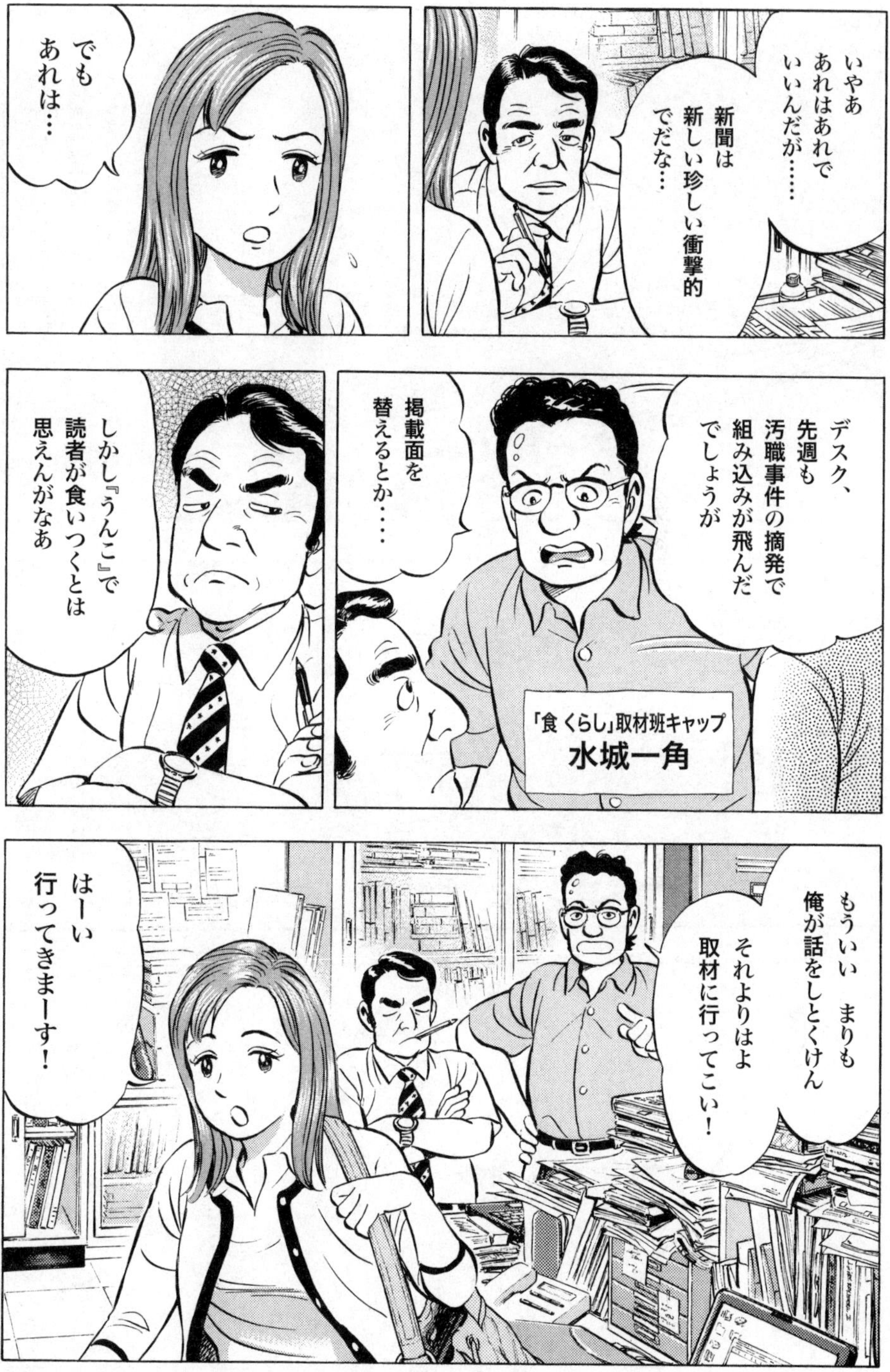
いやあ あれはあれでいいんだが……
新聞は新しい珍しい衝撃的でだな…
でも あれは…
デスク、先週も汚職事件の摘発で組み込みが飛んだでしょうが
掲載面を替えるとか….
「食 くらし」取材班キャップ
水城一角
しかし『うんこ』で読者が食いつくとは思えんがなあ
もういい まりも 俺が話をしとくけん
それよりはよ取材に行ってこい！
はーい 行ってきまーす！

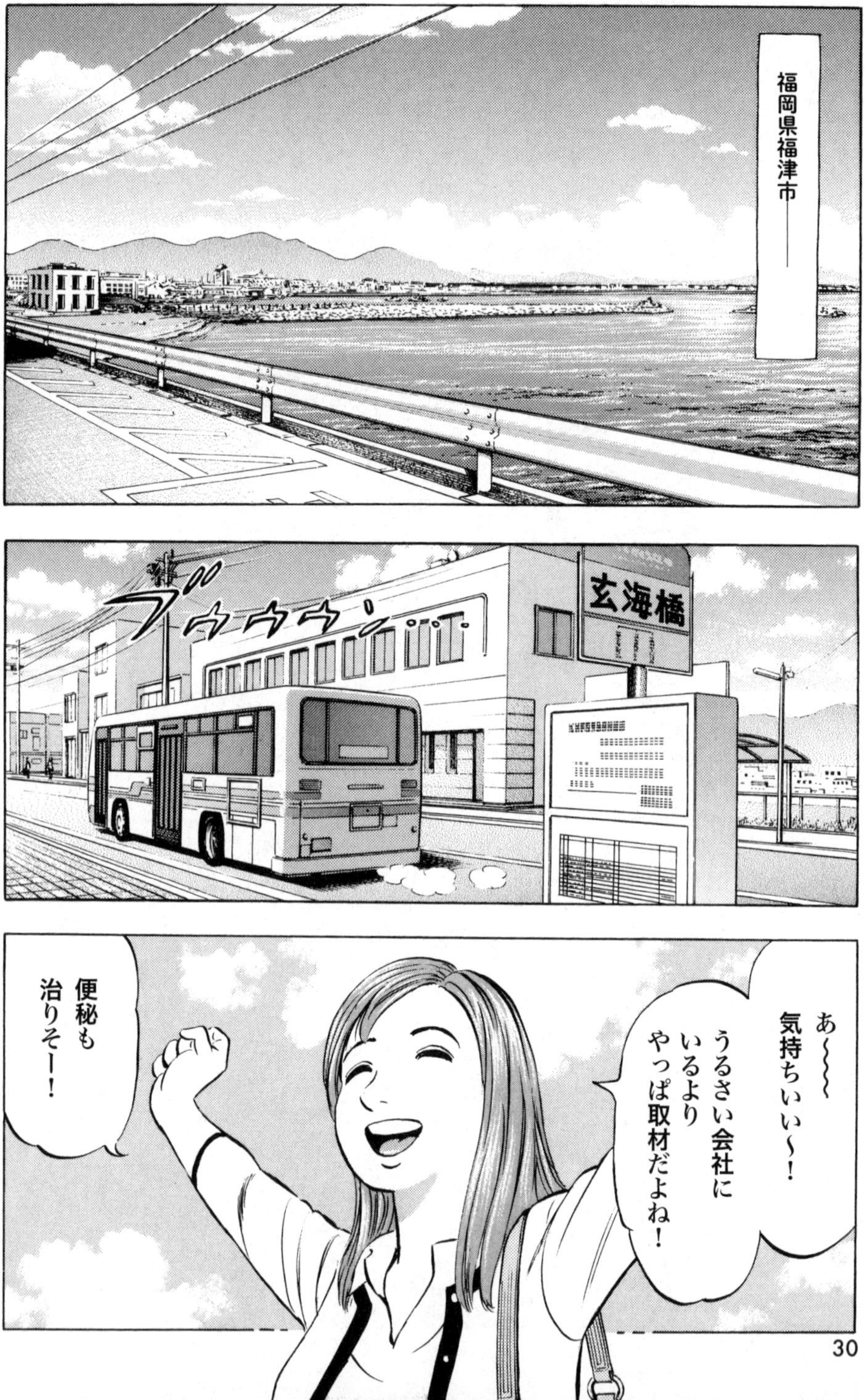
福岡県福津市――
ブウウウン…
玄海橋
あ〜〜〜
気持ちいい〜！
うるさい会社に
いるより
やっぱ取材だよね！
便秘も
治りそー！

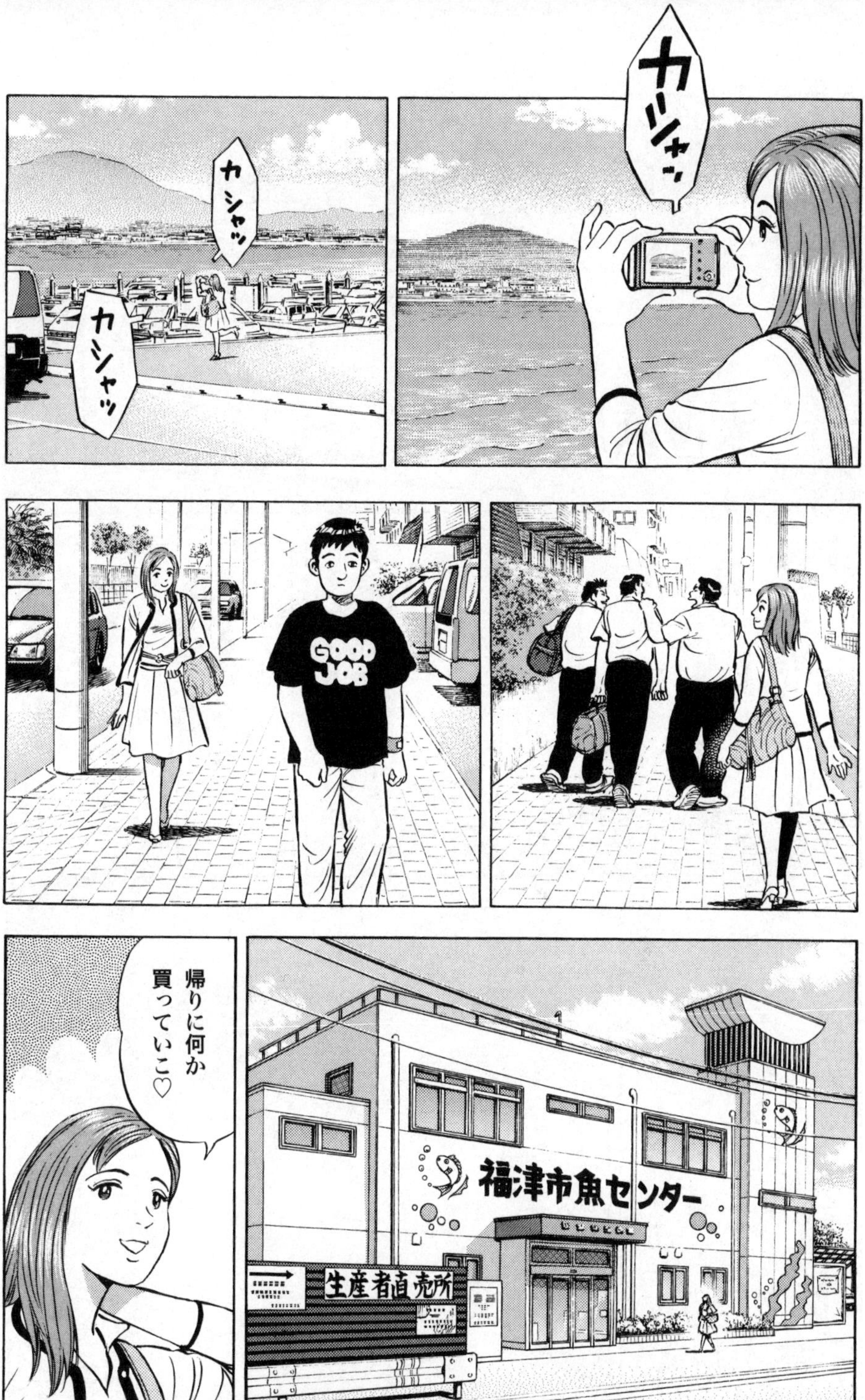
カシャッ
カシャッ
カシャッ
福津市魚センター
生産者直売所
帰りに何か
買っていこ♡

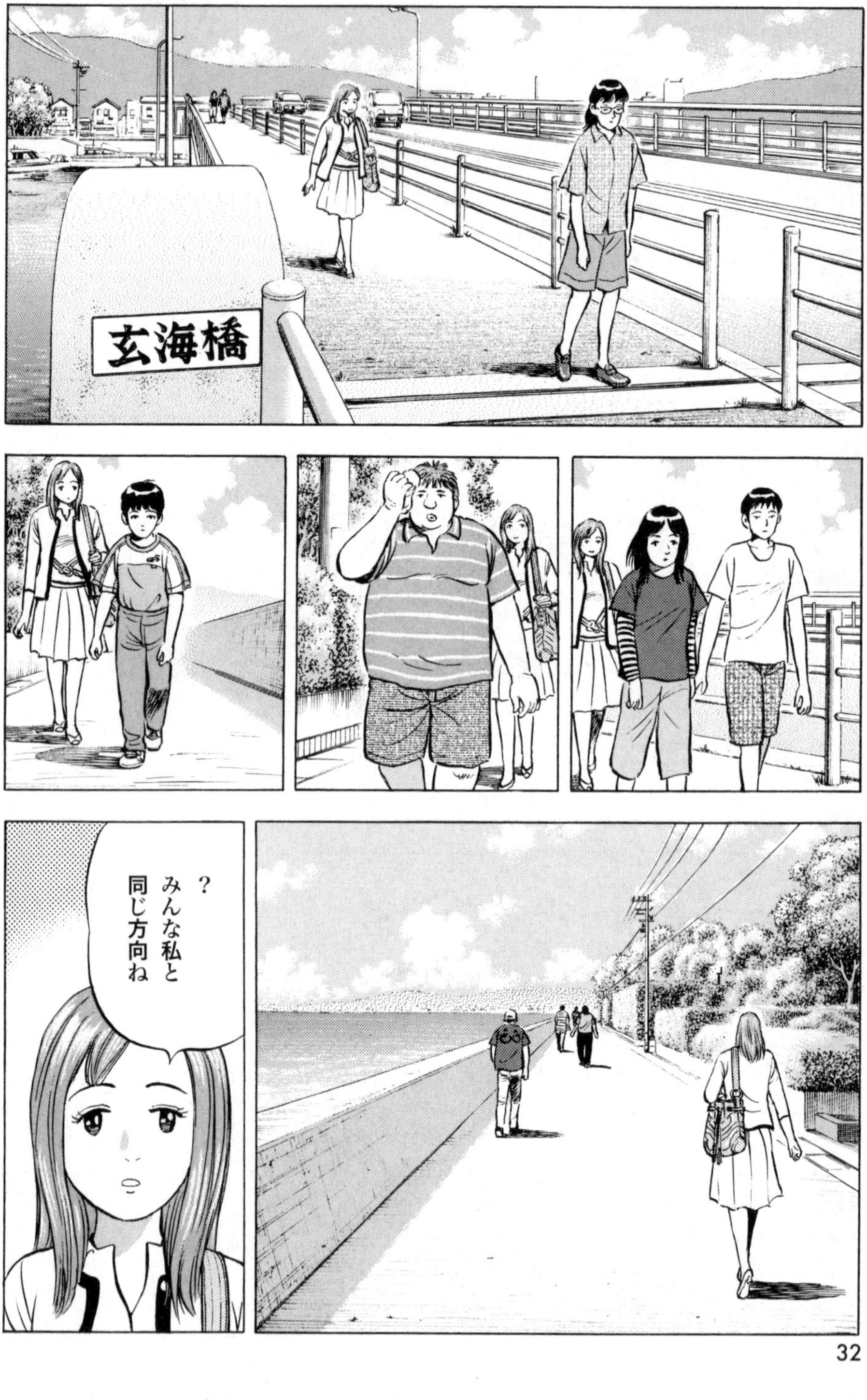
玄海橋
?
みんな私と
同じ方向ね

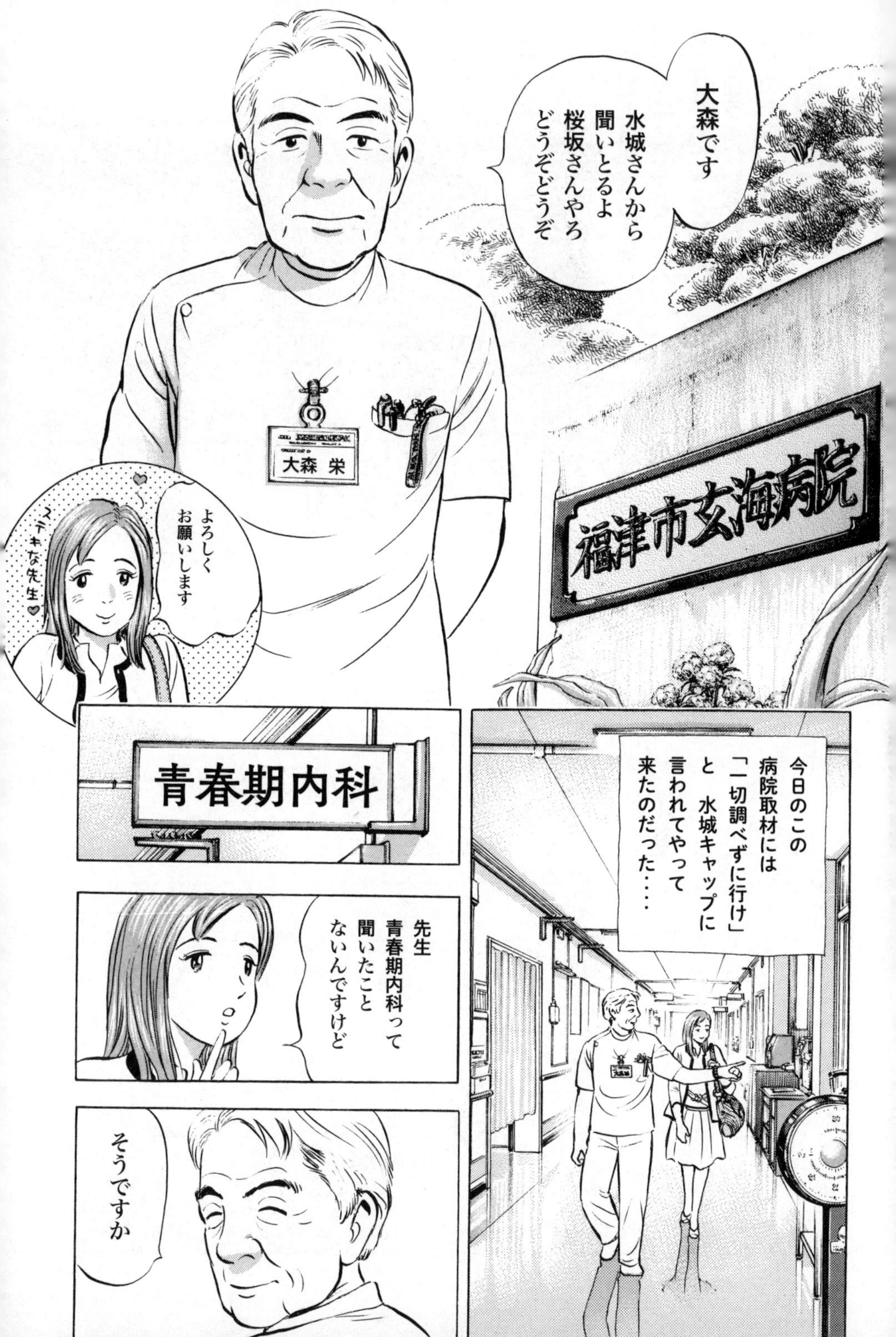
大森です
水城さんから聞いとるよ 桜坂さんやろ どうぞどうぞ
福津市玄海病院
大森 栄
よろしくお願いします
ステキな先生♡
今日のこの病院取材には「一切調べずに行け」と 水城キャップに言われてやって来たのだった・・・・
青春期内科
先生 青春期内科って聞いたことないんですけど
そうですか

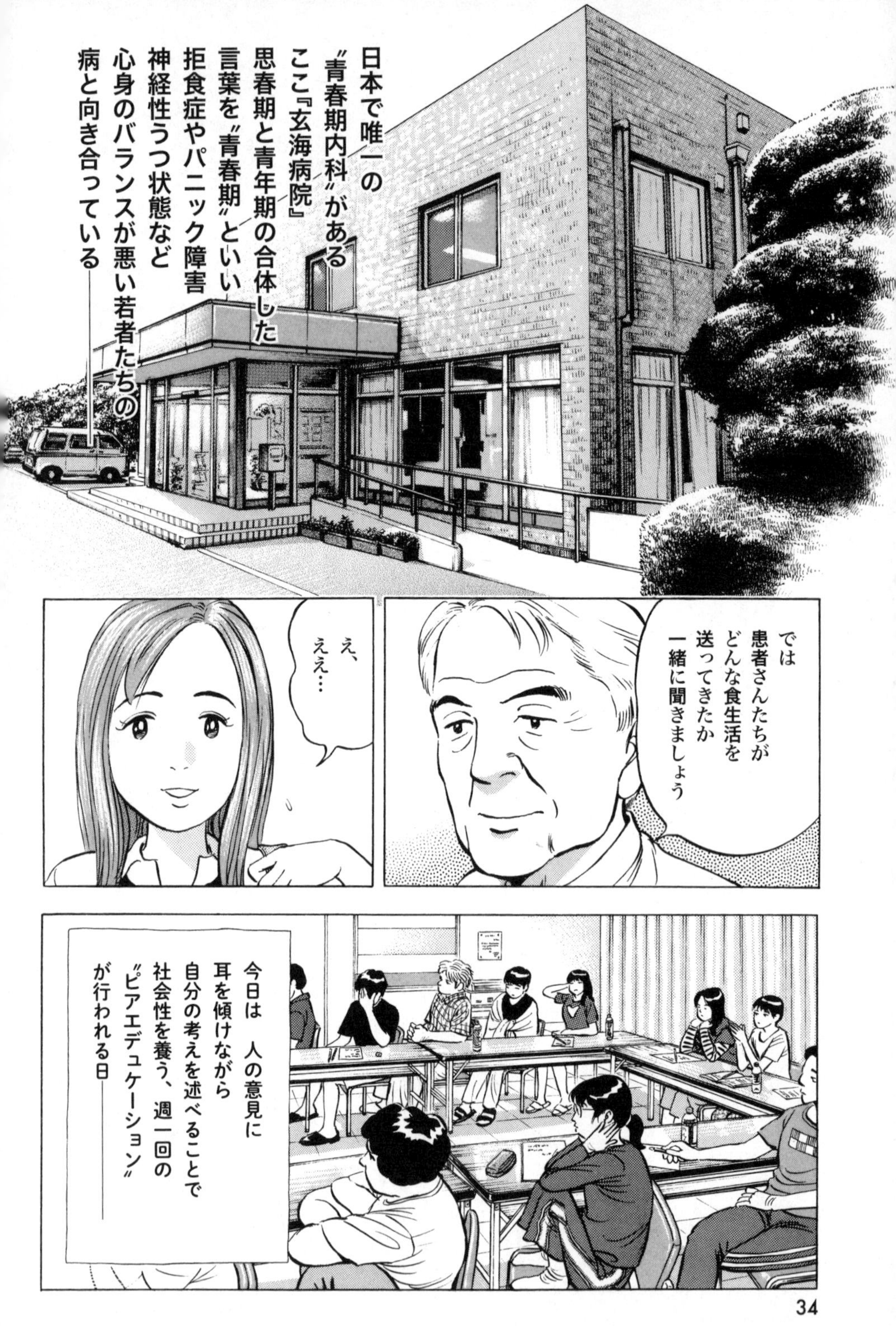
日本で唯一の
〝青春期内科〟がある
ここ『玄海病院』
思春期と青年期の合体した
言葉を〝青春期〟といい
拒食症やパニック障害
神経性うつ状態など
心身のバランスが悪い若者たちの
病と向き合っている――
では
患者さんたちが
どんな食生活を
送ってきたか
一緒に聞きましょう
え、
ええ…
今日は 人の意見に
耳を傾けながら
自分の考えを述べることで
社会性を養う、週一回の
〝ピアエデュケーション〟
が行われる日――

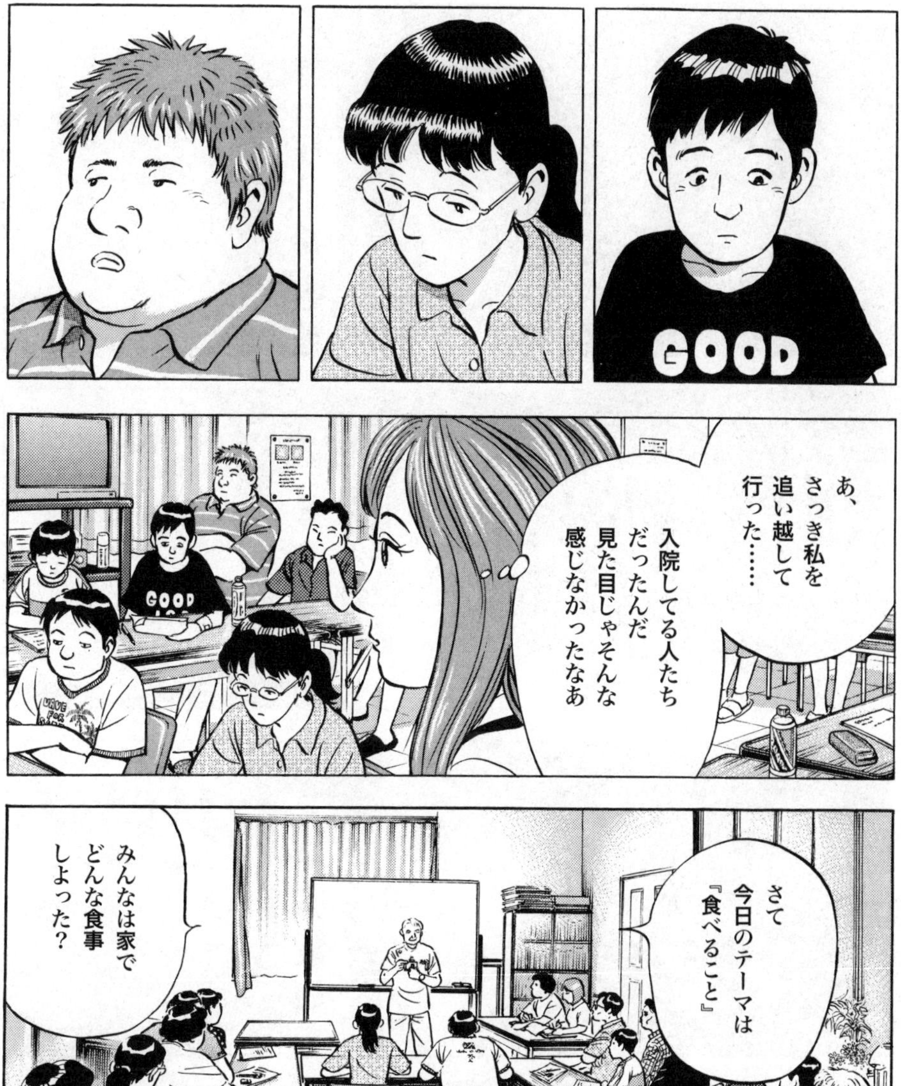
GOOD
あ、さっき私を追い越して行った……
入院してる人たちだったんだ見た目じゃそんな感じなかったなあ
さて今日のテーマは『食べること』
みんなは家でどんな食事しよった？

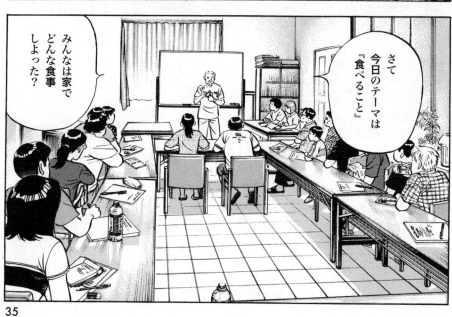

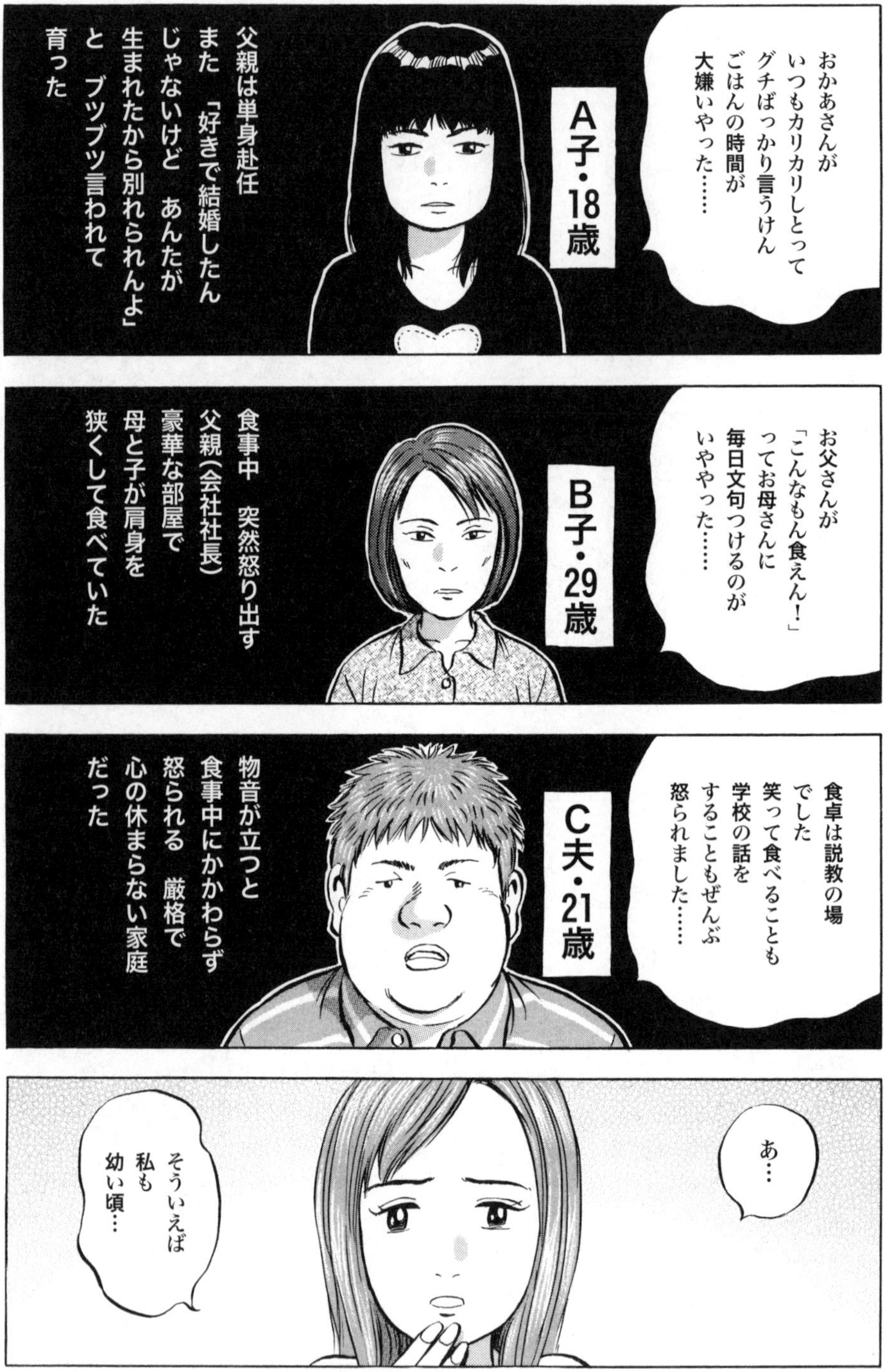
おかあさんがいつもカリカリしとってグチばっかり言うけんごはんの時間が大嫌いやった……
A子・18歳
父親は単身赴任 また「好きで結婚したんじゃないけど あんたが生まれたから別れられんよ」と ブツブツ言われて育った
お父さんが「こんなもん食えん！」ってお母さんに毎日文句つけるのがいややった……
B子・29歳
食事中 突然怒り出す父親（会社社長） 豪華な部屋で母と子が肩身を狭くして食べていた
食卓は説教の場でした 笑って食べることも学校の話をすることもぜんぶ怒られました……
C夫・21歳
物音が立つと食事中にかかわらず怒られる 厳格で心の休まらない家庭だった
あ…
そういえば私も幼い頃…

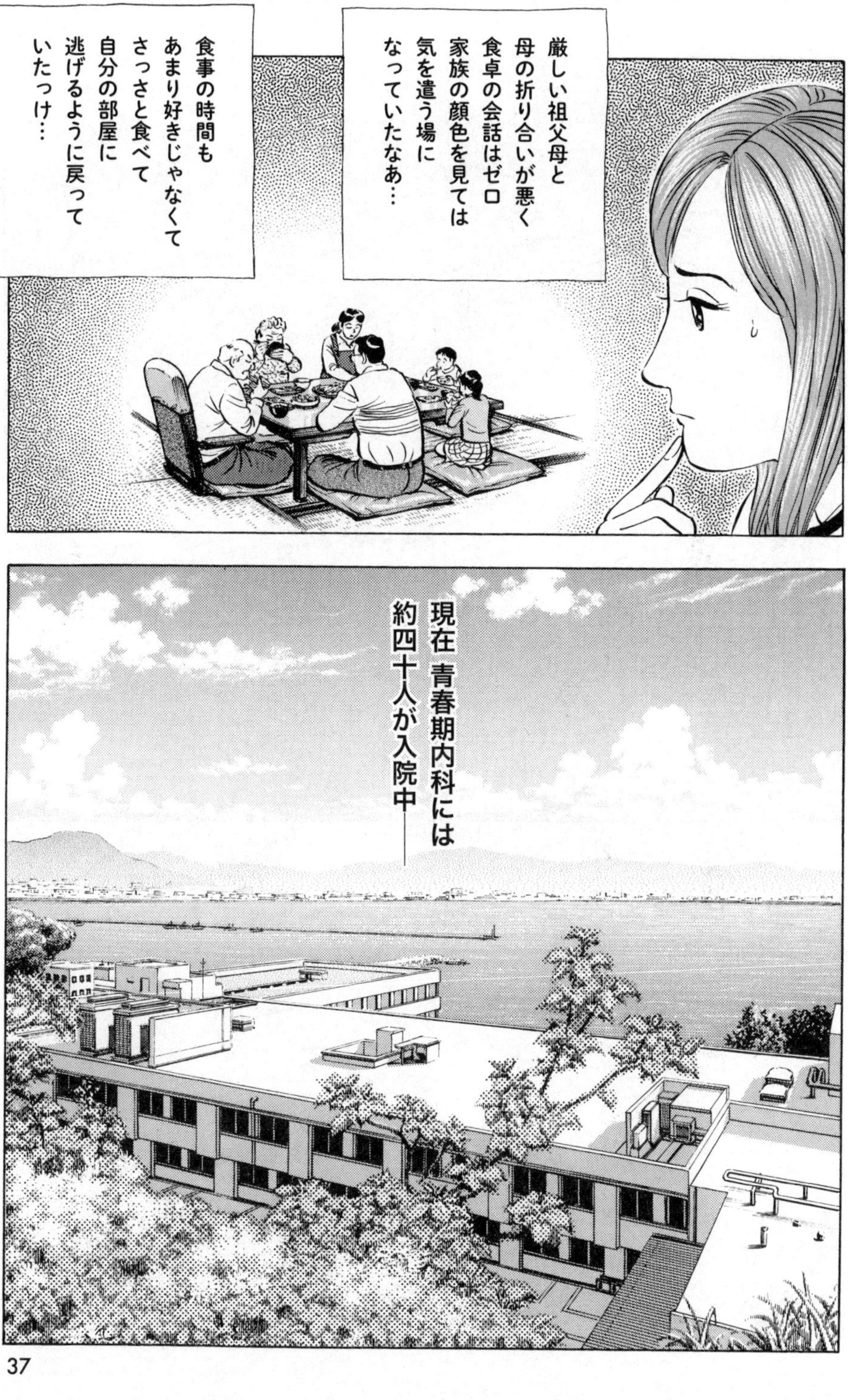
厳しい祖父母と母の折り合いが悪く食卓の会話はゼロ家族の顔色を見ては気を遣う場になっていたなあ…
食事の時間もあまり好きじゃなくてさっさと食べて自分の部屋に逃げるように戻っていたっけ…
現在 青春期内科には約四十人が入院中——

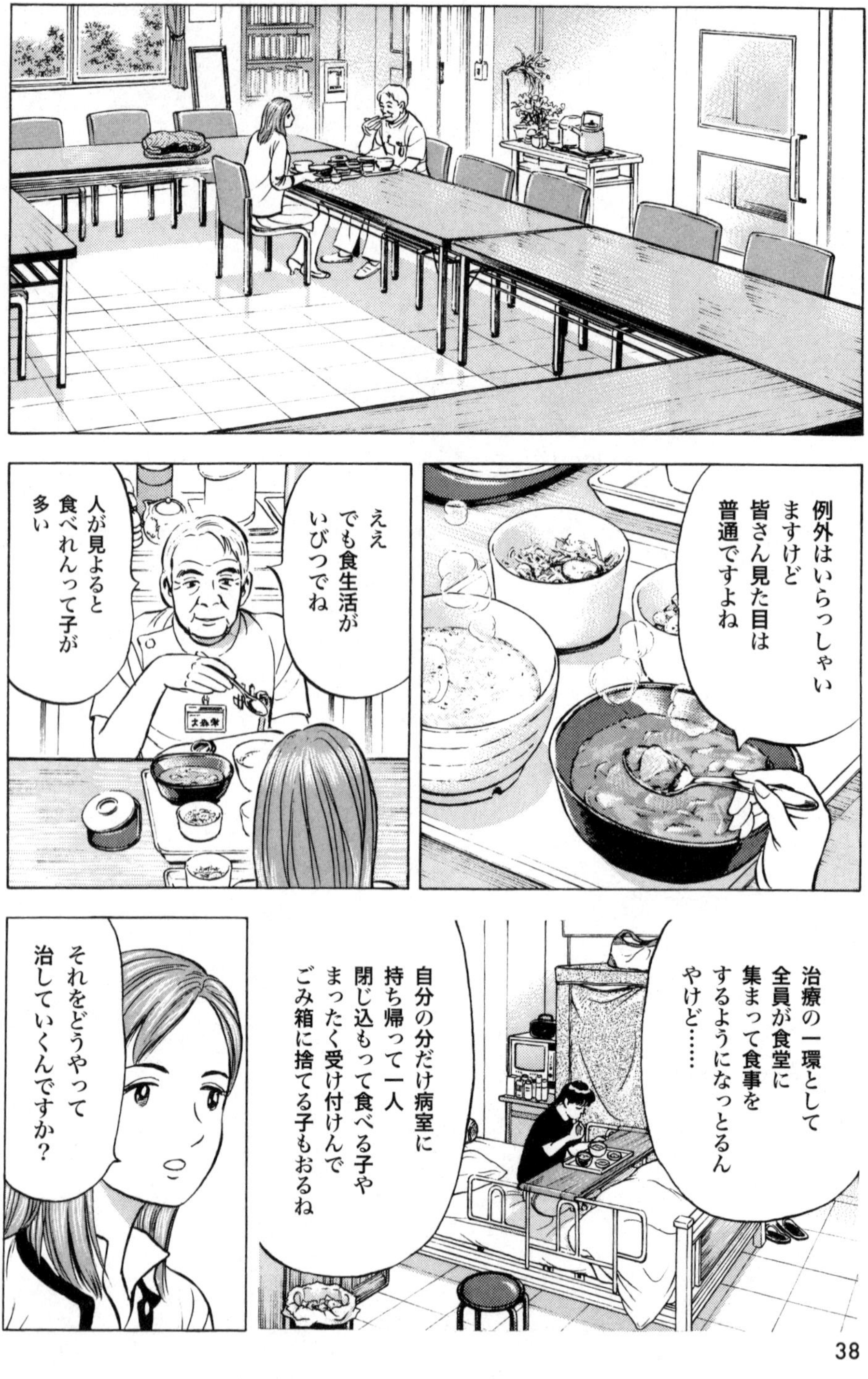
例外はいらっしゃいますけど皆さん見た目は普通ですよね
ええでも食生活がいびつでね
人が見よると食べれんって子が多い
治療の一環として全員が食堂に集まって食事をするようになっとるんやけど……
自分の分だけ病室に持ち帰って一人閉じ込もって食べる子やまったく受け付けんでごみ箱に捨てる子もおるね
それをどうやって治していくんですか？

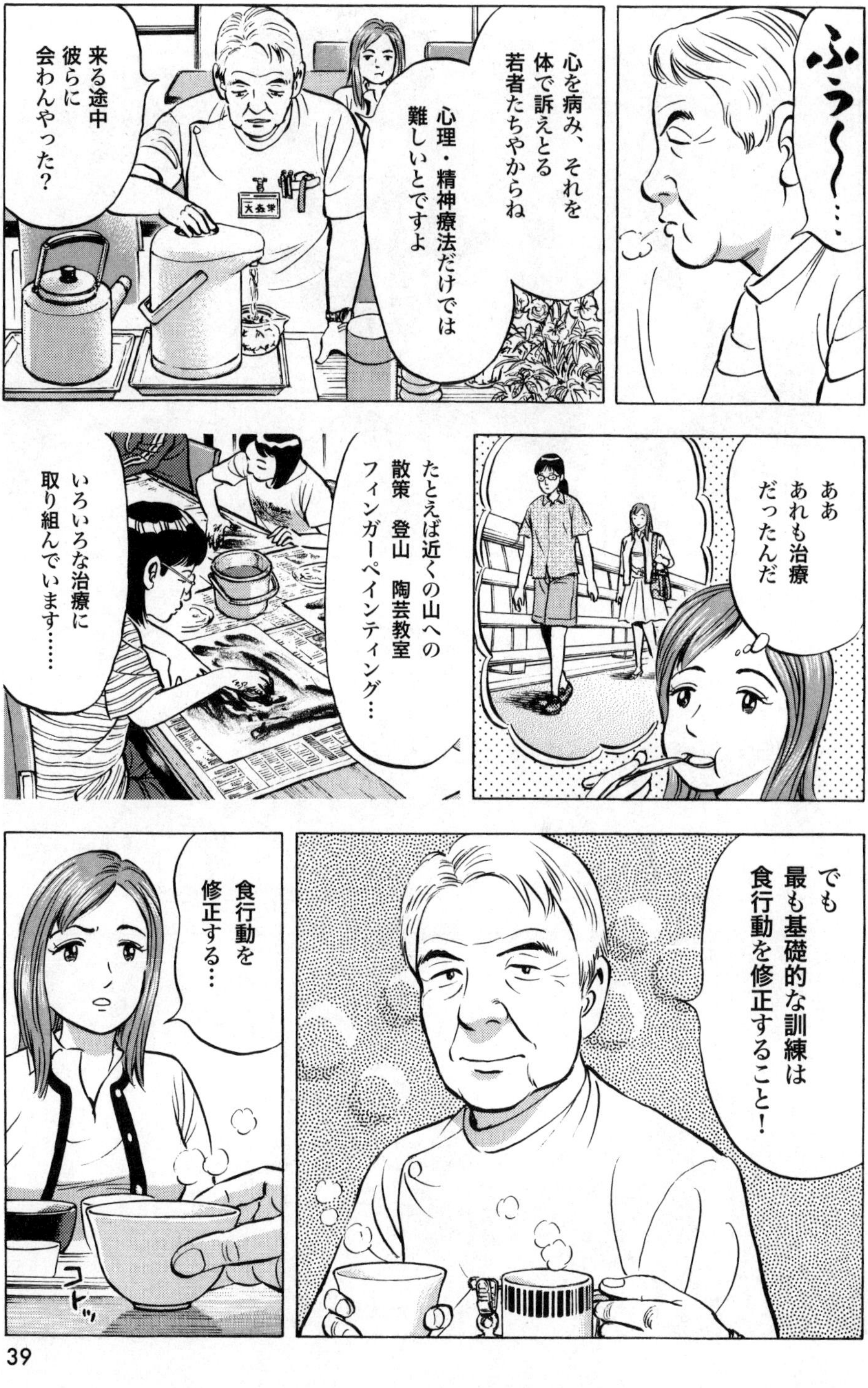
ふう〜〜…
心を病み、それを
体で訴えとる
若者たちやからね
心理・精神療法だけでは
難しいとですよ
来る途中
彼らに
会わんやった？
ああ
あれも治療
だったんだ
たとえば近くの山への
散策　登山　陶芸教室
フィンガーペインティング…
いろいろな治療に
取り組んでいます……
でも
最も基礎的な訓練は
食行動を修正すること！
食行動を
修正する…
コトッ

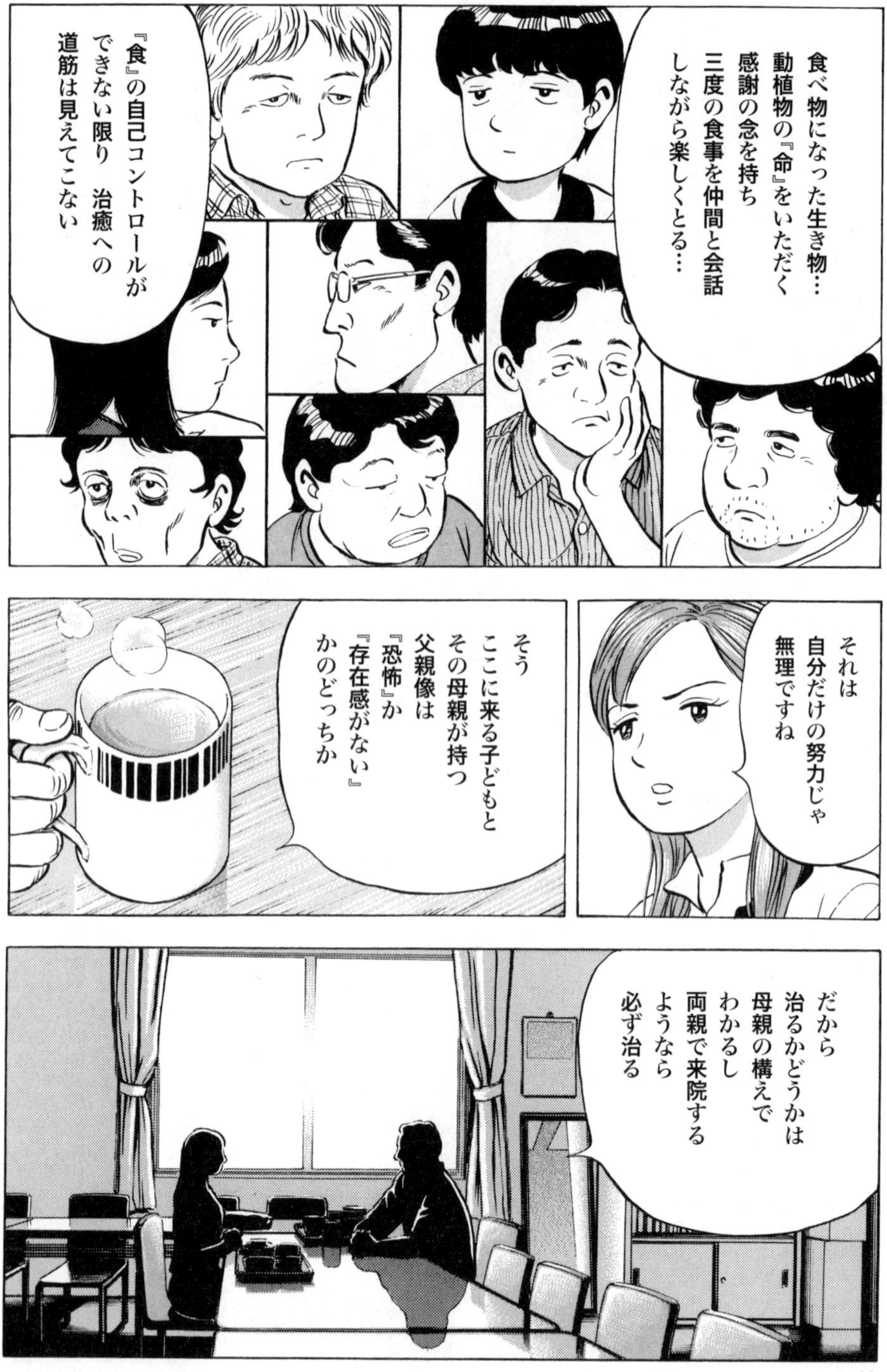
食べ物になった生き物…
動植物の『命』をいただく
感謝の念を持ち
三度の食事を仲間と会話
しながら楽しくとる…
『食』の自己コントロールが
できない限り　治癒への
道筋は見えてこない
それは
自分だけの努力じゃ
無理ですね
そう
ここに来る子どもと
その母親が持つ
父親像は
『恐怖』か
『存在感がない』
かのどっちか
だから
治るかどうかは
母親の構えで
わかるし
両親で来院する
ようなら
必ず治る

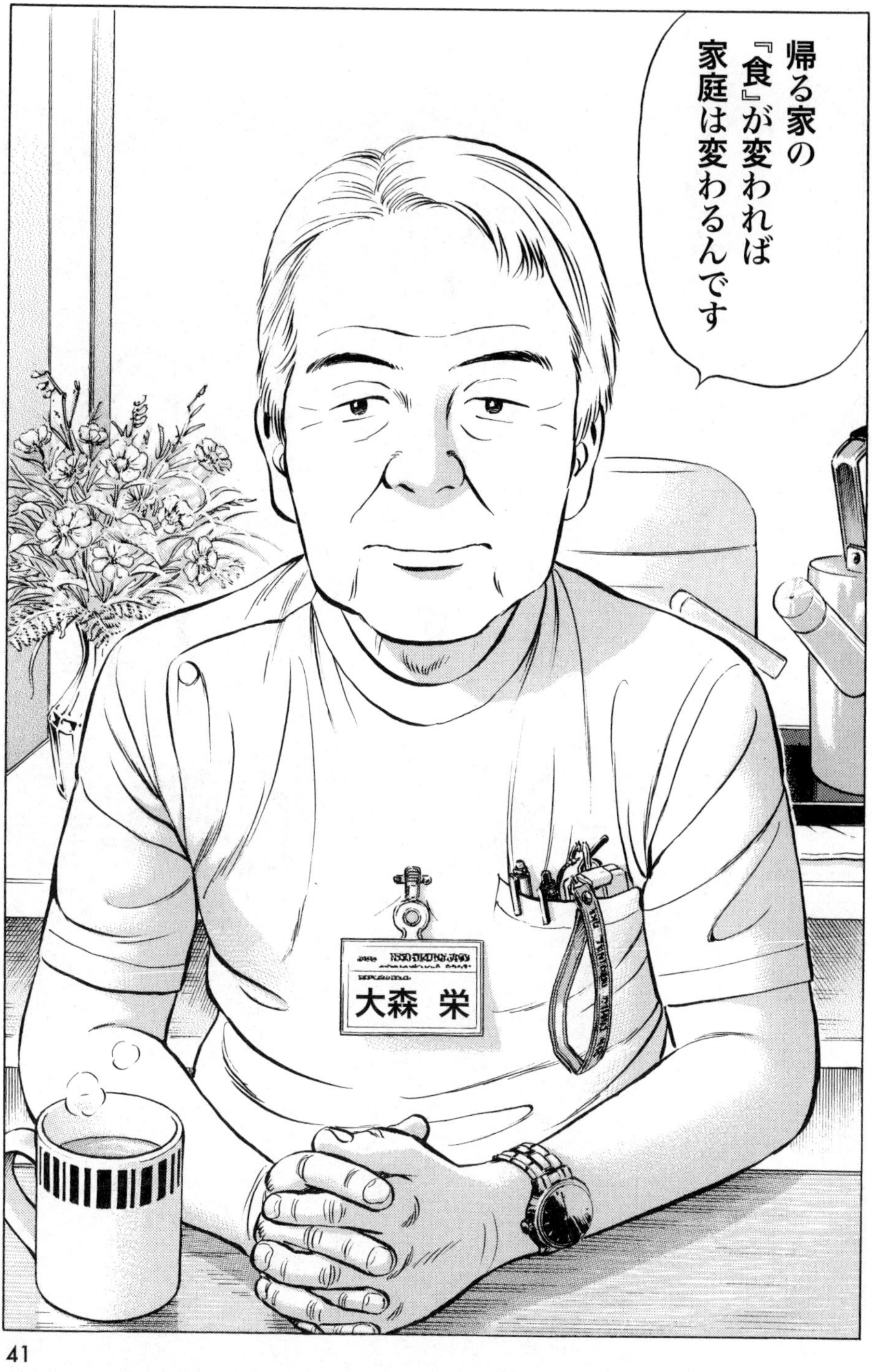
帰る家の『食』が変われば家庭は変わるんです
大森 栄

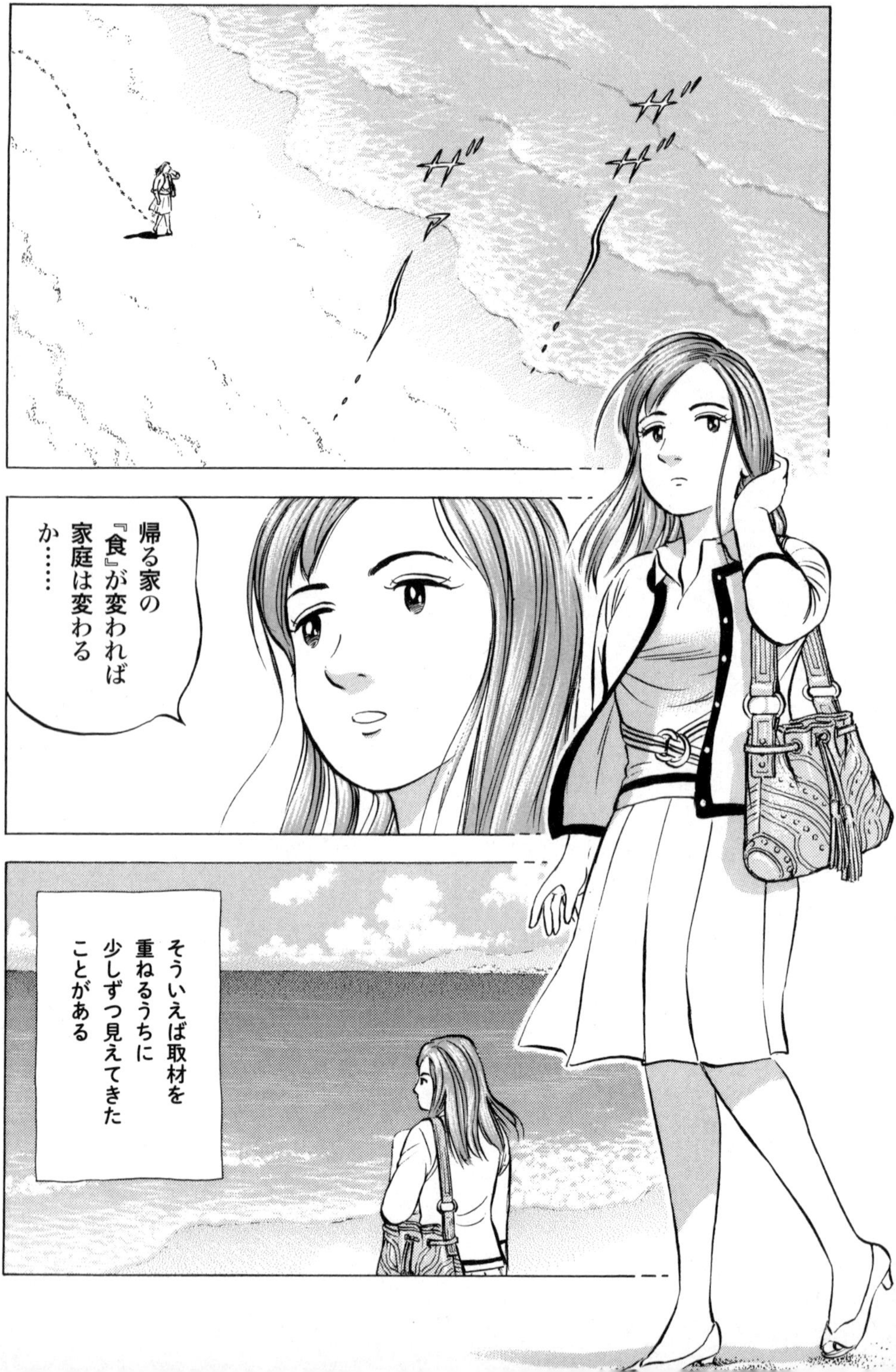
ザザァ…
ザザ…
帰る家の『食』が変われば家庭は変わるか……
そういえば取材を重ねるうちに少しずつ見えてきたことがある

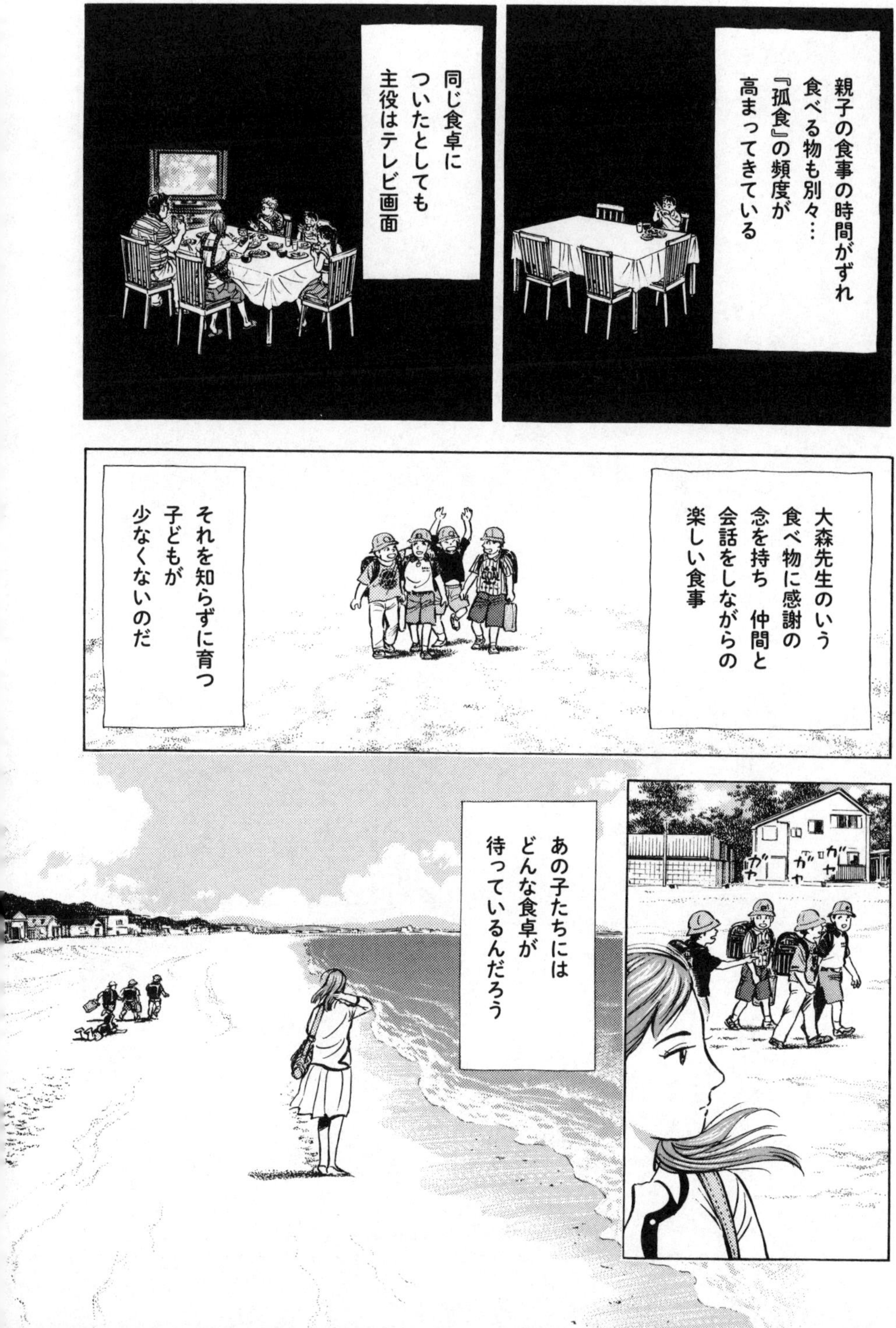
親子の食事の時間がずれ
食べる物も別々…
『孤食』の頻度が
高まってきている
同じ食卓に
ついたとしても
主役はテレビ画面
大森先生のいう
食べ物に感謝の
念を持ち　仲間と
会話をしながらの
楽しい食事
それを知らずに育つ
子どもが
少なくないのだ
ガヤ
ガヤ
ガヤ
あの子たちには
どんな食卓が
待っているんだろう

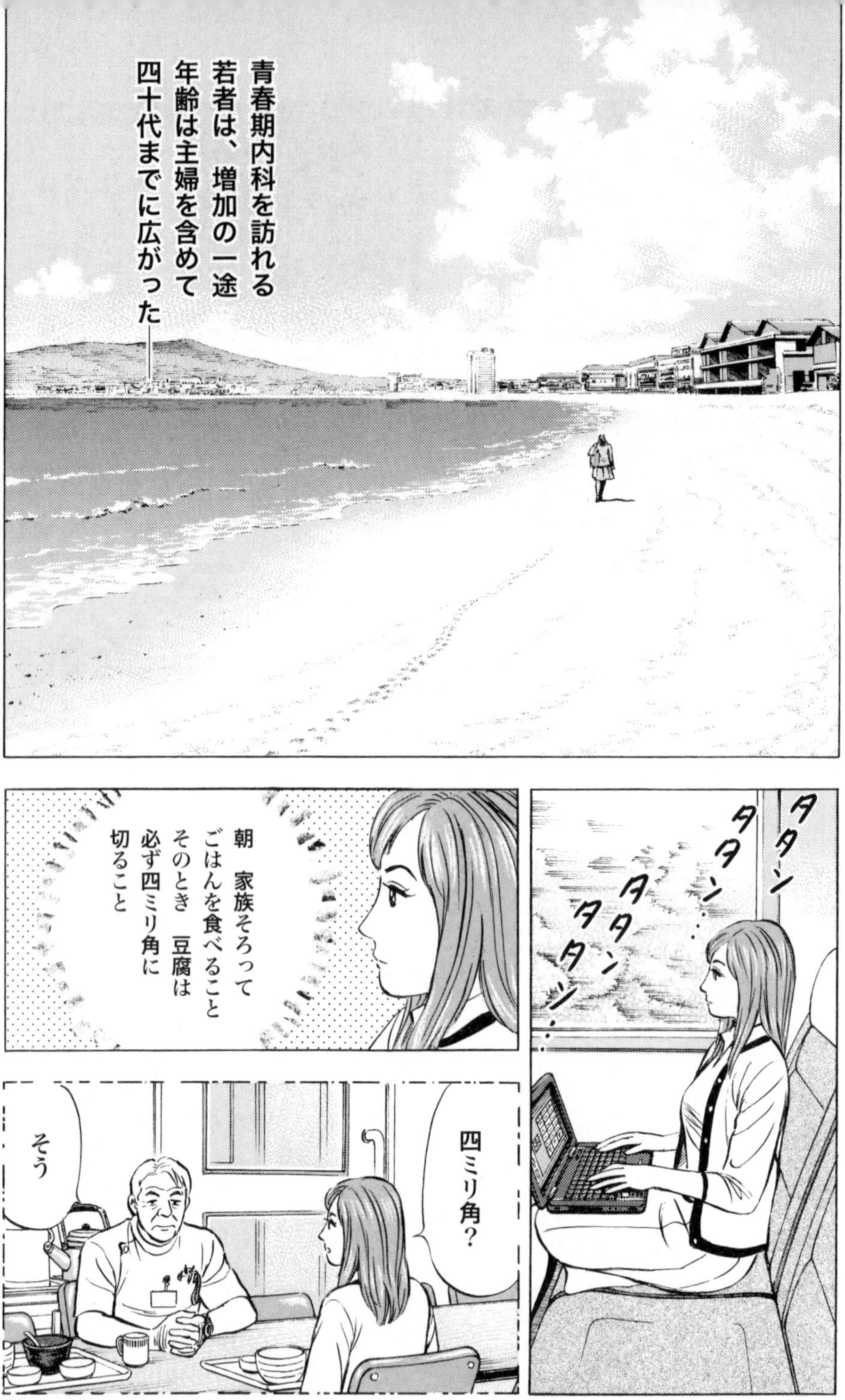
青春期内科を訪れる
若者は、増加の一途
年齢は主婦を含めて
四十代までに広がった
タタン
タタン…
タタン
タタン…
朝　家族そろって
ごはんを食べること
そのとき　豆腐は
必ず四ミリ角に
切ること
四ミリ角?
そう

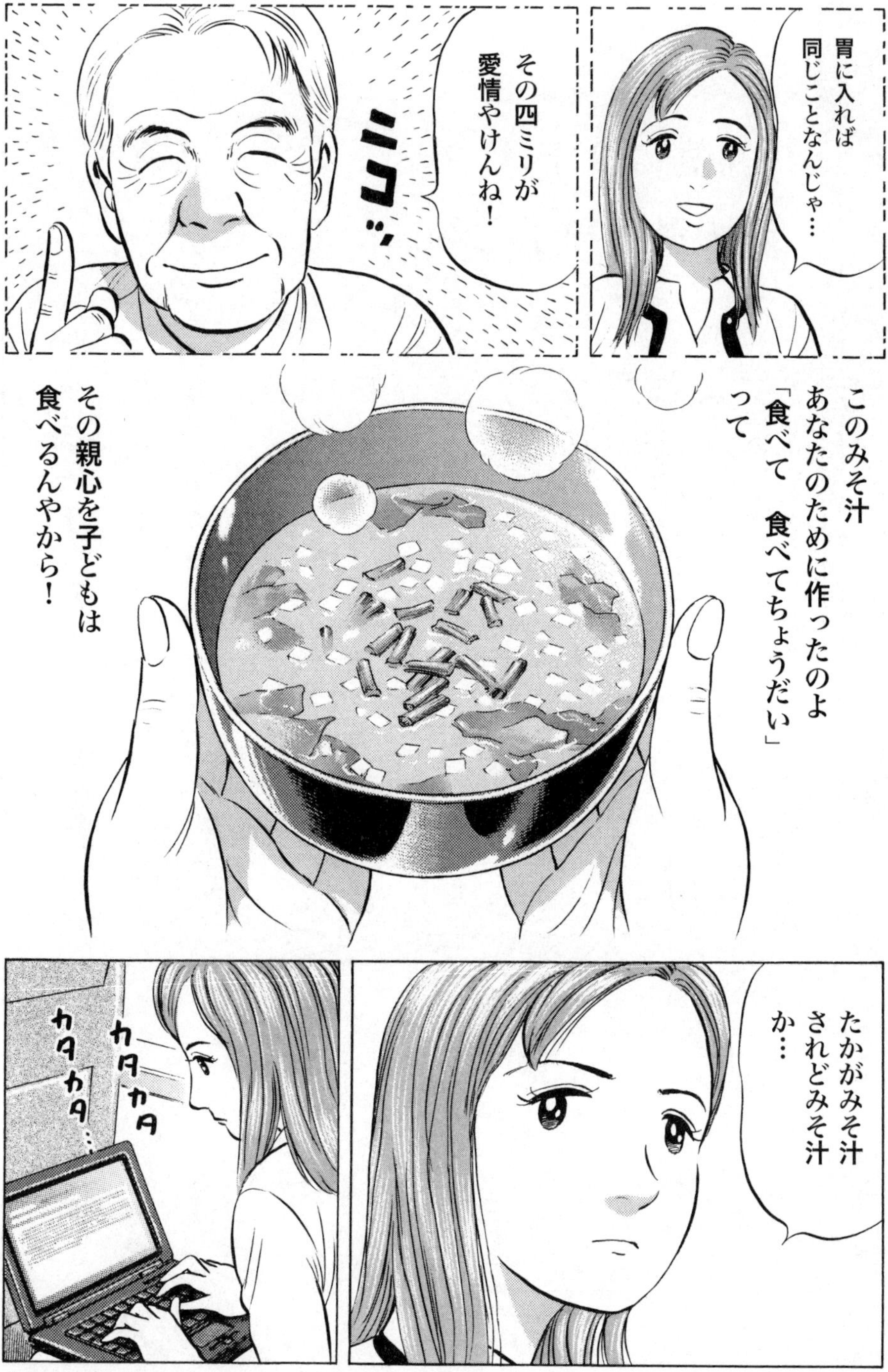
胃に入れば
同じことなんじゃ…
その四ミリが
愛情やけんね！
ニコッ
このみそ汁
あなたのために作ったのよ
「食べて　食べてちょうだい」
って
その親心を子どもは
食べるんやから！
たかがみそ汁
されどみそ汁
か…
カタカタ
カタカタ…

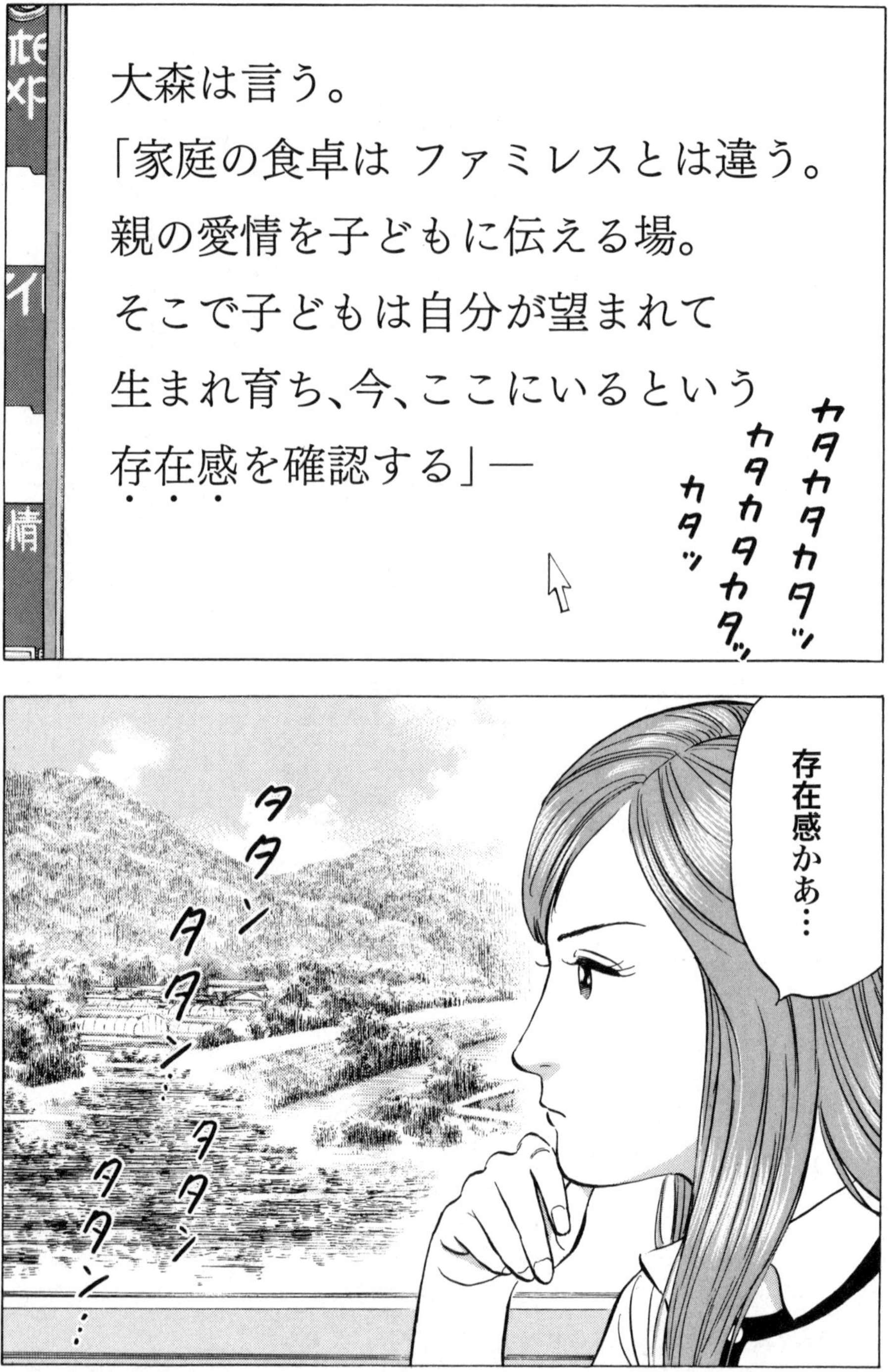
大森は言う。
「家庭の食卓は ファミレスとは違う。
親の愛情を子どもに伝える場。
そこで子どもは自分が望まれて
生まれ育ち、今、ここにいるという
存在感を確認する」―
カタカタカタッ
カタカタカタッ
カタッ
存在感かぁ…
タタン
タタン…
タタン
タタン…

食卓の向こう側

第３話／乳と血

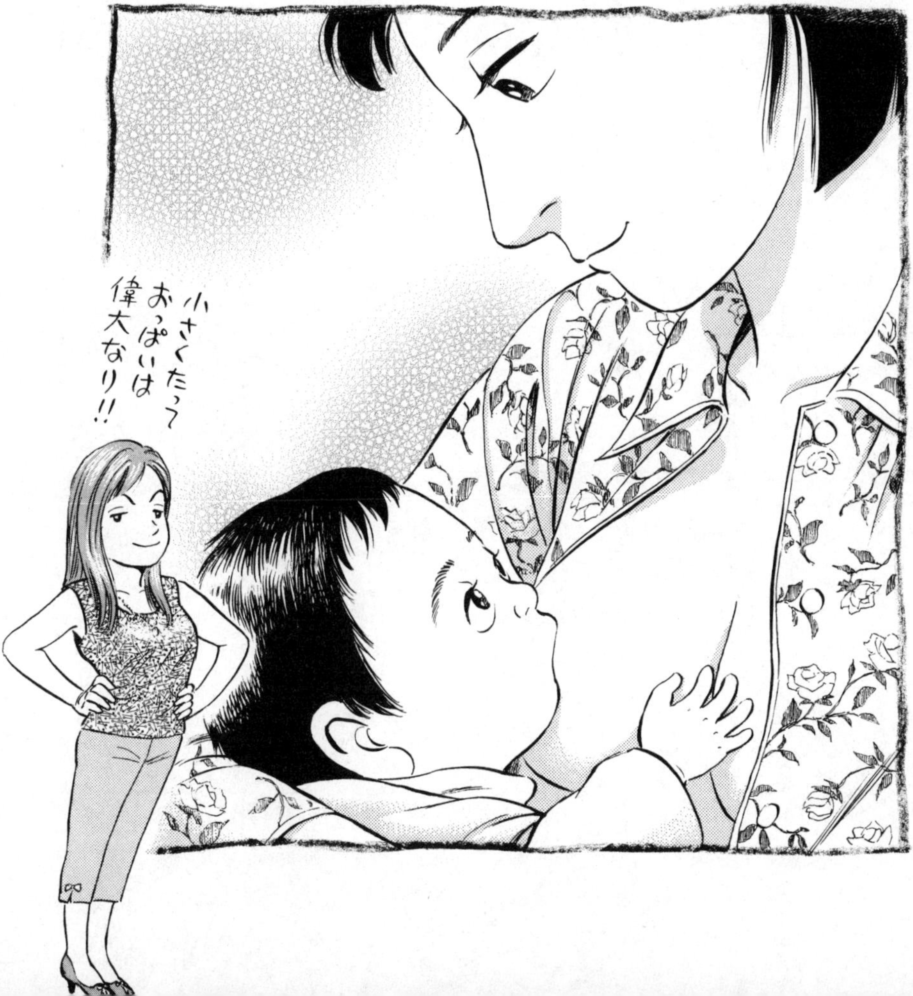

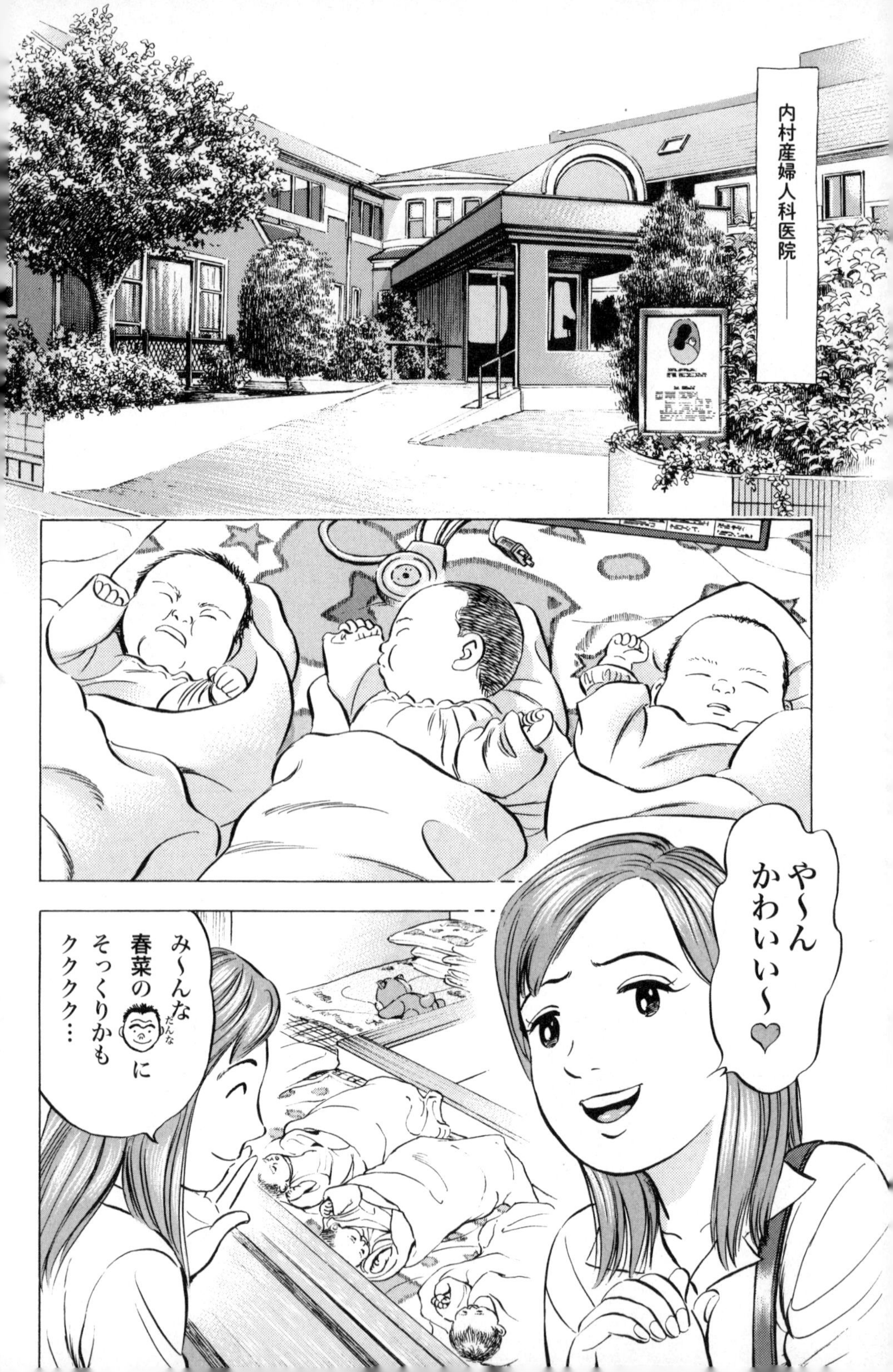
内村産婦人科医院——
や～ん かわいい～♥
み～んな 春菜の《だんな》に そっくりかも ククク…

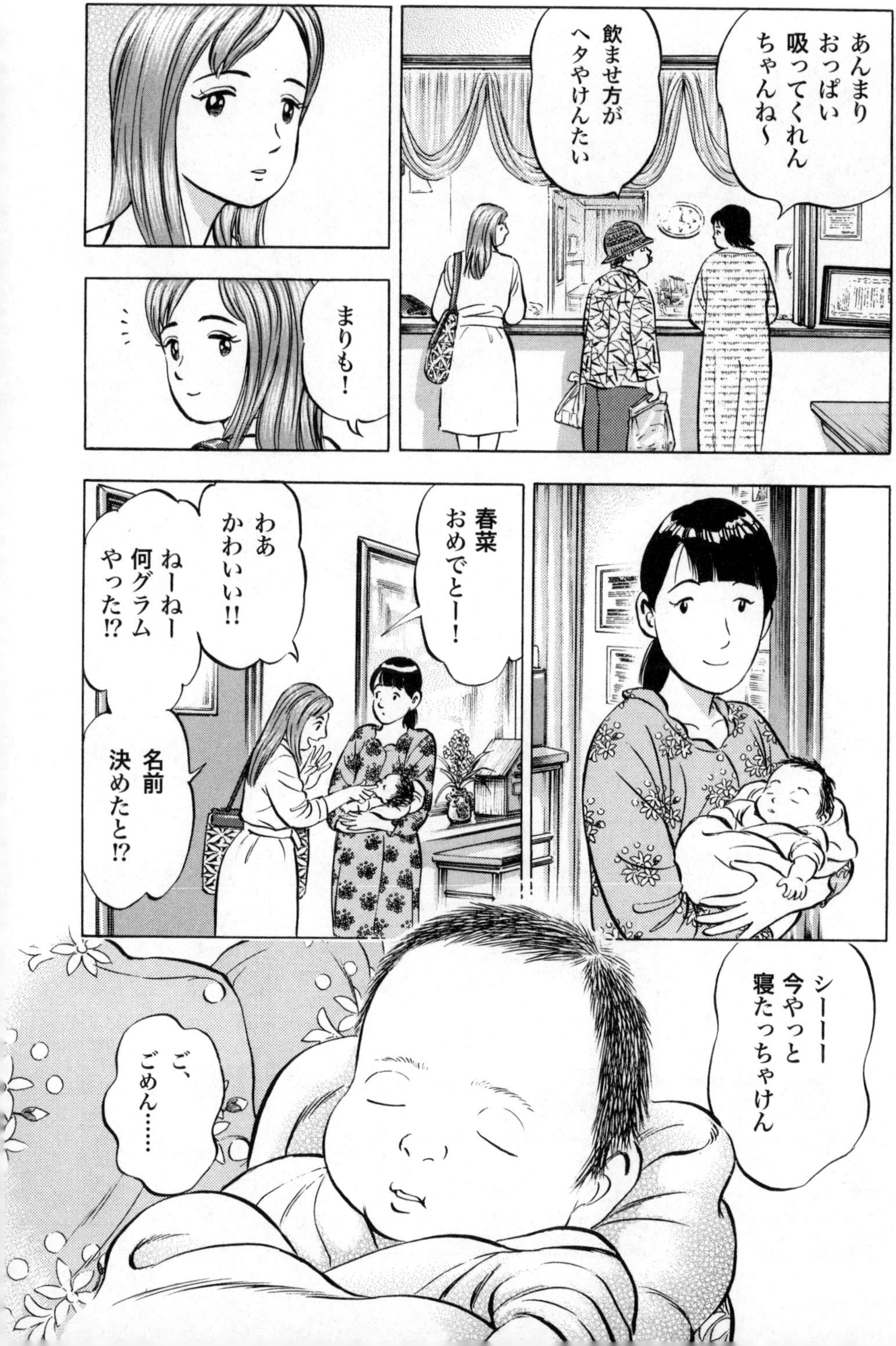

あんまりおっぱい吸ってくれんちゃんね～
飲ませ方がヘタやけんたい
まりも！
春菜おめでとー！
わあかわいいい!!
ねーねー何グラムやった!?
名前決めたと!?
シーーー今やっと寝たっちゃけん
ご、ごめん……

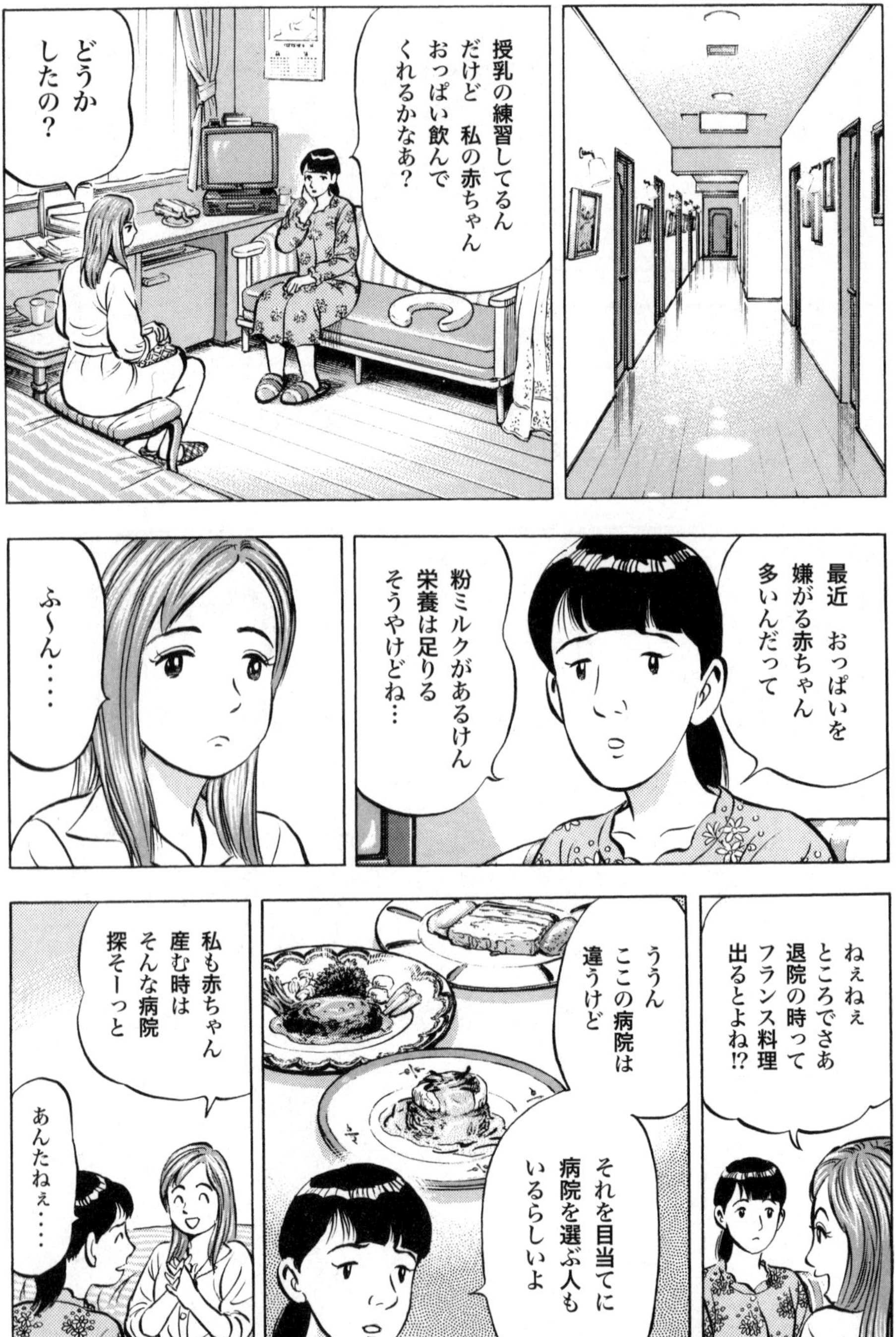
授乳の練習してるんだけど　私の赤ちゃんおっぱい飲んでくれるかなあ？
どうかしたの？
最近　おっぱいを嫌がる赤ちゃん多いんだって
粉ミルクがあるけん栄養は足りるそうやけどね…
ふ〜ん・・・・
ねぇねぇところでさあ退院の時ってフランス料理出るとよね!?
ううんここの病院は違うけど
それを目当てに病院を選ぶ人もいるらしいよ
私も赤ちゃん産む時はそんな病院探そーっと
あんたねぇ・・・・

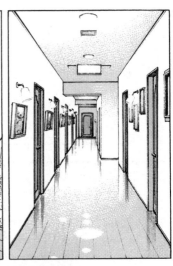

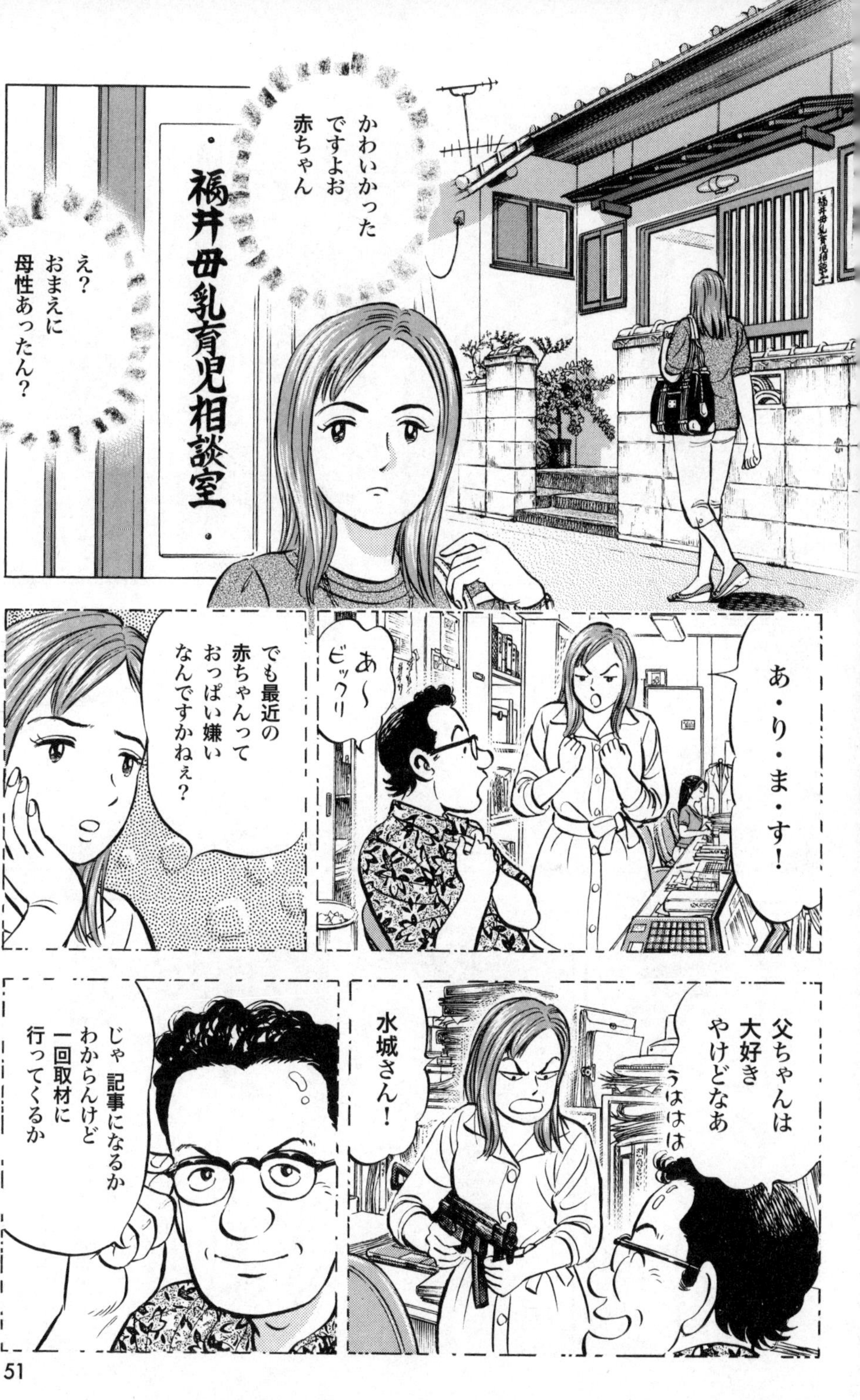
福井母乳育児相談室
かわいかった ですよお 赤ちゃん
え？ おまえに 母性あったん？
あ・り・ま・す！
あ〜 ビックリ
でも最近の 赤ちゃんって おっぱい嫌い なんですかねぇ？
父ちゃんは 大好き やけどなあ
うははは
水城さん！
じゃ 記事になるか わからんけど 一回取材に 行ってくるか

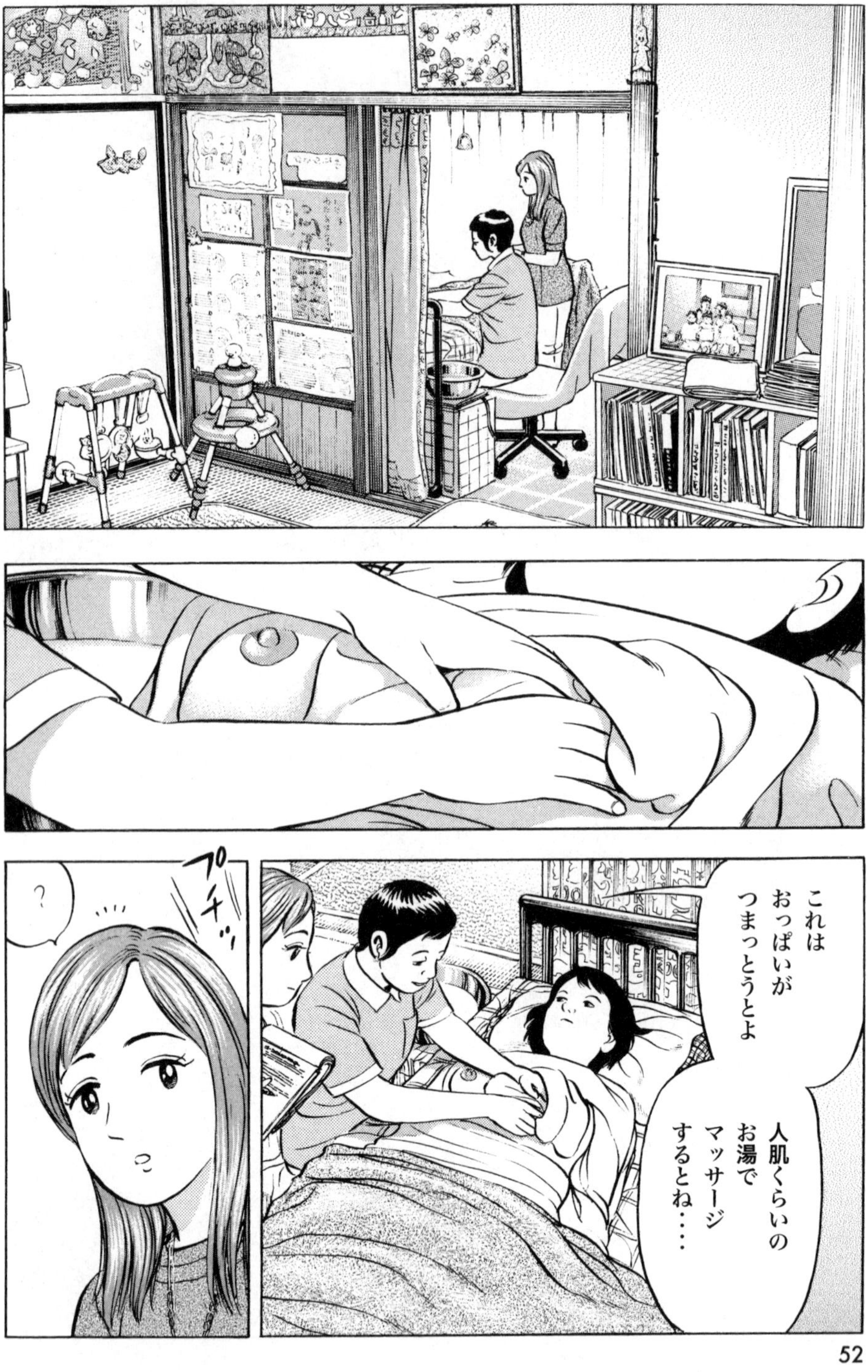
これはおっぱいがつまっとうとよ
人肌くらいのお湯でマッサージするとね‥‥
プチッ
？

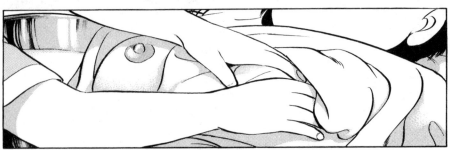

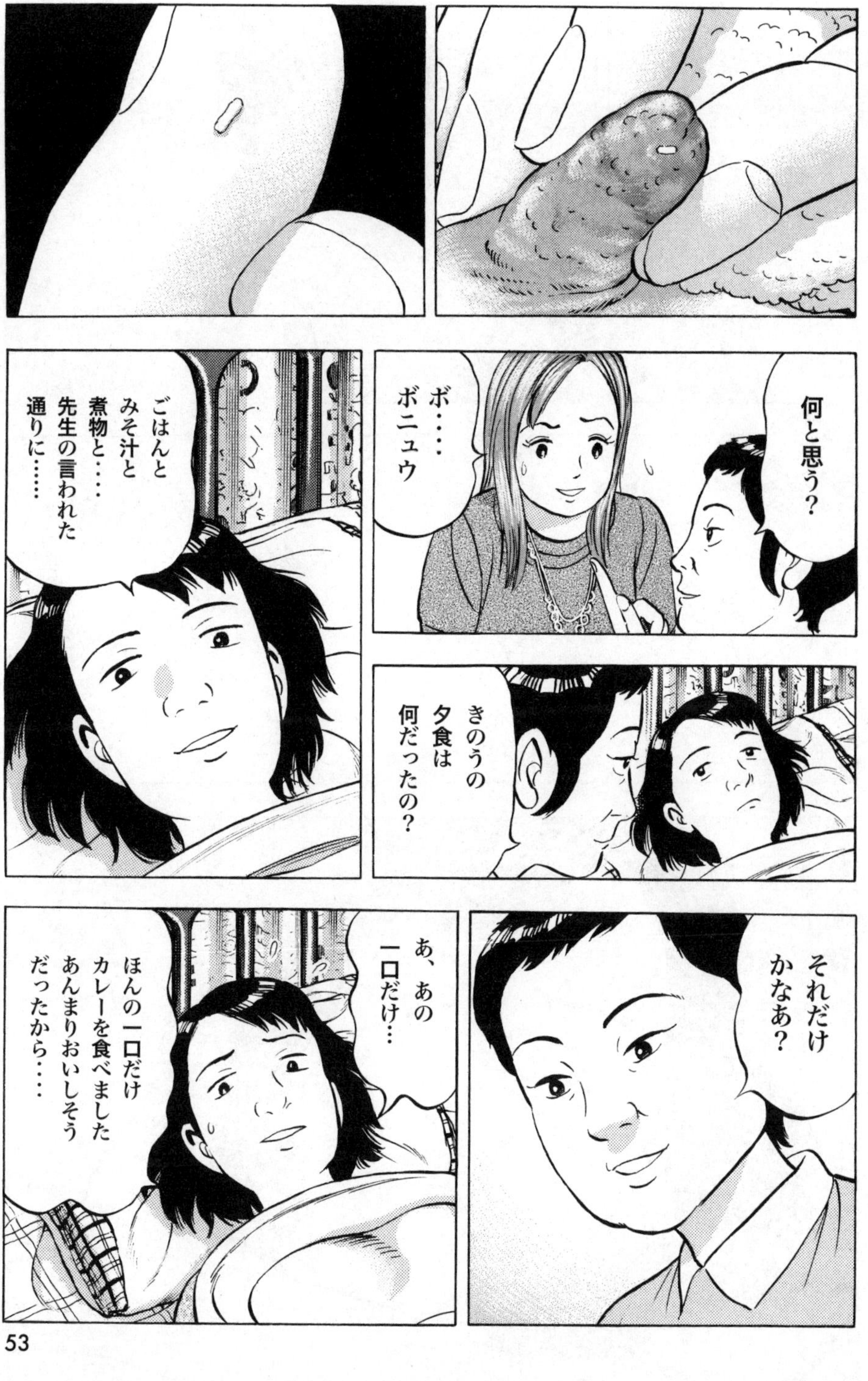
何と思う?
ボ…・ボニュウ
きのうの夕食は何だったの?
ごはんとみそ汁と煮物と…・先生の言われた通りに……
それだけかなあ?
あ、あの一口だけ…
ほんの一口だけカレーを食べましたあんまりおいしそうだったから…・

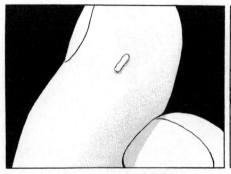

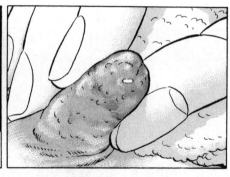

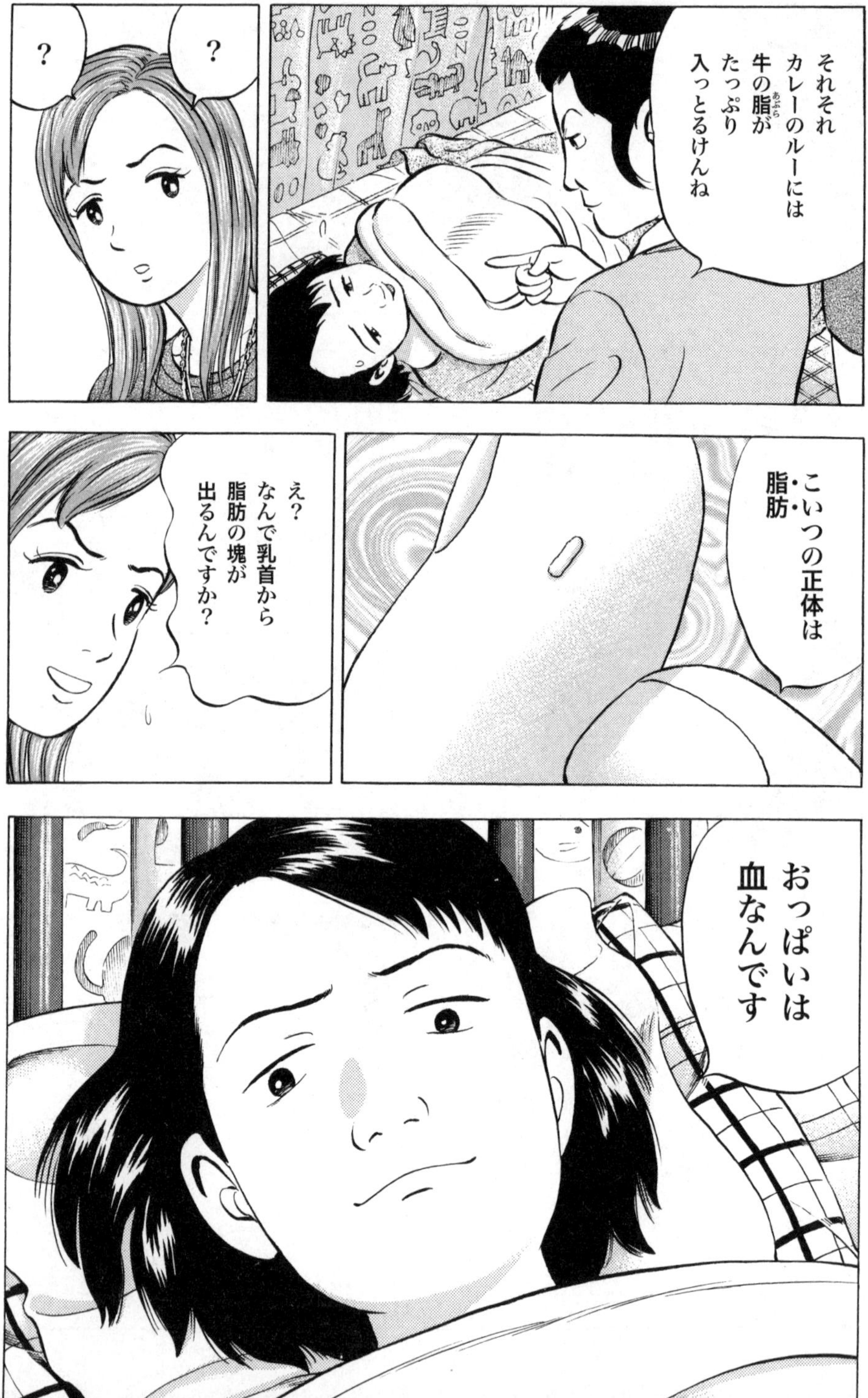

それそれ
カレーのルーには
牛の脂《あぶら》が
たっぷり
入っとるけんね
?
?
こいつの正体は
・・
脂肪
え?
なんで乳首から
脂肪の塊が
出るんですか?
おっぱいは
血なんです

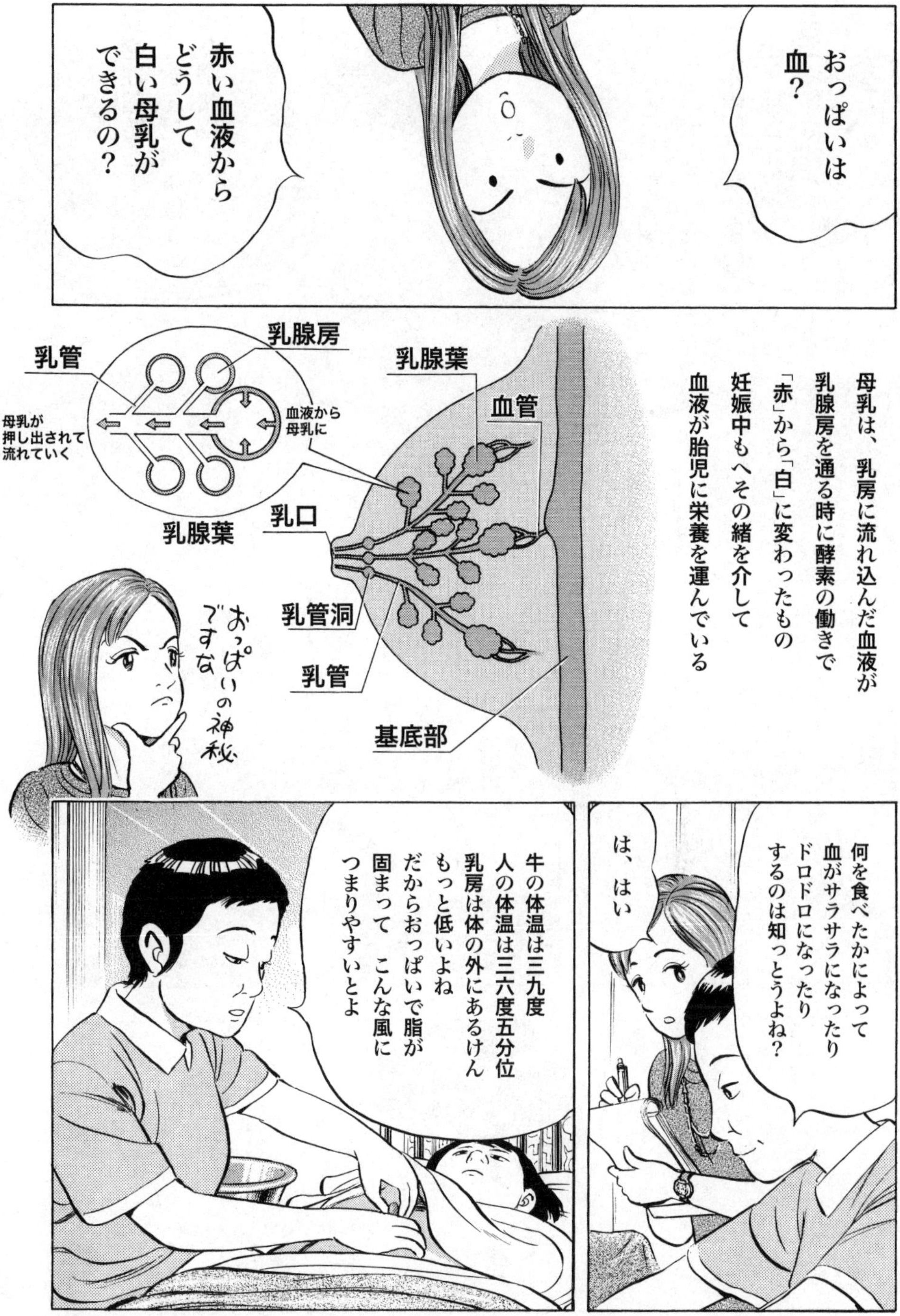
おっぱいは
血？
赤い血液から
どうして
白い母乳が
できるの？
母乳は、乳房に流れ込んだ血液が
乳腺房を通る時に酵素の働きで
「赤」から「白」に変わったもの
妊娠中もへその緒を介して
血液が胎児に栄養を運んでいる
乳腺葉
血管
乳口
乳管洞
乳管
基底部
乳腺房
乳管
血液から
母乳に
母乳が
押し出されて
流れていく
乳腺葉
おっぱいの神秘ですな
何を食べたかによって
血がサラサラになったり
ドロドロになったり
するのは知っとうよね？
は、はい
牛の体温は三九度
人の体温は三六度五分位
乳房は体の外にあるけん
もっと低いよね
だからおっぱいで脂が
固まって　こんな風に
つまりやすいとよ

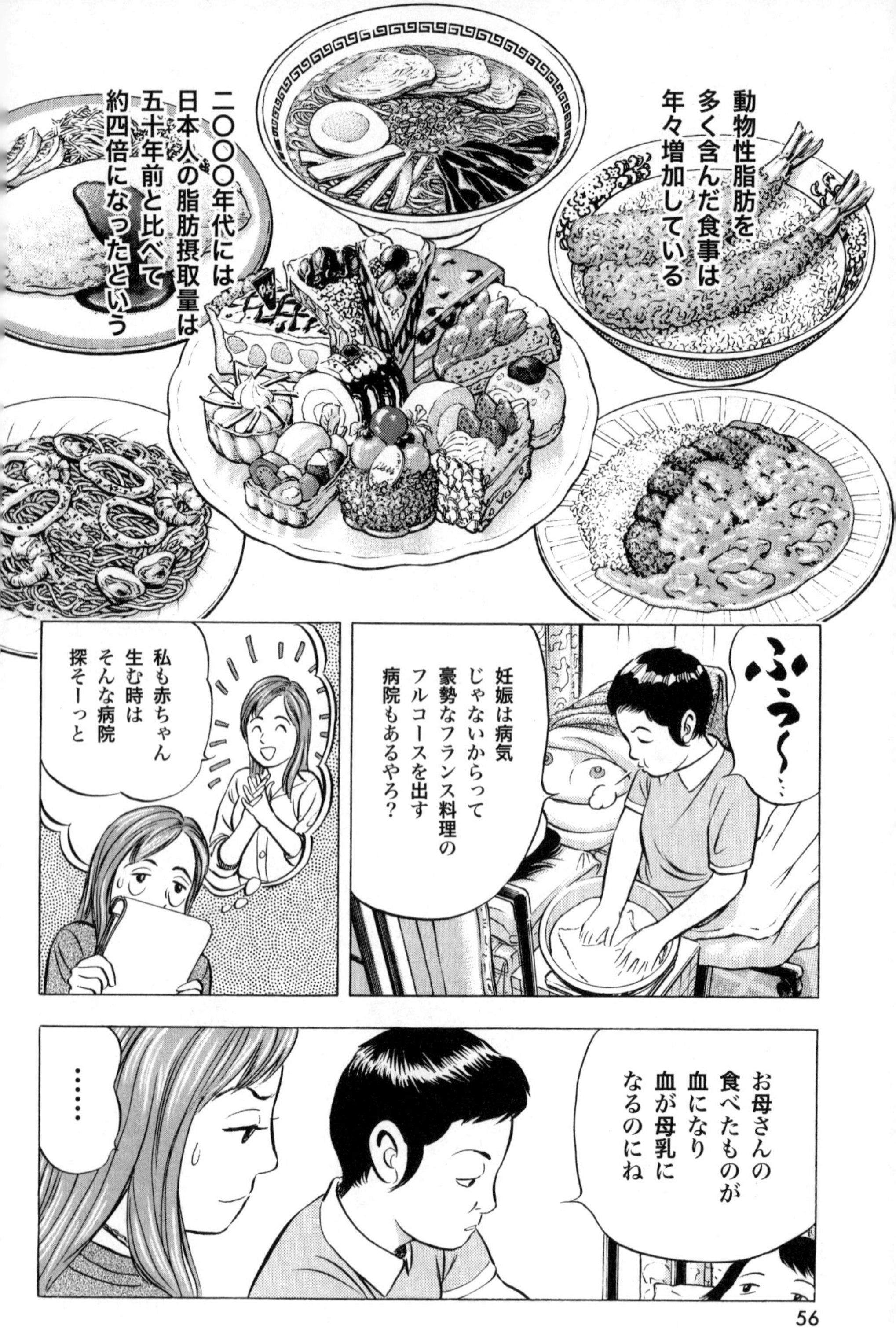
動物性脂肪を多く含んだ食事は年々増加している
二〇〇〇年代には日本人の脂肪摂取量は五十年前と比べて約四倍になったという
ふう〜…
妊娠は病気じゃないからって豪勢なフランス料理のフルコースを出す病院もあるやろ？
私も赤ちゃん生む時はそんな病院探そーっと
お母さんの食べたものが血になり血が母乳になるのにね
……

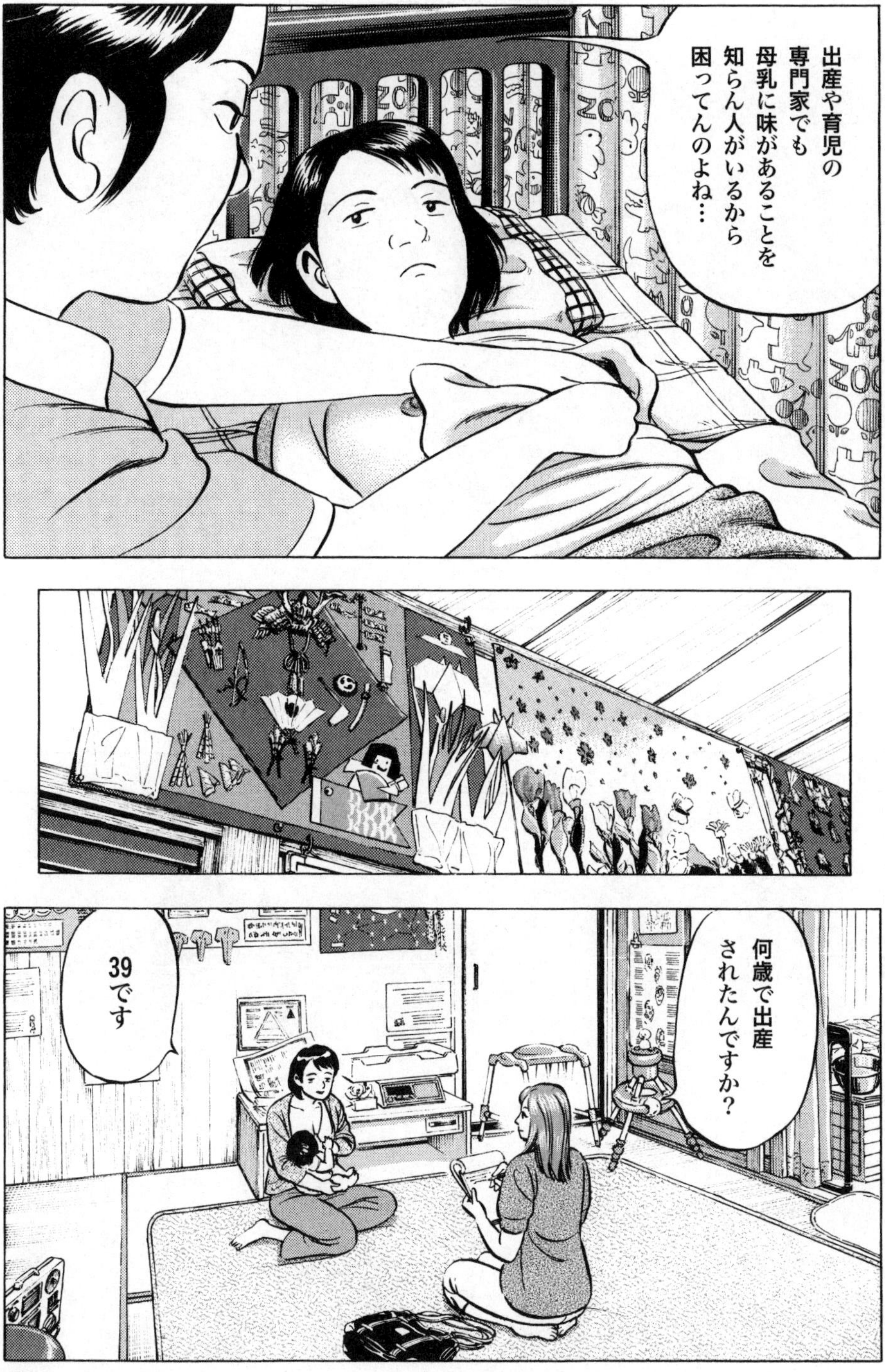

出産や育児の
専門家でも
母乳に味があることを
知らん人がいるから
困ってんのよね…
何歳で出産
されたんですか？
39です

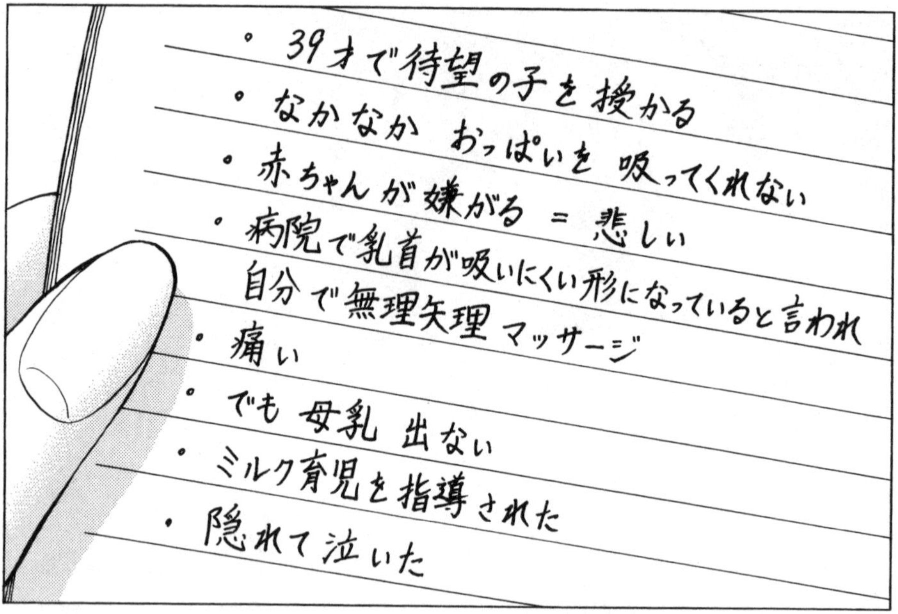
・39才で待望の子を授かる
・なかなか おっぱいを 吸ってくれない
・赤ちゃんが嫌がる ＝ 悲しい
・病院で乳首が吸いにくい形になっていると言われ
自分で無理矢理 マッサージ
・痛い
・でも 母乳 出ない
・ミルク育児を指導された
・隠れて泣いた

・隠れて泣いた

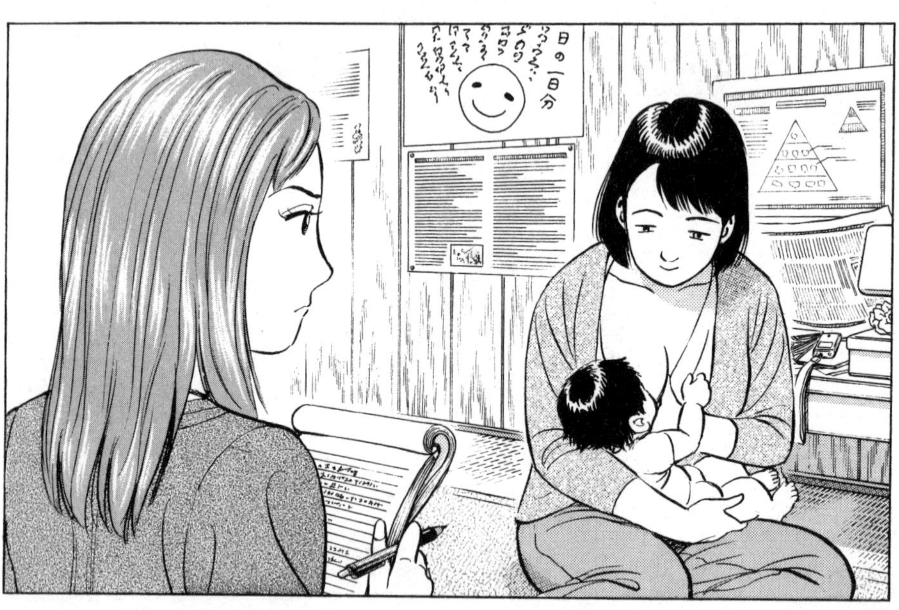
日の一日分

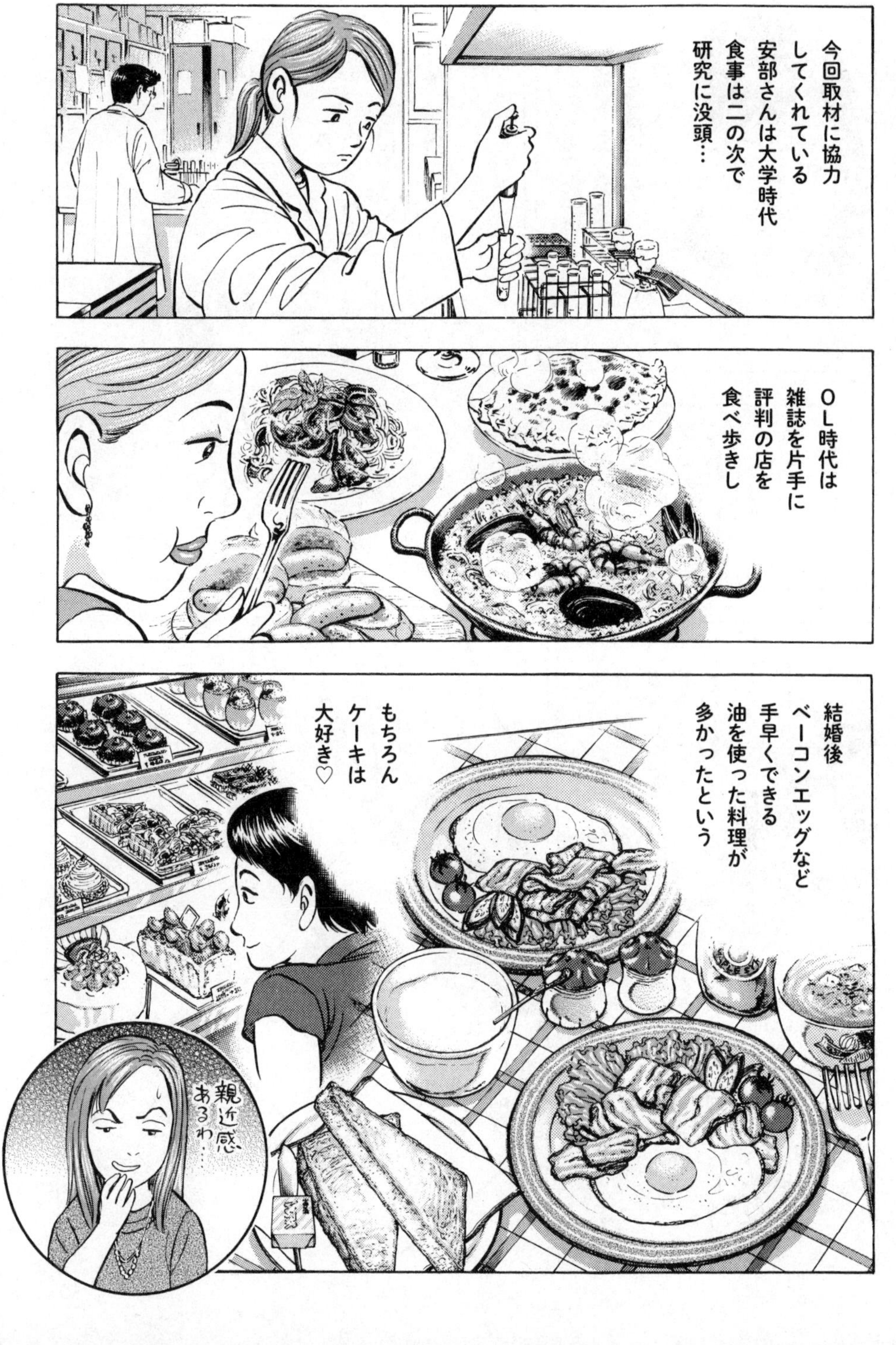
今回取材に協力
してくれている
安部さんは大学時代
食事は二の次で
研究に没頭…
OL時代は
雑誌を片手に
評判の店を
食べ歩きし
結婚後
ベーコンエッグなど
手早くできる
油を使った料理が
多かったという
もちろん
ケーキは
大好き♡
親近感
あるわ…

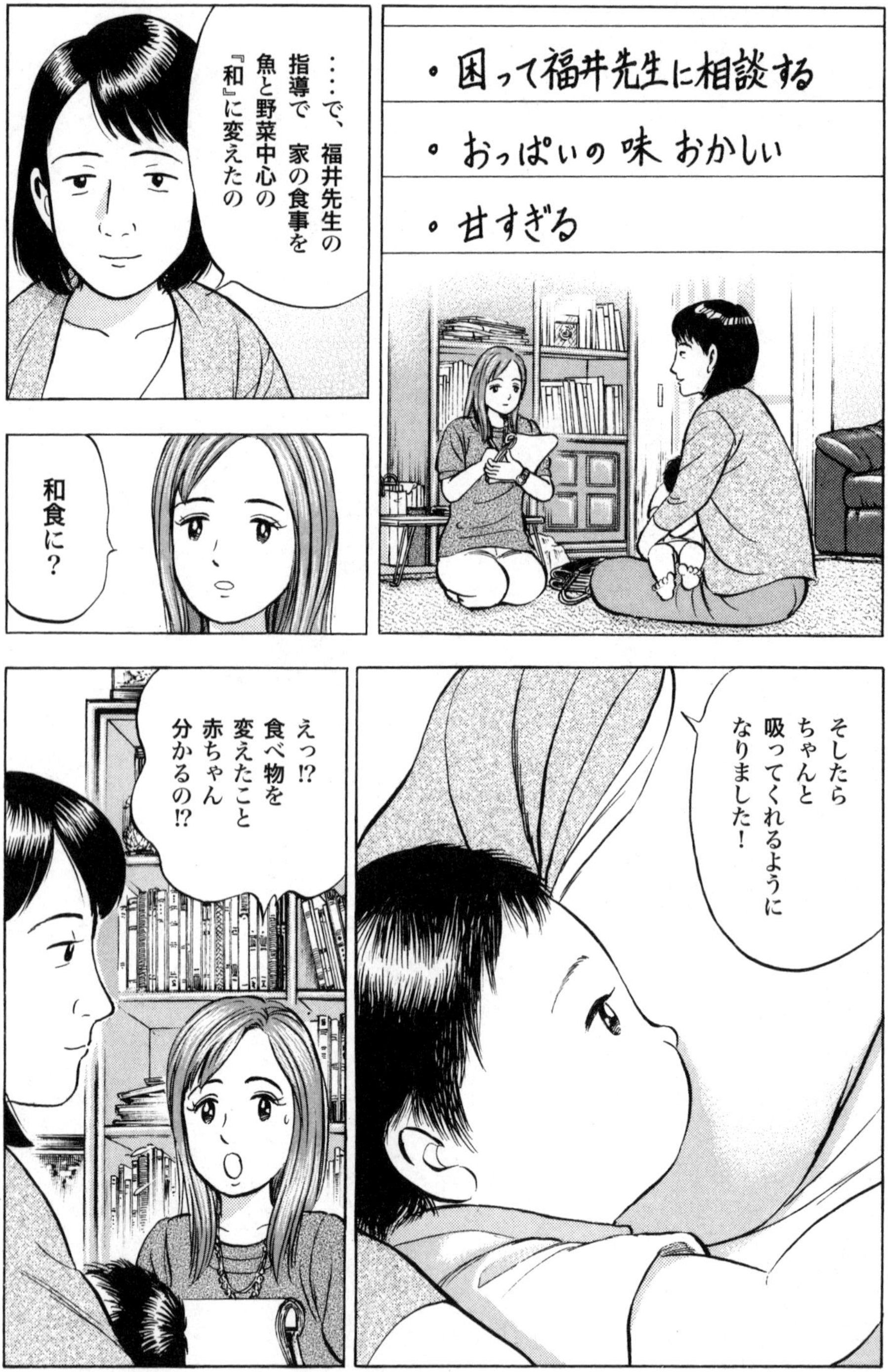
・困って福井先生に相談する
・おっぱいの味おかしい
・甘すぎる
…で、福井先生の指導で 家の食事を魚と野菜中心の『和』に変えたの
和食に？
そしたらちゃんと吸ってくれるようになりました！
えっ!? 食べ物を変えたこと赤ちゃん分かるの!?

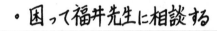

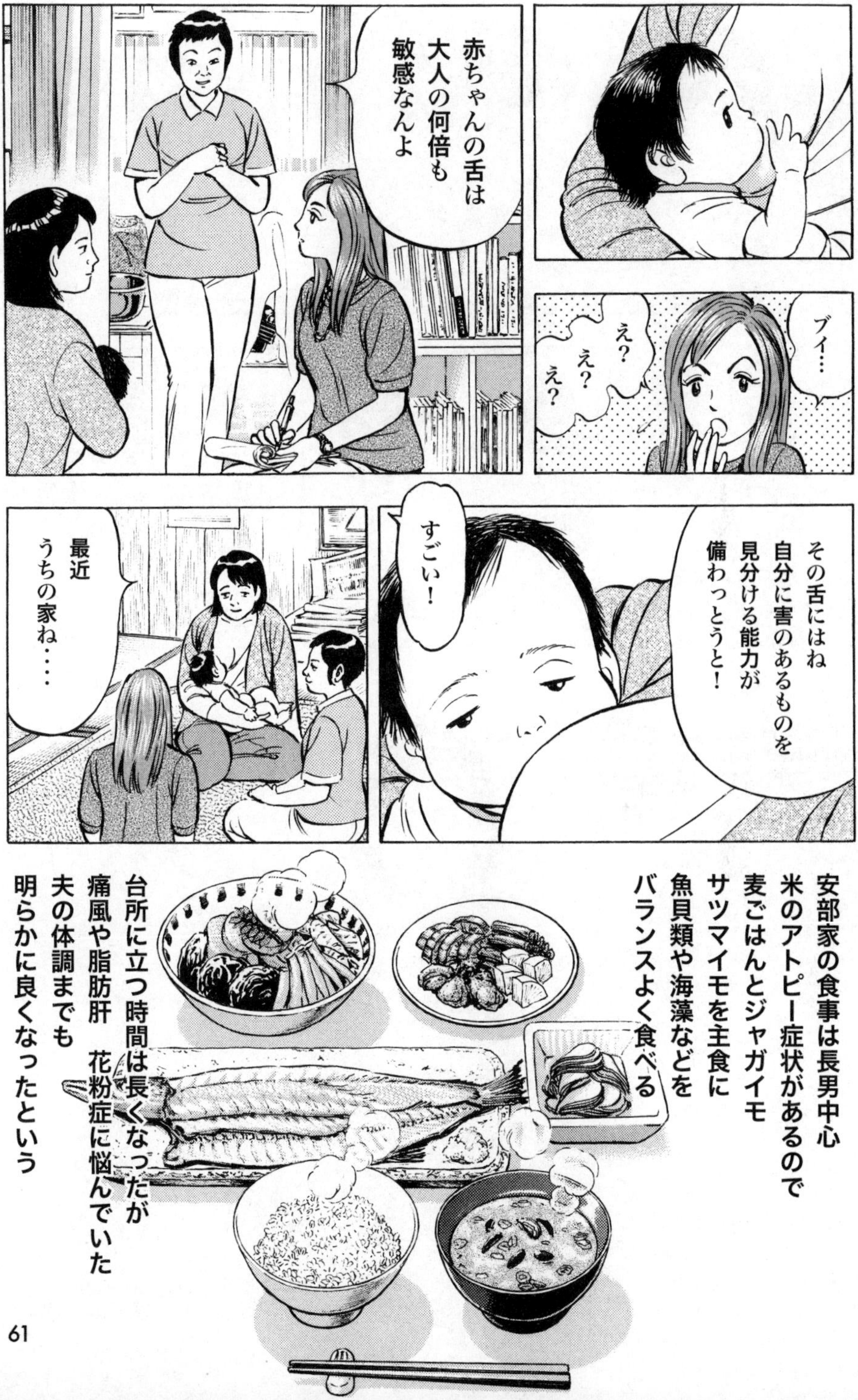
ブイ…
え？
え？
え？
赤ちゃんの舌は
大人の何倍も
敏感なんよ
その舌にはね
自分に害のあるものを
見分ける能力が
備わっとうと！
すごい！
最近
うちの家ね‥‥
安部家の食事は長男中心
米のアトピー症状があるので
麦ごはんとジャガイモ
サツマイモを主食に
魚貝類や海藻などを
バランスよく食べる
台所に立つ時間は長くなったが
痛風や脂肪肝　花粉症に悩んでいた
夫の体調までも
明らかに良くなったという

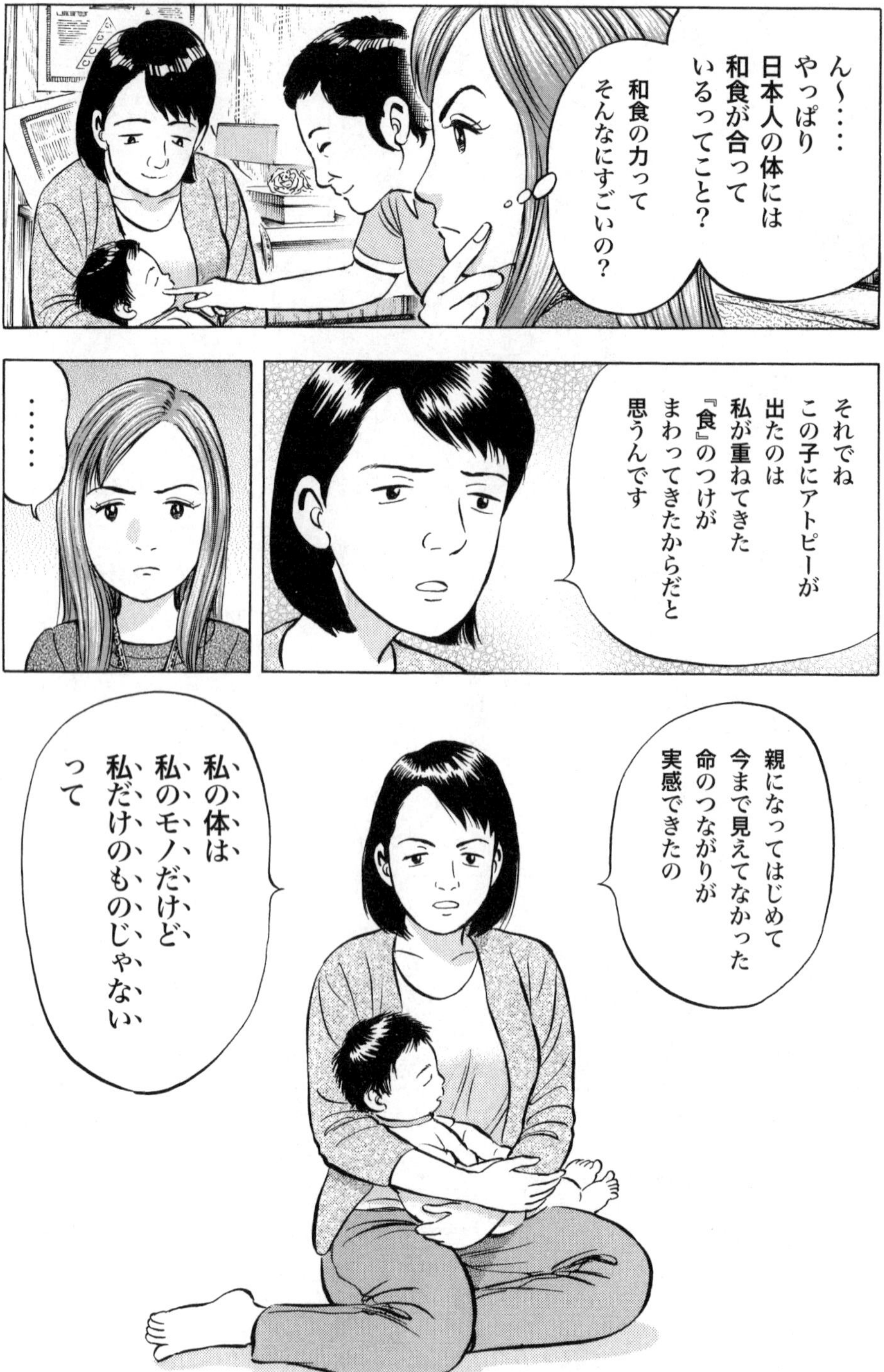
ん〜…… やっぱり 日本人の体には 和食が合って いるってこと?
和食の力って そんなにすごいの?
それでね この子にアトピーが 出たのは 私が重ねてきた 『食』のつけが まわってきたからだと 思うんです
……
親になってはじめて 今まで見えてなかった 命のつながりが 実感できたの
私の体は 私のモノだけど 私だけのものじゃない って

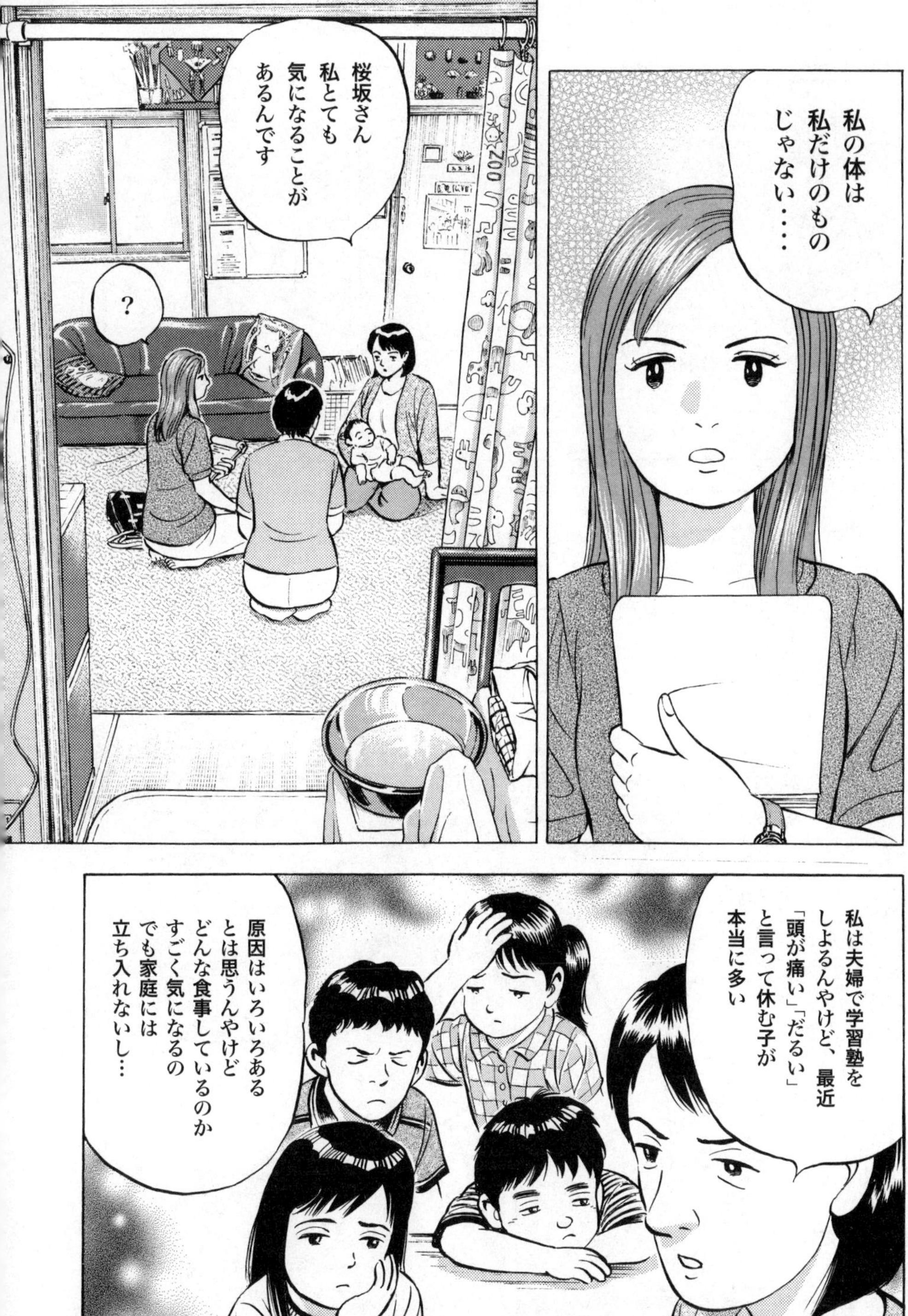
私の体は
私だけのもの
じゃない……
桜坂さん
私とても
気になることが
あるんです
？
私は夫婦で学習塾を
しよるんやけど、最近
「頭が痛い」「だるい」
と言って休む子が
本当に多い
原因はいろいろある
とは思うんやけど
どんな食事しているのか
すごく気になるの
でも家庭には
立ち入れないし…

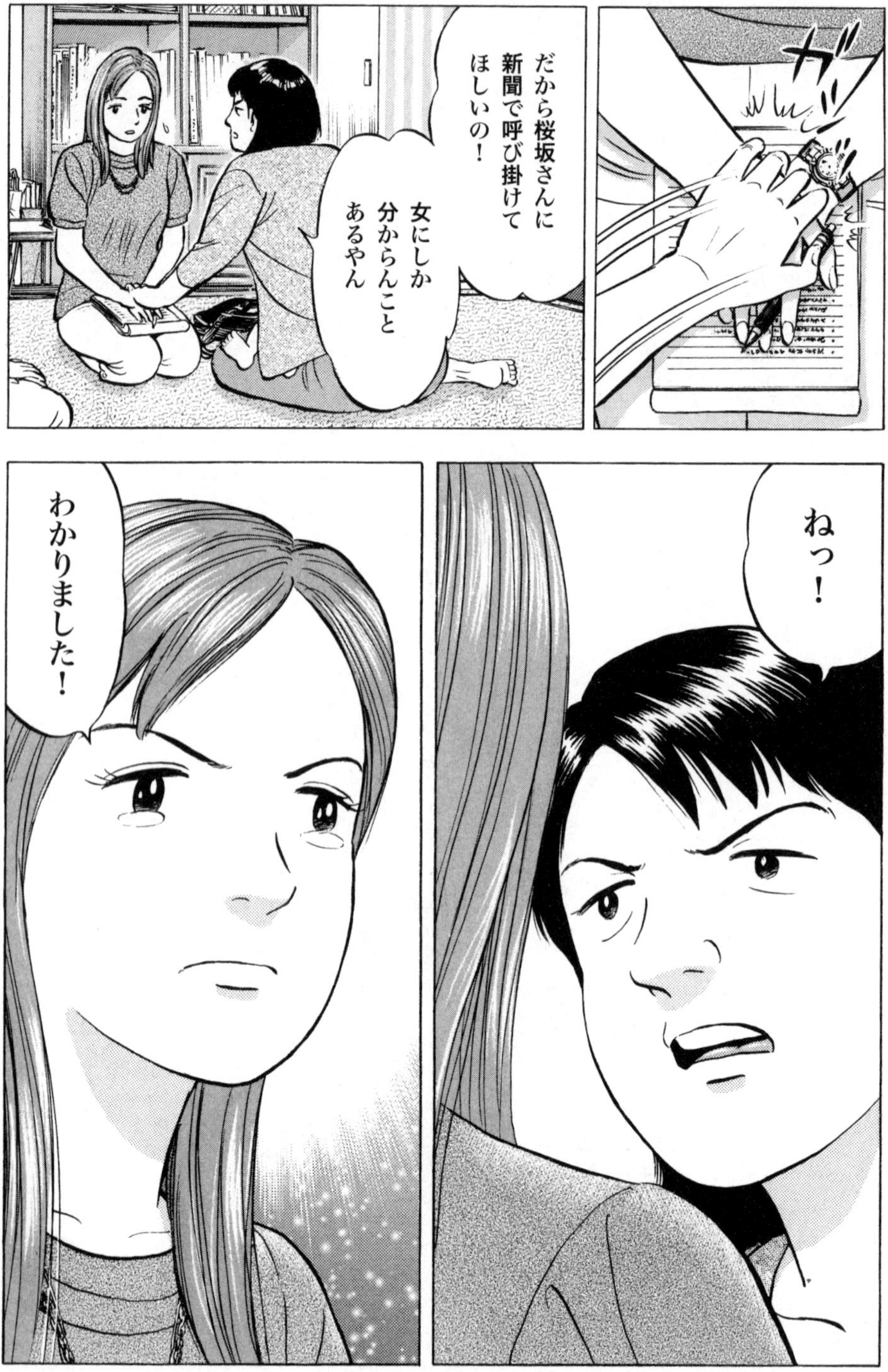
だから桜坂さんに新聞で呼び掛けてほしいの！
女にしか分からんことあるやん
ねっ！
わかりました！

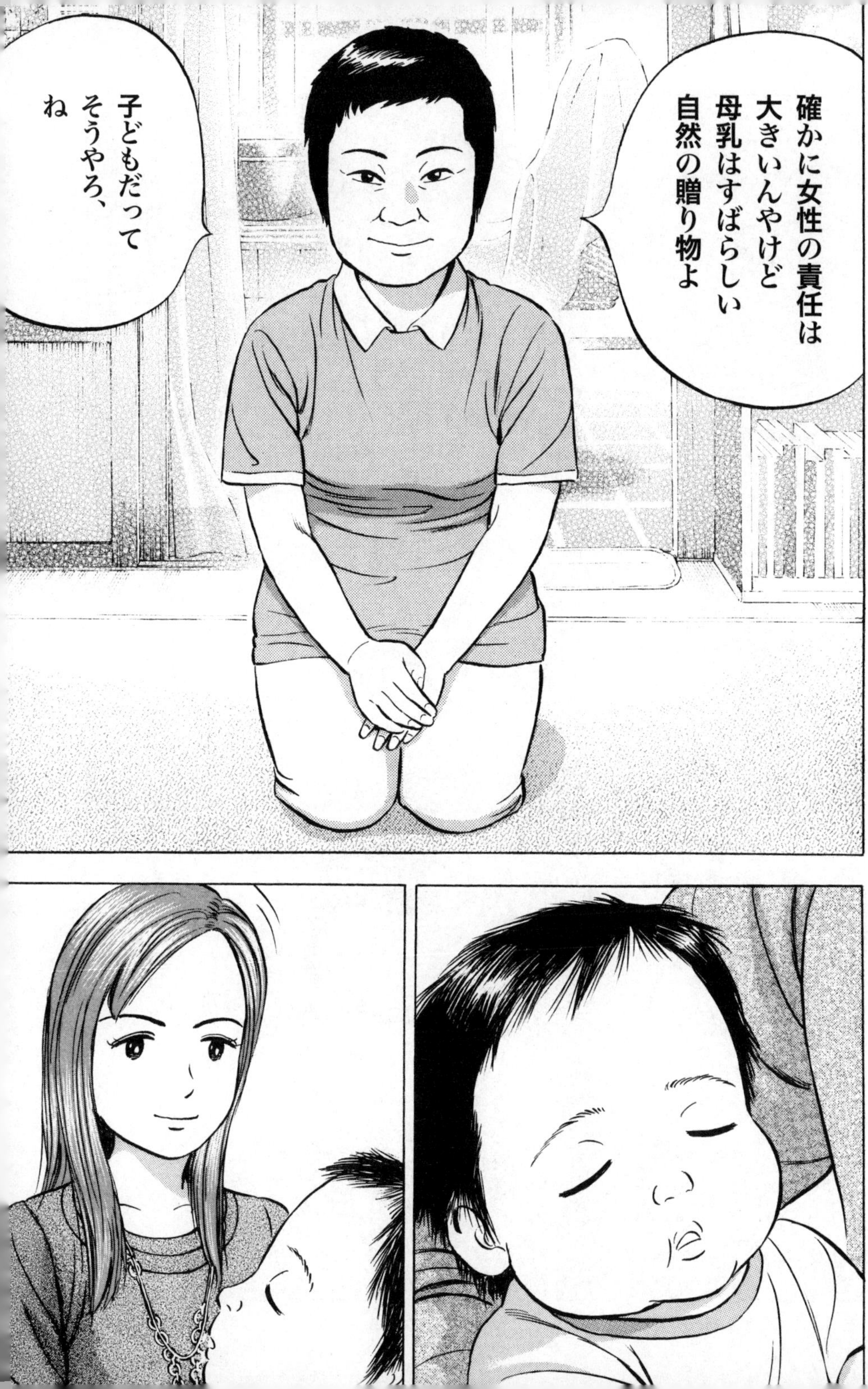
確かに女性の責任は大きいんやけど母乳はすばらしい自然の贈り物よ
子どもだってそうやろ、ね

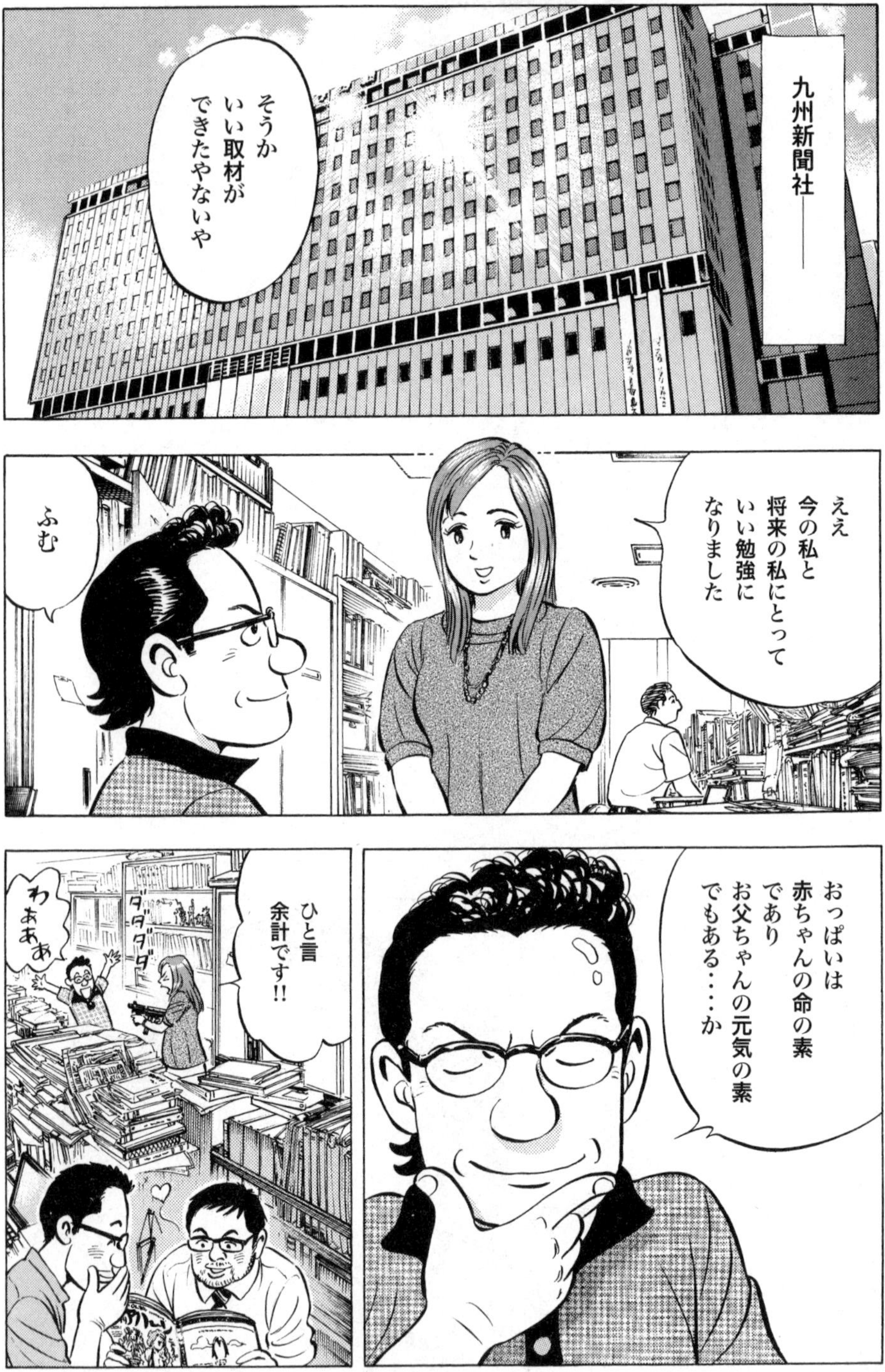
九州新聞社――
そうか いい取材が できたやないや
ええ 今の私と 将来の私にとって いい勉強に なりました
ふむ
おっぱいは 赤ちゃんの命の素 であり お父ちゃんの元気の素 でもある・・・か
ひと言 余計です!!
ダダダダ
わあああ

食卓の向こう側

第4話／火星人

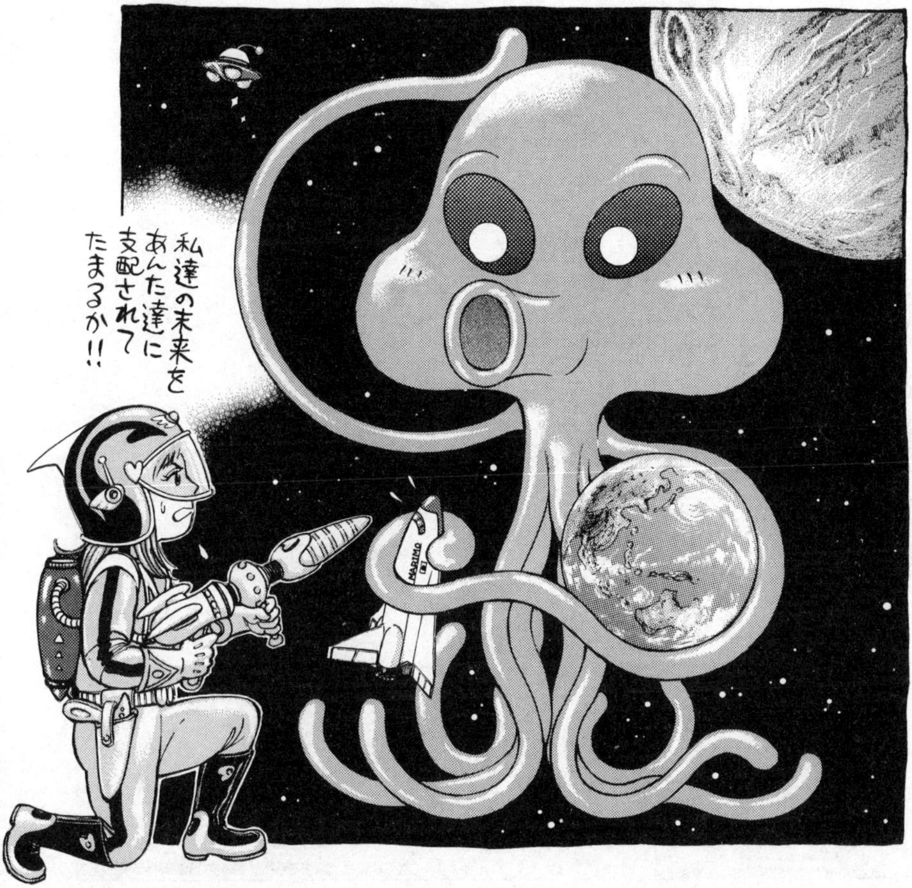
私達の未来をあんた達に支配されてたまるか!!
MARIMO

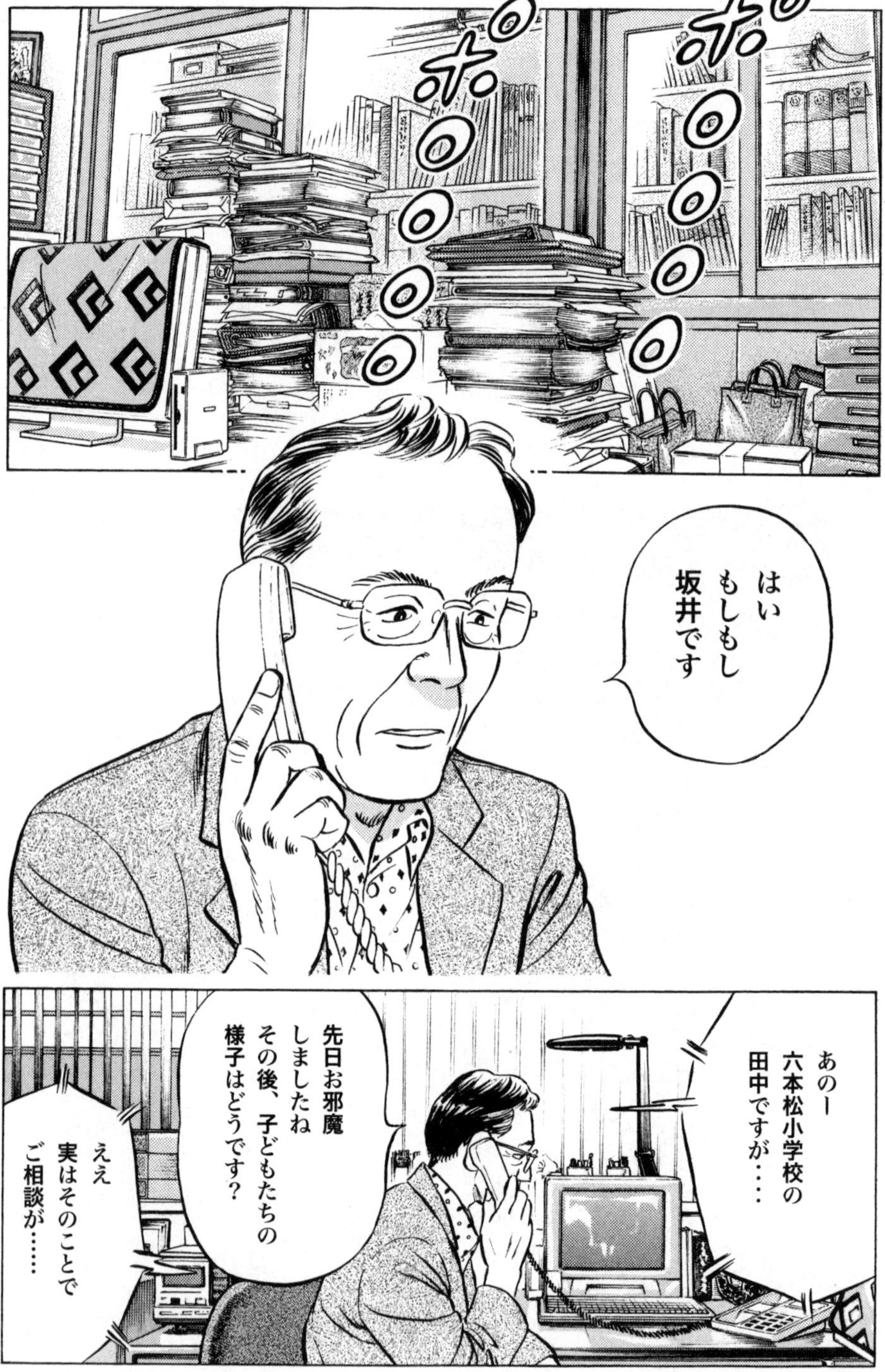
はい もしもし 坂井です
あのー 六本松小学校の 田中ですが……
先日お邪魔しましたね その後、子どもたちの様子はどうです？
ええ 実はそのことで ご相談が……

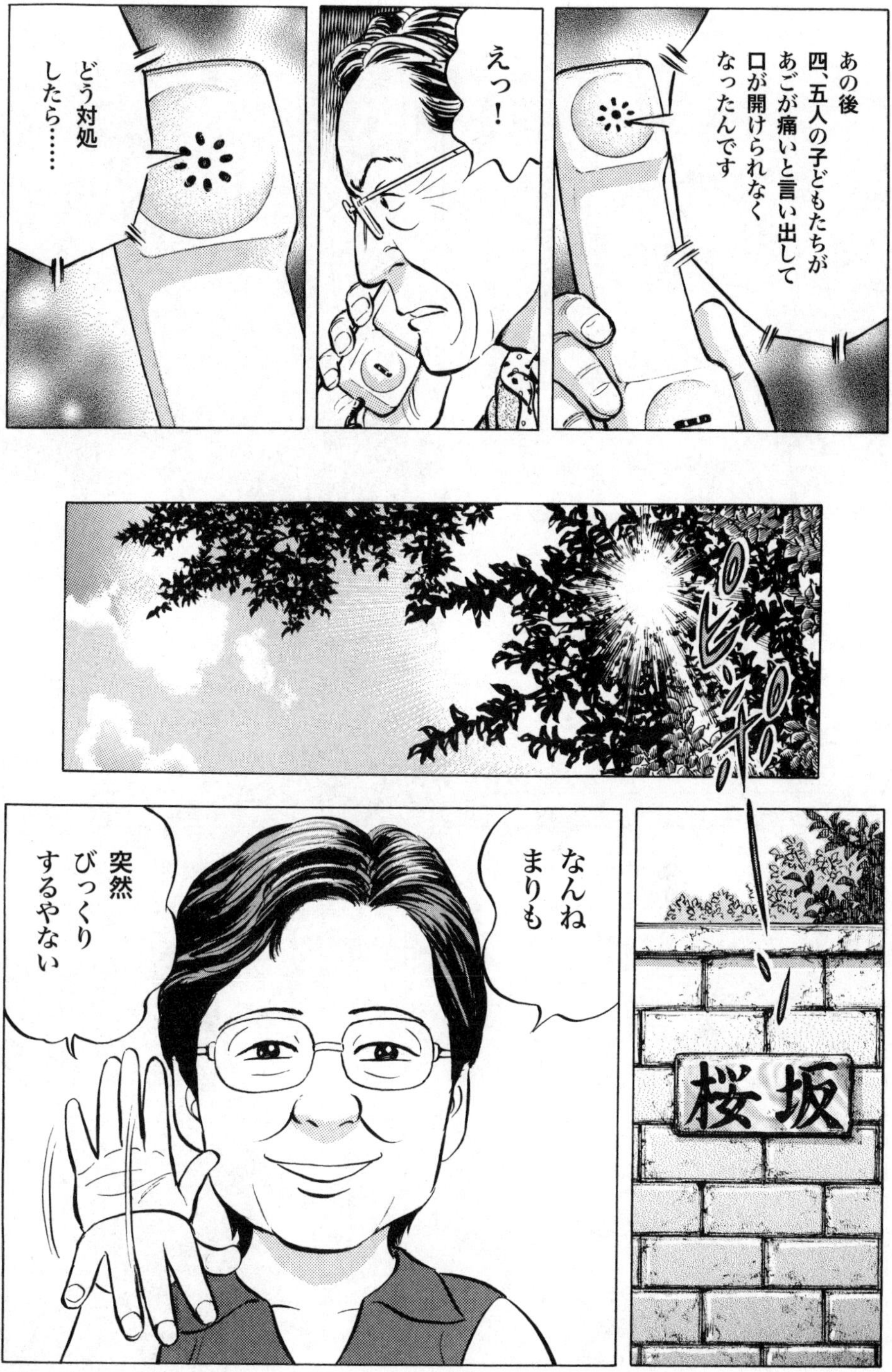
あの後
四、五人の子どもたちが
あごが痛いと言い出して
口が開けられなく
なったんです
えっ！
どう対処
したら……
桜坂
なんね
まりも
突然
びっくり
するやない

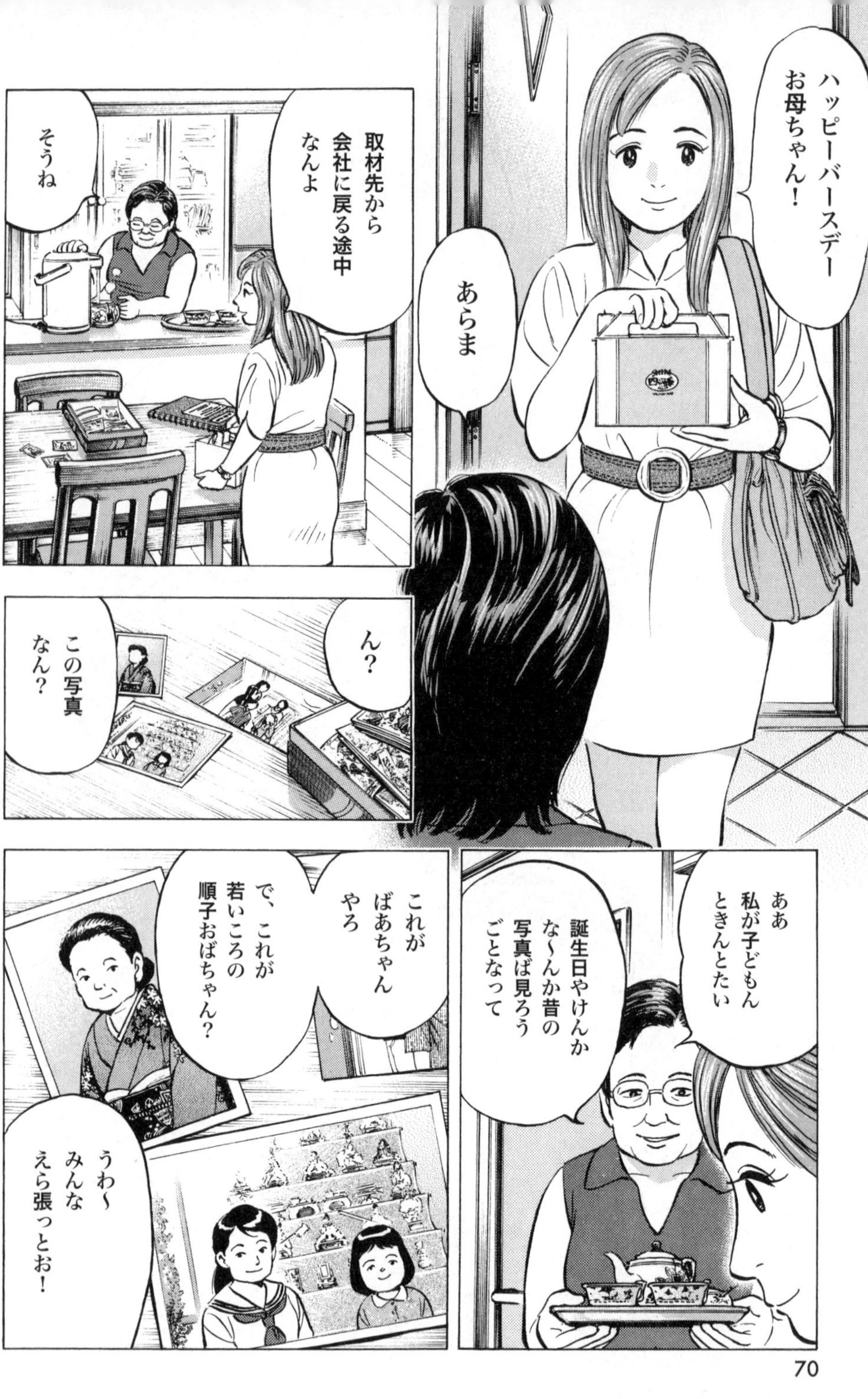
ハッピーバースデー
お母ちゃん！
あらま
取材先から会社に戻る途中なんよ
そうね
ん？
この写真なん？
ああ 私が子どもんときんとたい
誕生日やけんかな〜んか昔の写真ば見ろうごとなって
これがばあちゃんやろ
で、これが若いころの順子おばちゃん？
うわ〜 みんなえら張っとお！

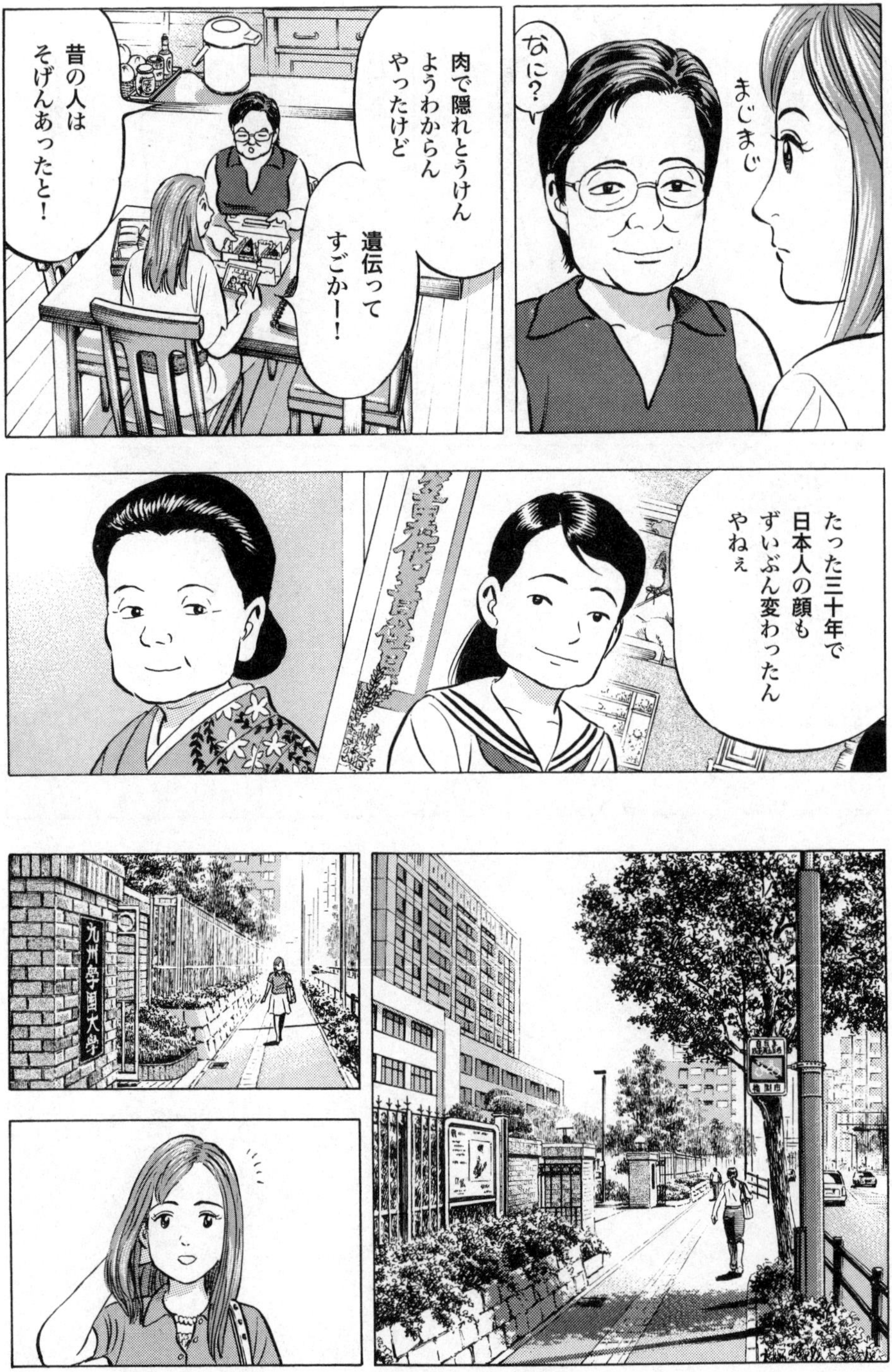
なに？
まじまじ
肉で隠れとうけん ようわからん やったけど
遺伝って すごかー！
昔の人は そげんあったと！
たった三十年で 日本人の顔も ずいぶん変わったんやねぇ
九州學園大学

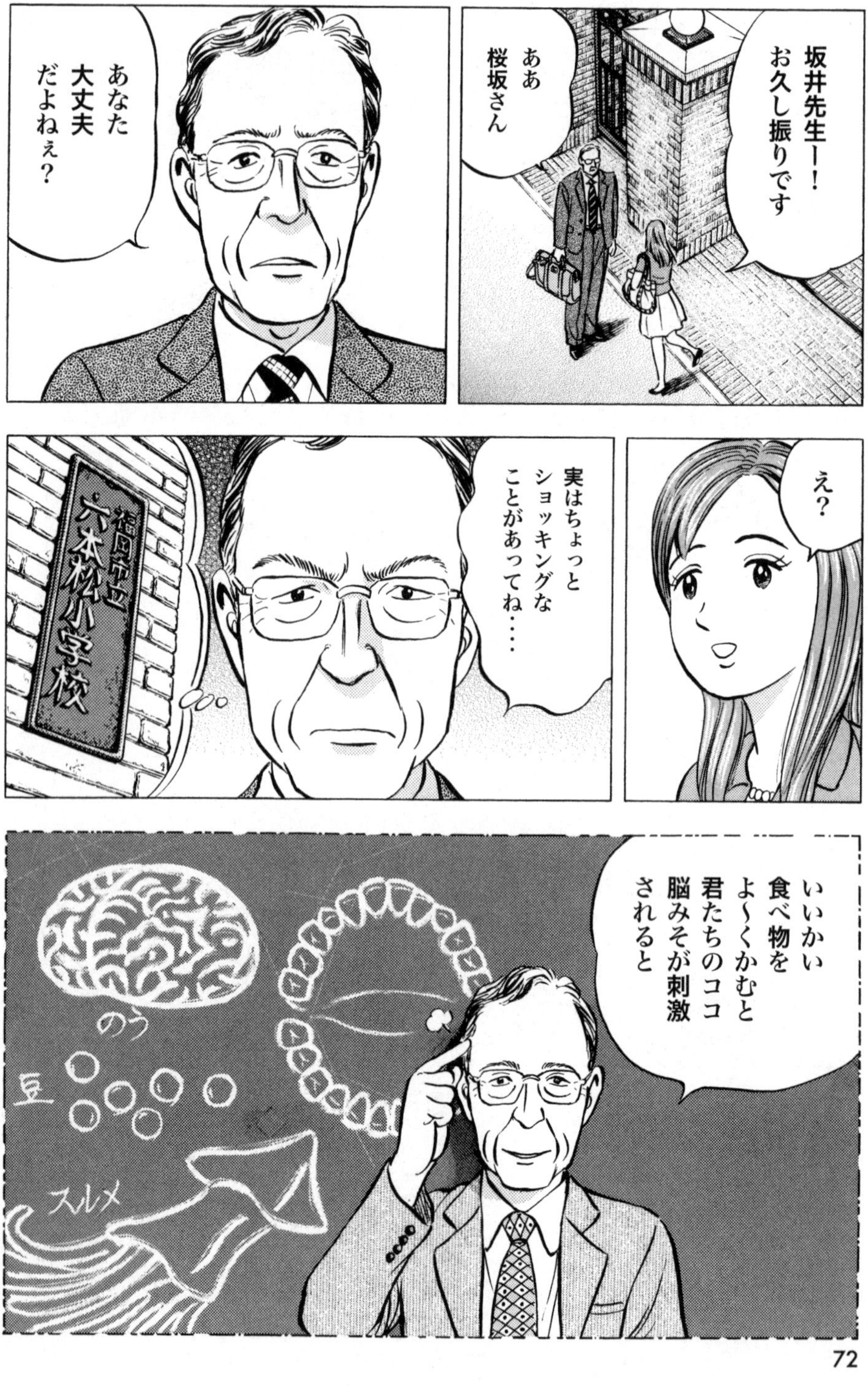
坂井先生ー！
お久し振りです
ああ
桜坂さん
あなた
大丈夫
だよねぇ？
え？
実はちょっと
ショッキングな
ことがあってね・・・・
福岡市立
六本松小学校
いいかい
食べ物を
よ〜くかむと
君たちのココ
脳みそが刺激
されると
のう
豆
スルメ

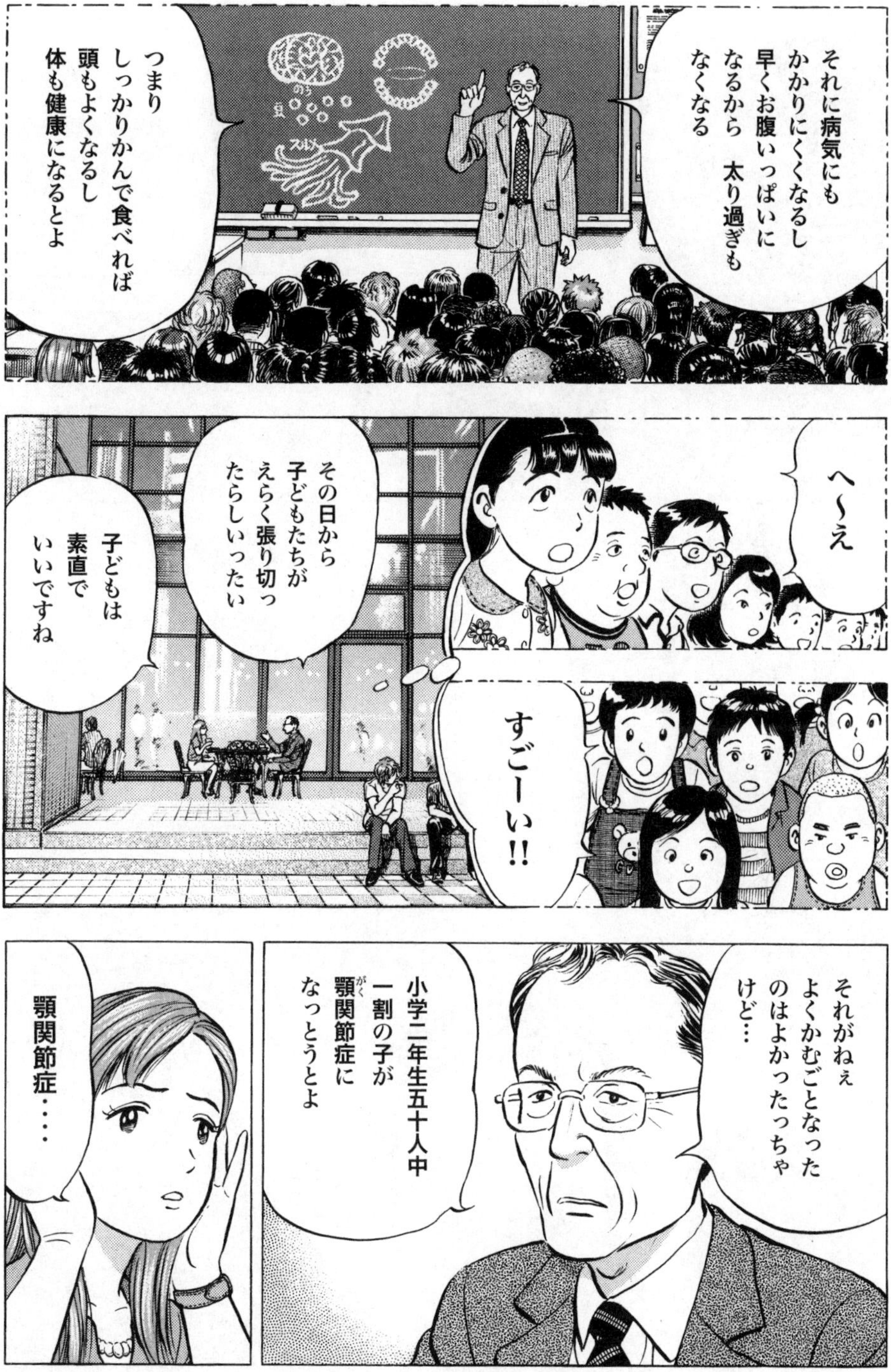

それに病気にも かかりにくくなるし 早くお腹いっぱいに なるから 太り過ぎも なくなる
つまり しっかりかんで食べれば 頭もよくなるし 体も健康になるとよ
へ～え
すごーい!!
その日から 子どもたちが えらく張り切っ たらしいったい
子どもは 素直で いいですね
それがねぇ よくかむごとなった のはよかったっちゃ けど…
小学二年生五十人中 一割の子が 顎《がく》関節症に なっとうとよ
顎関節症・・・・

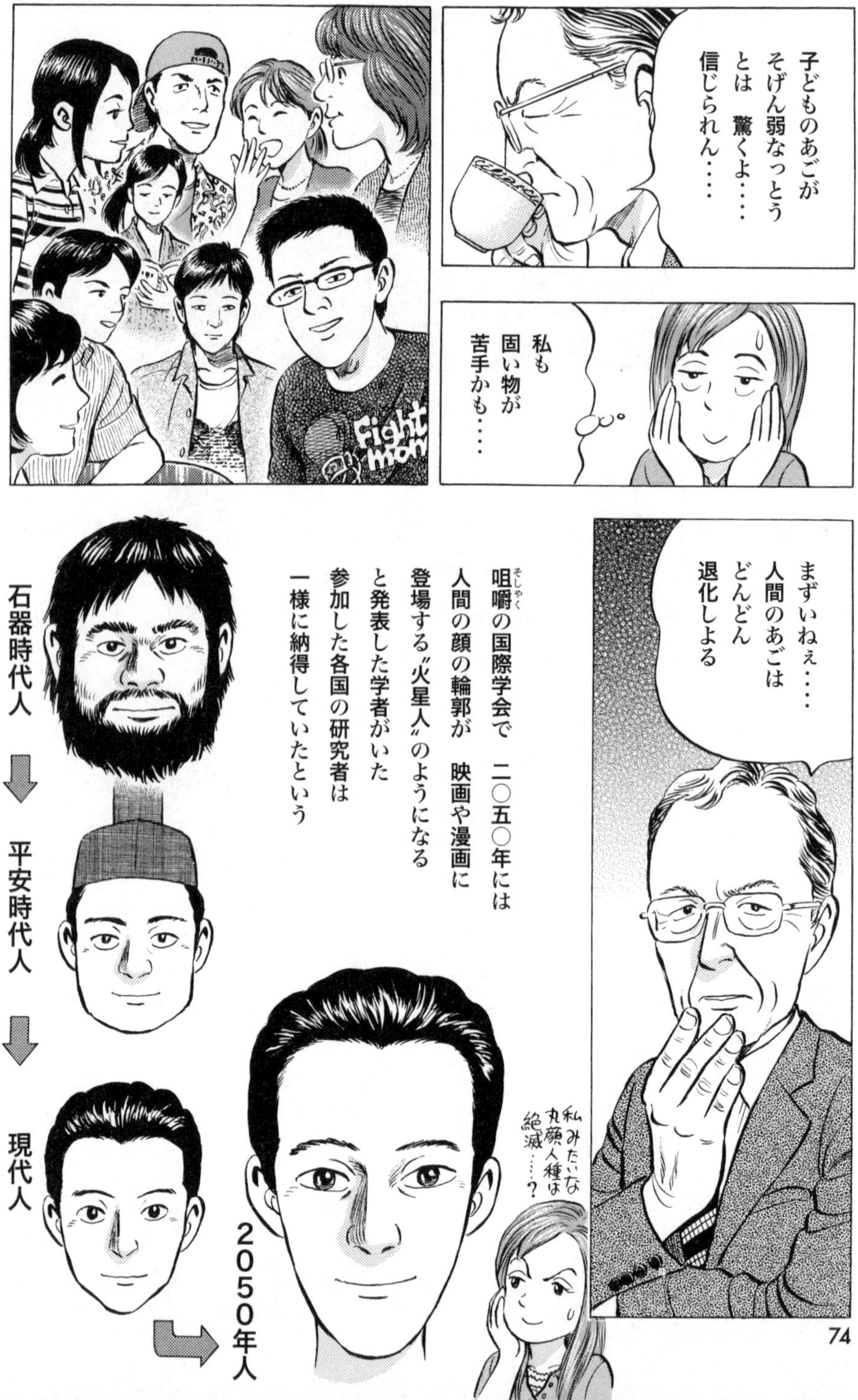
子どものあごが
そげん弱なっとう
とは 驚くよ……
信じられん……
私も
固い物が
苦手かも……
まずいねぇ……
人間のあごは
どんどん
退化しよる
咀嚼《そしゃく》の国際学会で 二〇五〇年には
人間の顔の輪郭が 映画や漫画に
登場する〝火星人〟のようになる
と発表した学者がいた
参加した各国の研究者は
一様に納得していたという
私みたいな
丸顔人種は
絶滅……？
石器時代人
平安時代人
現代人
2050年人

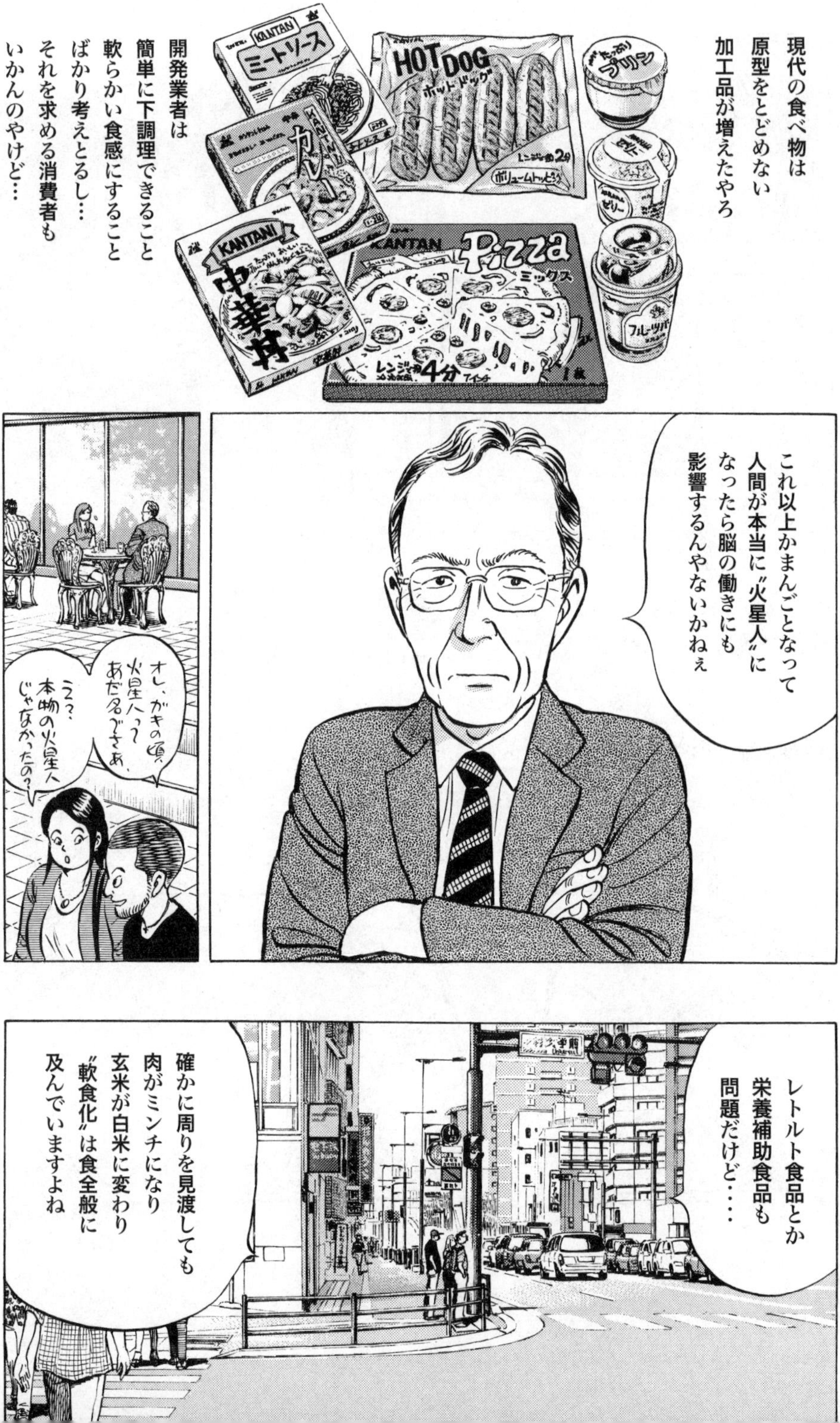
現代の食べ物は
原型をとどめない
加工品が増えたやろ
開発業者は
簡単に下調理できること
軟らかい食感にすること
ばかり考えとるし…
それを求める消費者も
いかんのやけど…
これ以上かまんごとなって
人間が本当に〝火星人〟に
なったら脳の働きにも
影響するんやないかねぇ
オレ、ガキの頃、火星人ってあだ名でさあ、
えっ、本物の火星人じゃなかったの？
レトルト食品とか
栄養補助食品も
問題だけど・・・・
確かに周りを見渡しても
肉がミンチになり
玄米が白米に変わり
〝軟食化〟は食全般に
及んでいますよね

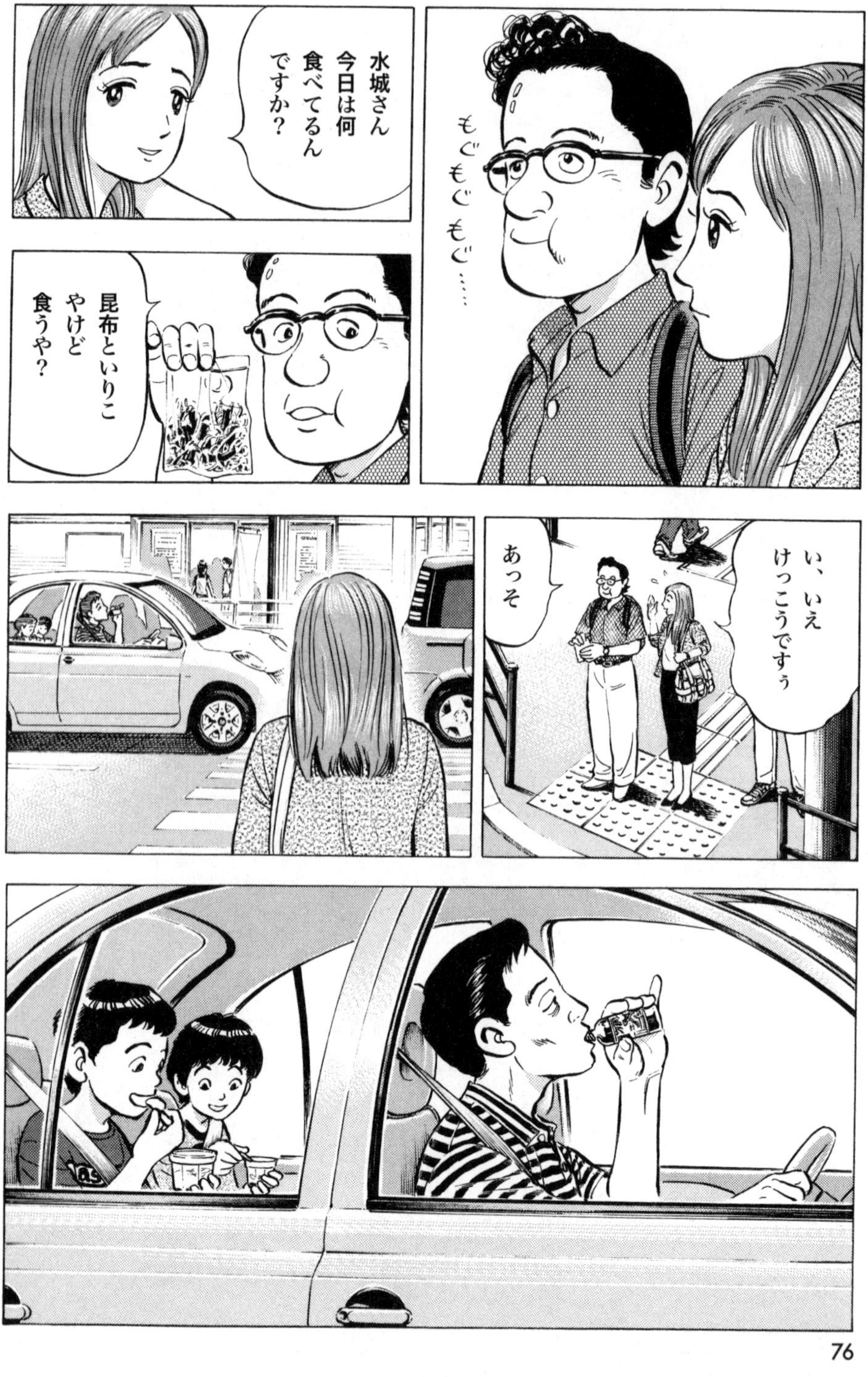
もぐもぐもぐ……
水城さん今日は何食べてるんですか？
昆布といりこやけど食うや？
い、いえけっこうですぅ
あっそ

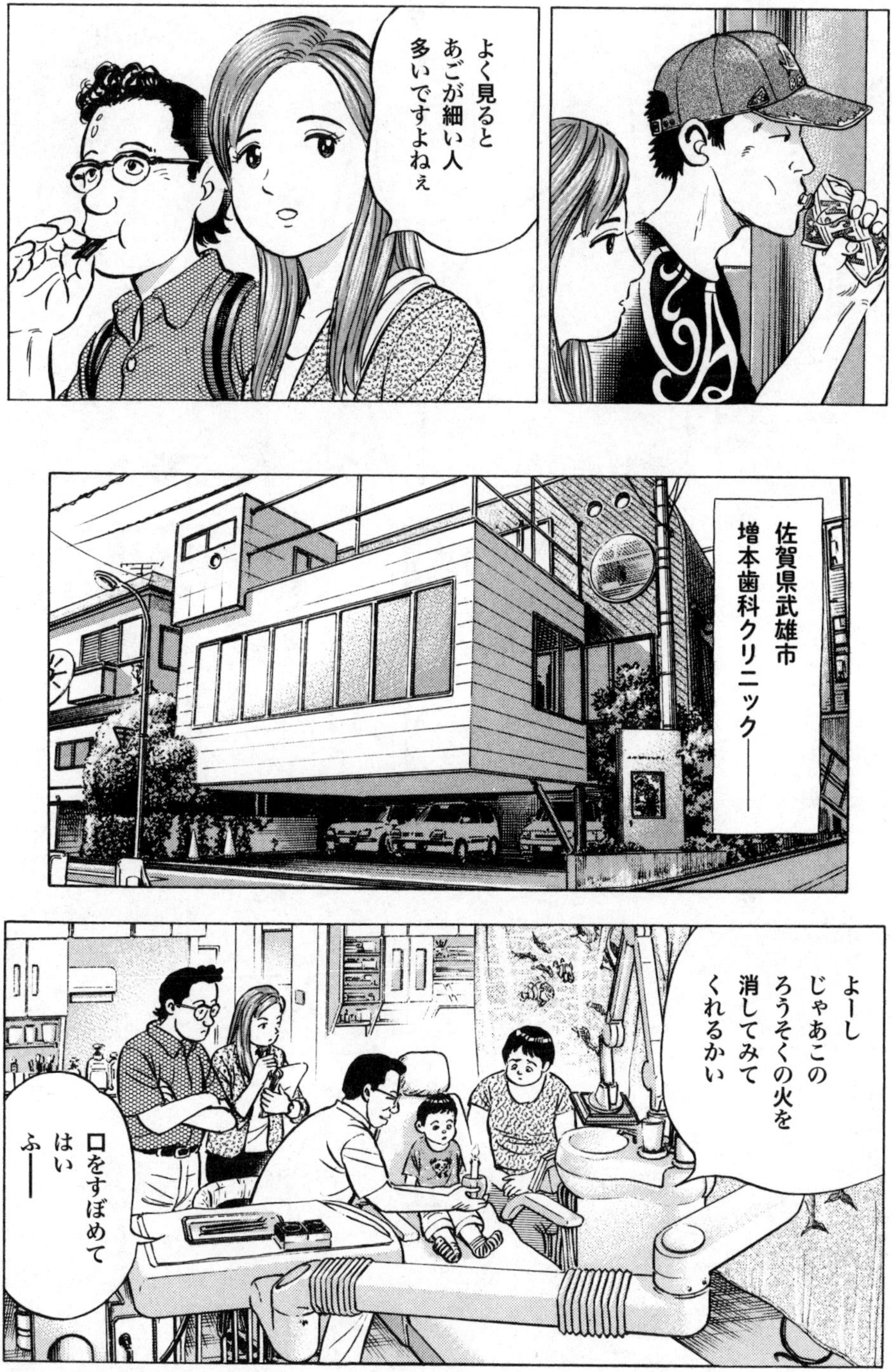
よく見ると
あごが細い人
多いですよねぇ
佐賀県武雄市
増本歯科クリニック──
よーし
じゃあこの
ろうそくの火を
消してみて
くれるかい
口をすぼめて
はい
ふ──

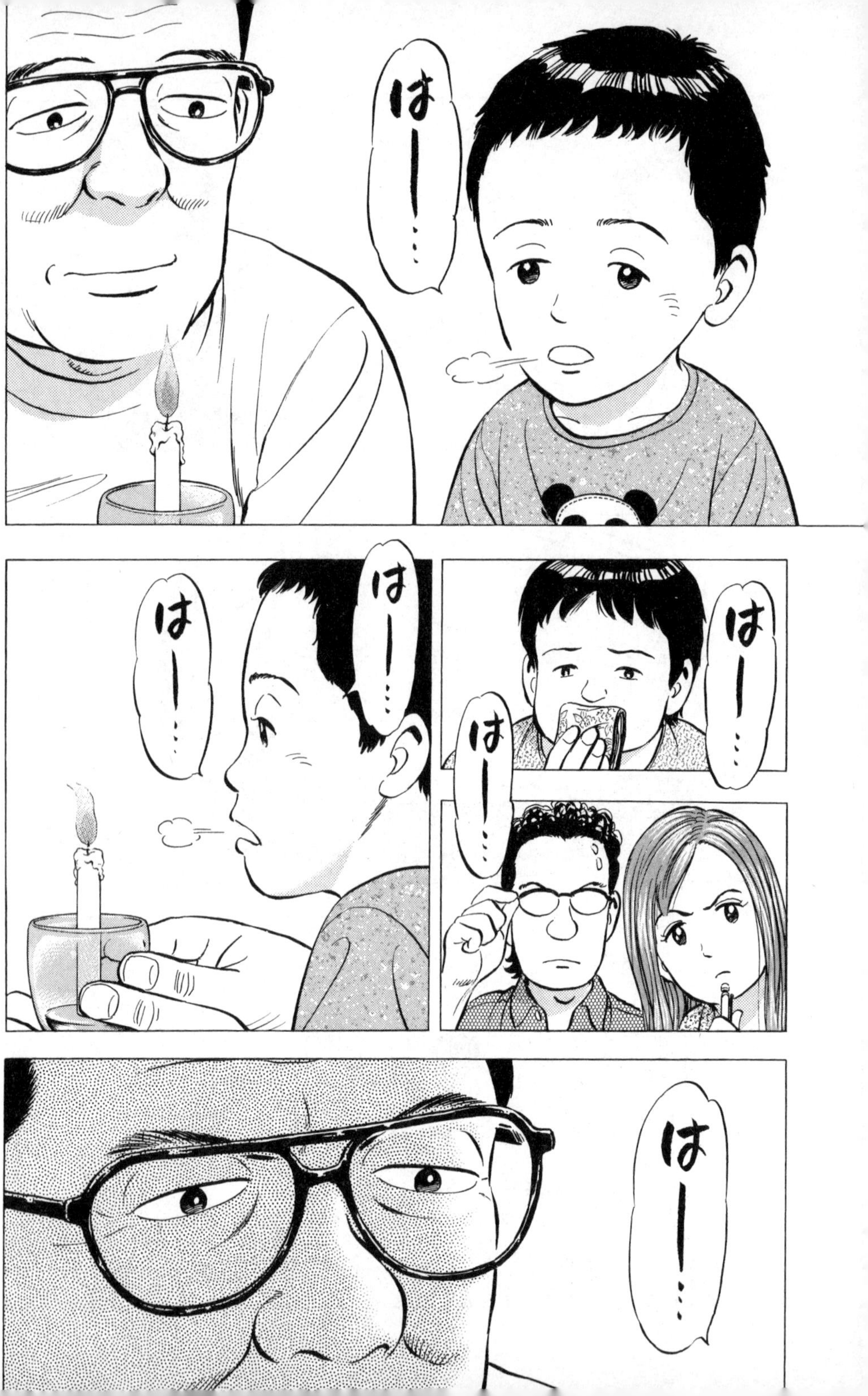

はー……
はー……
はー……
はー……
はー……
はー……

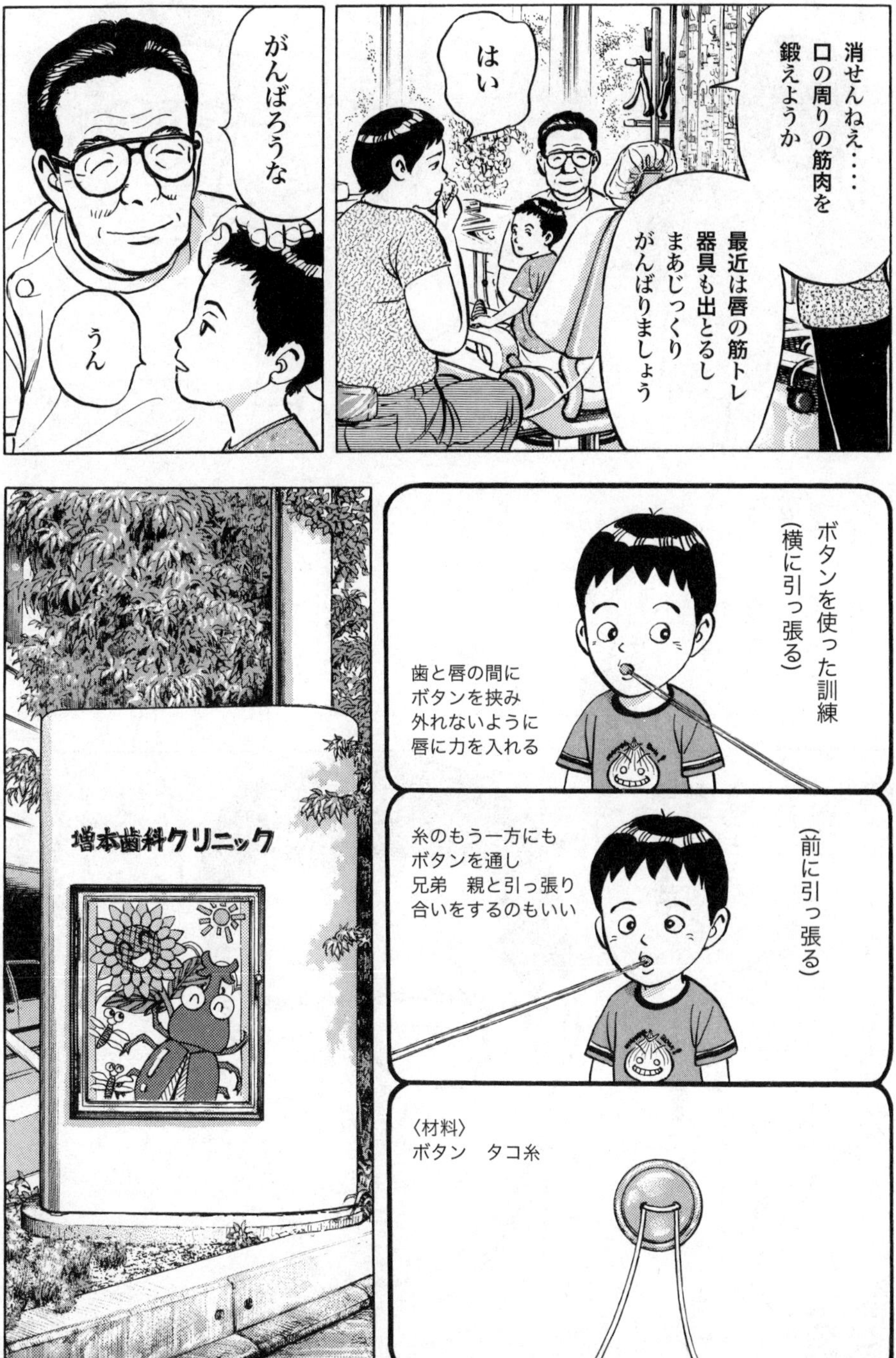
消せんねえ・・・・
口の周りの筋肉を
鍛えようか
はい
最近は唇の筋トレ
器具も出とるし
まあじっくり
がんばりましょう
がんばろうな
うん
ボタンを使った訓練
(横に引っ張る)
歯と唇の間に
ボタンを挟み
外れないように
唇に力を入れる
(前に引っ張る)
糸のもう一方にも
ボタンを通し
兄弟　親と引っ張り
合いをするのもいい
〈材料〉
ボタン　タコ糸
増本歯科クリニック

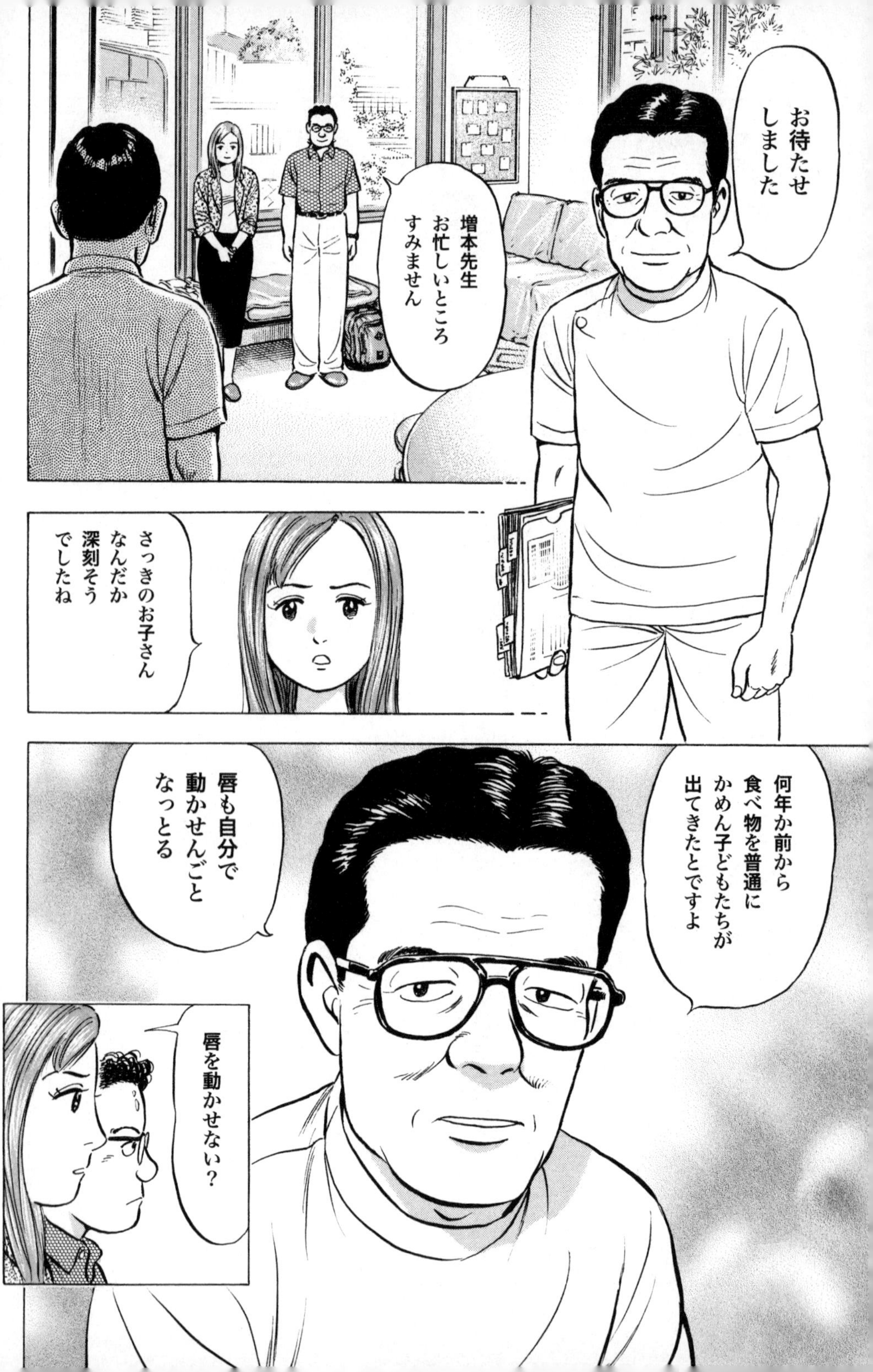
お待たせしました
増本先生お忙しいところすみません
さっきのお子さんなんだか深刻そうでしたね
何年か前から食べ物を普通にかめん子どもたちが出てきたとですよ
唇も自分で動かせんごとなっとる
唇を動かせない?

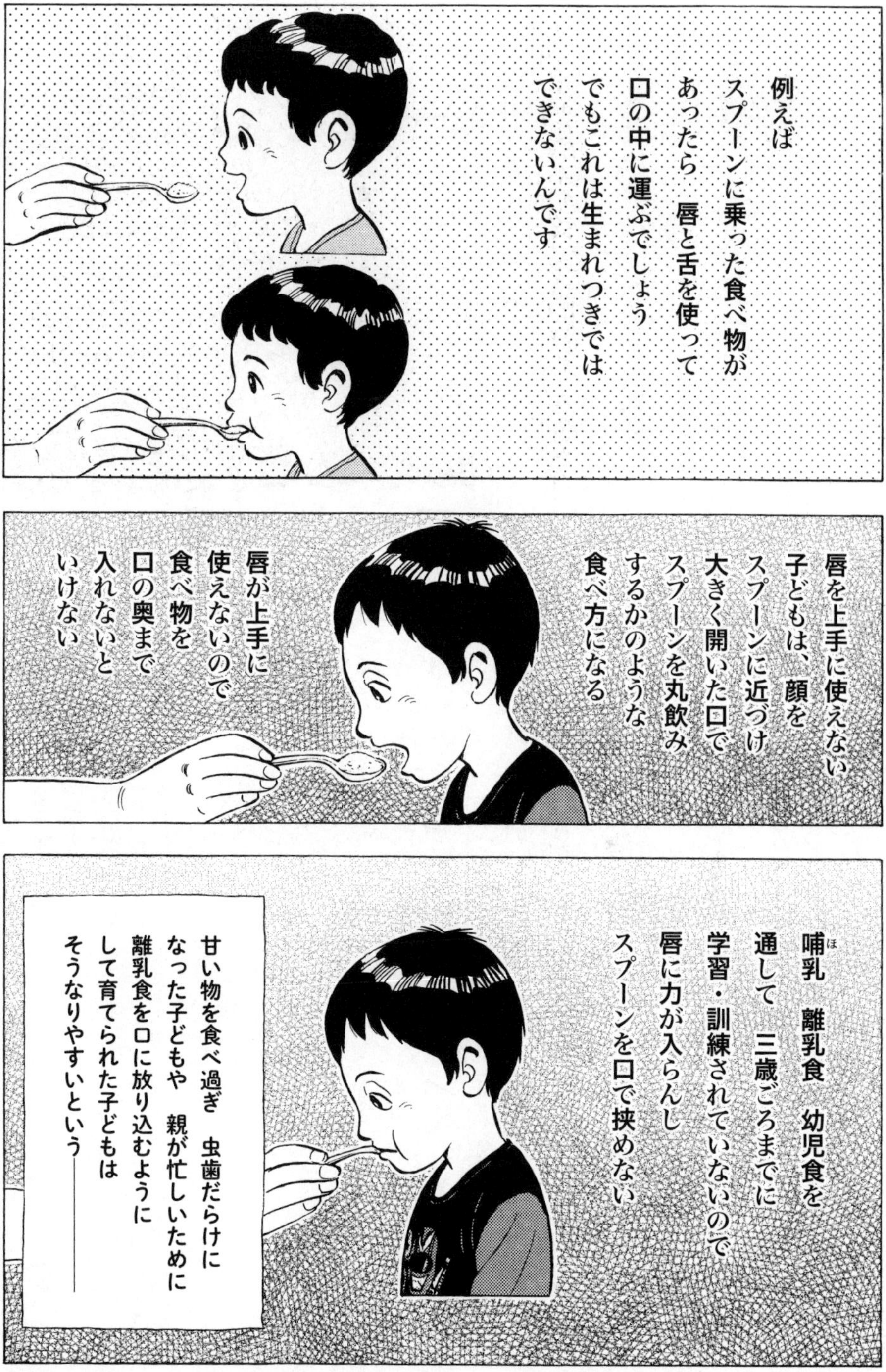
例えば
スプーンに乗った食べ物が
あったら　唇と舌を使って
口の中に運ぶでしょう
でもこれは生まれつきでは
できないんです
唇を上手に使えない
子どもは、顔を
スプーンに近づけ
大きく開いた口で
スプーンを丸飲み
するかのような
食べ方になる
唇が上手に
使えないので
食べ物を
口の奥まで
入れないと
いけない
哺《ほ》乳　離乳食　幼児食を
通して　三歳ごろまでに
学習・訓練されていないので
唇に力が入らんし
スプーンを口で挟めない
甘い物を食べ過ぎ　虫歯だらけに
なった子どもや　親が忙しいために
離乳食を口に放り込むように
して育てられた子どもは
そうなりやすいという――

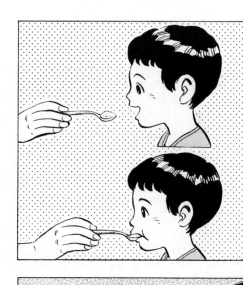

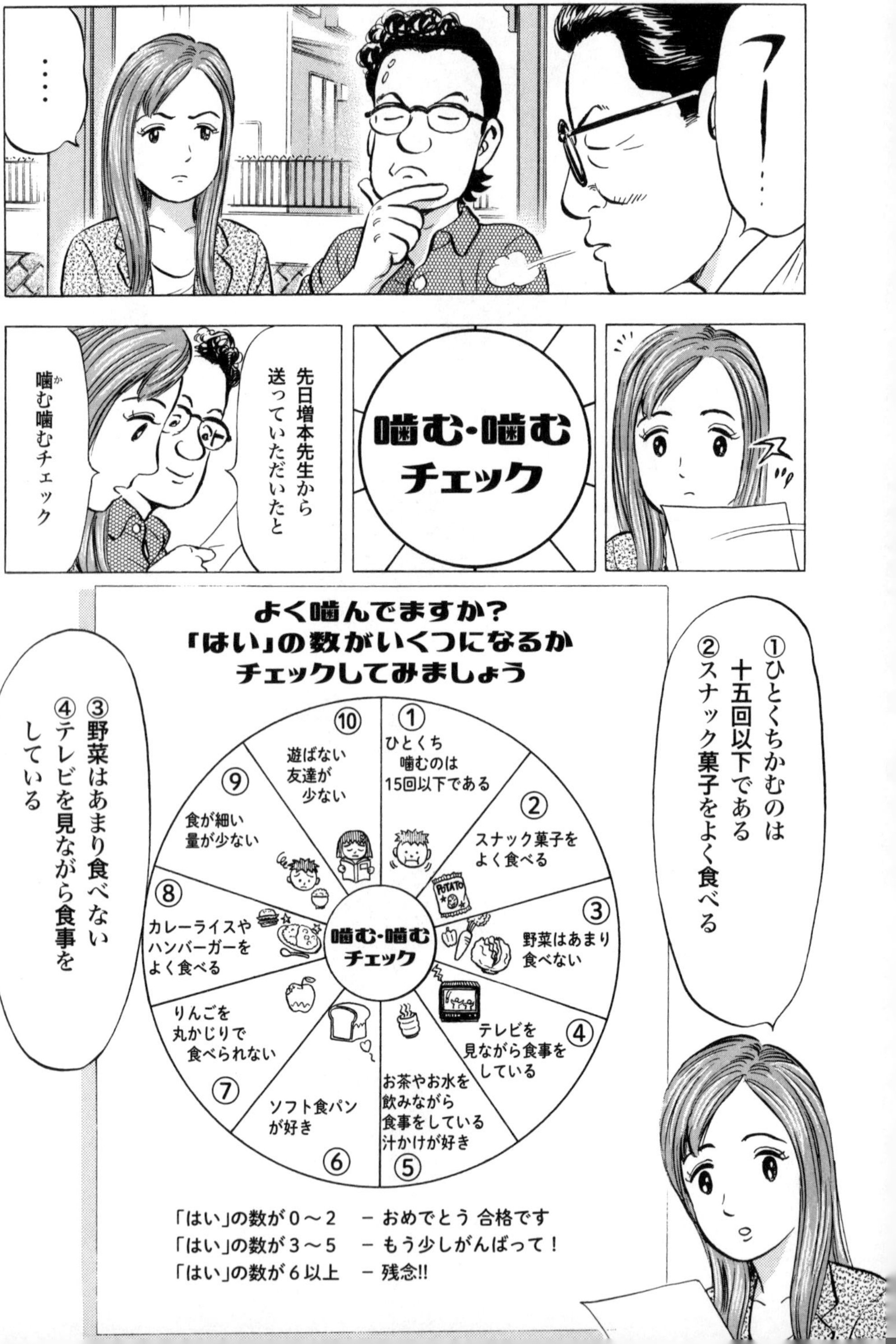
フー‥‥
‥‥
先日増本先生から送っていただいたと
噛《か》む噛むチェック
噛む・噛むチェック
よく噛んでますか？
「はい」の数がいくつになるかチェックしてみましょう
①ひとくち噛むのは15回以下である
②スナック菓子をよく食べる
③野菜はあまり食べない
④テレビを見ながら食事をしている
⑤お茶やお水を飲みながら食事をしている 汁かけが好き
⑥ソフト食パンが好き
⑦りんごを丸かじりで食べられない
⑧カレーライスやハンバーガーをよく食べる
⑨食が細い 量が少ない
⑩遊ばない友達が少ない
POTATO
噛む・噛むチェック
「はい」の数が0～2 − おめでとう 合格です
「はい」の数が3～5 − もう少しがんばって！
「はい」の数が6以上 − 残念!!
①ひとくちかむのは十五回以下である
②スナック菓子をよく食べる
③野菜はあまり食べない
④テレビを見ながら食事をしている

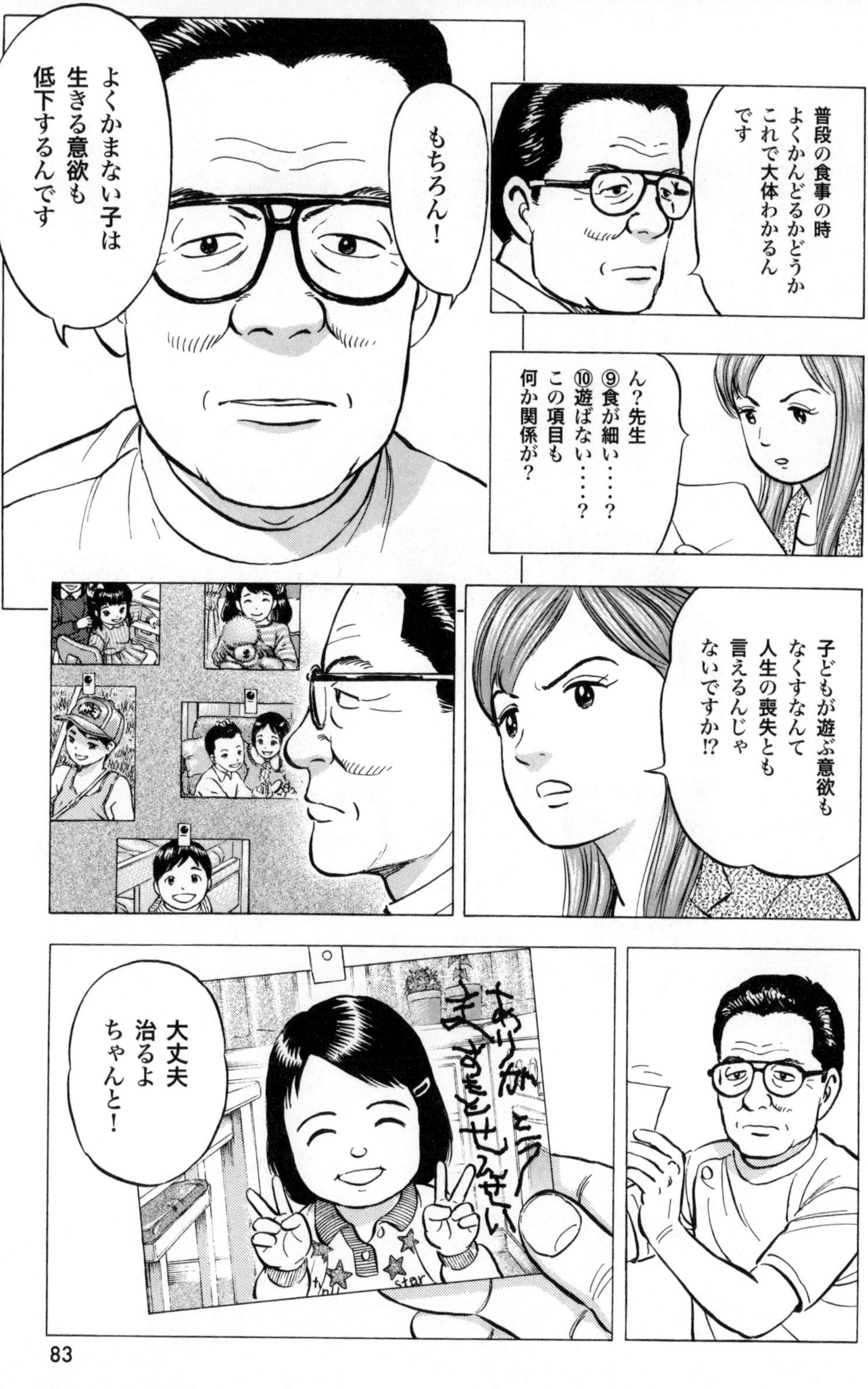
普段の食事の時
よくかんどるかどうか
これで大体わかるんです
ん？先生
⑨食が細い……？
⑩遊ばない……？
この項目も
何か関係が？
もちろん！
よくかまない子は
生きる意欲も
低下するんです
子どもが遊ぶ意欲も
なくすなんて
人生の喪失とも
言えるんじゃ
ないですか⁉
大丈夫
治るよ
ちゃんと！
ありがとう
star

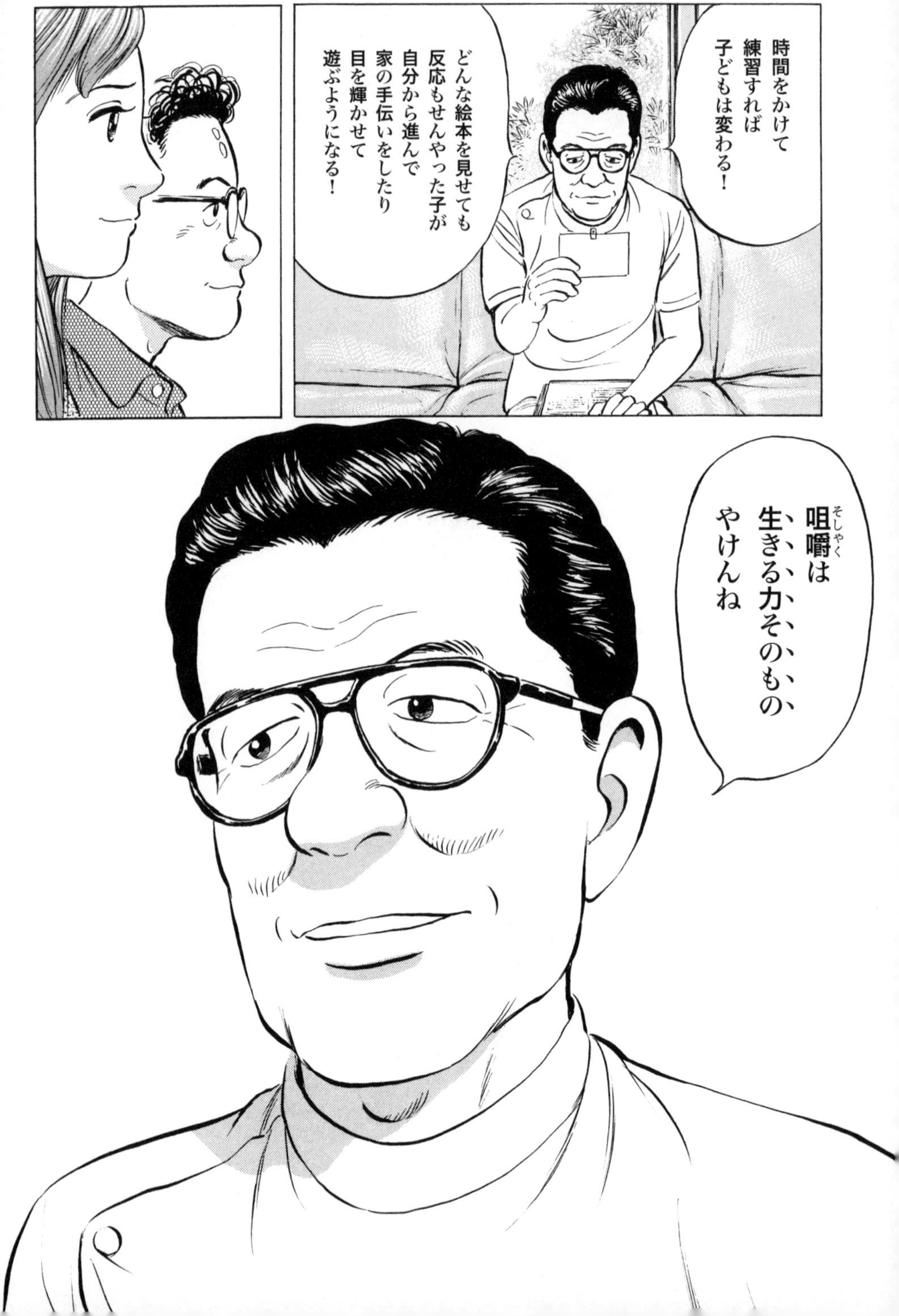
時間をかけて練習すれば子どもは変わる！
どんな絵本を見せても反応もせんやった子が自分から進んで家の手伝いをしたり目を輝かせて遊ぶようになる！
咀嚼《そしゃく》は生きる力そのものやけんね

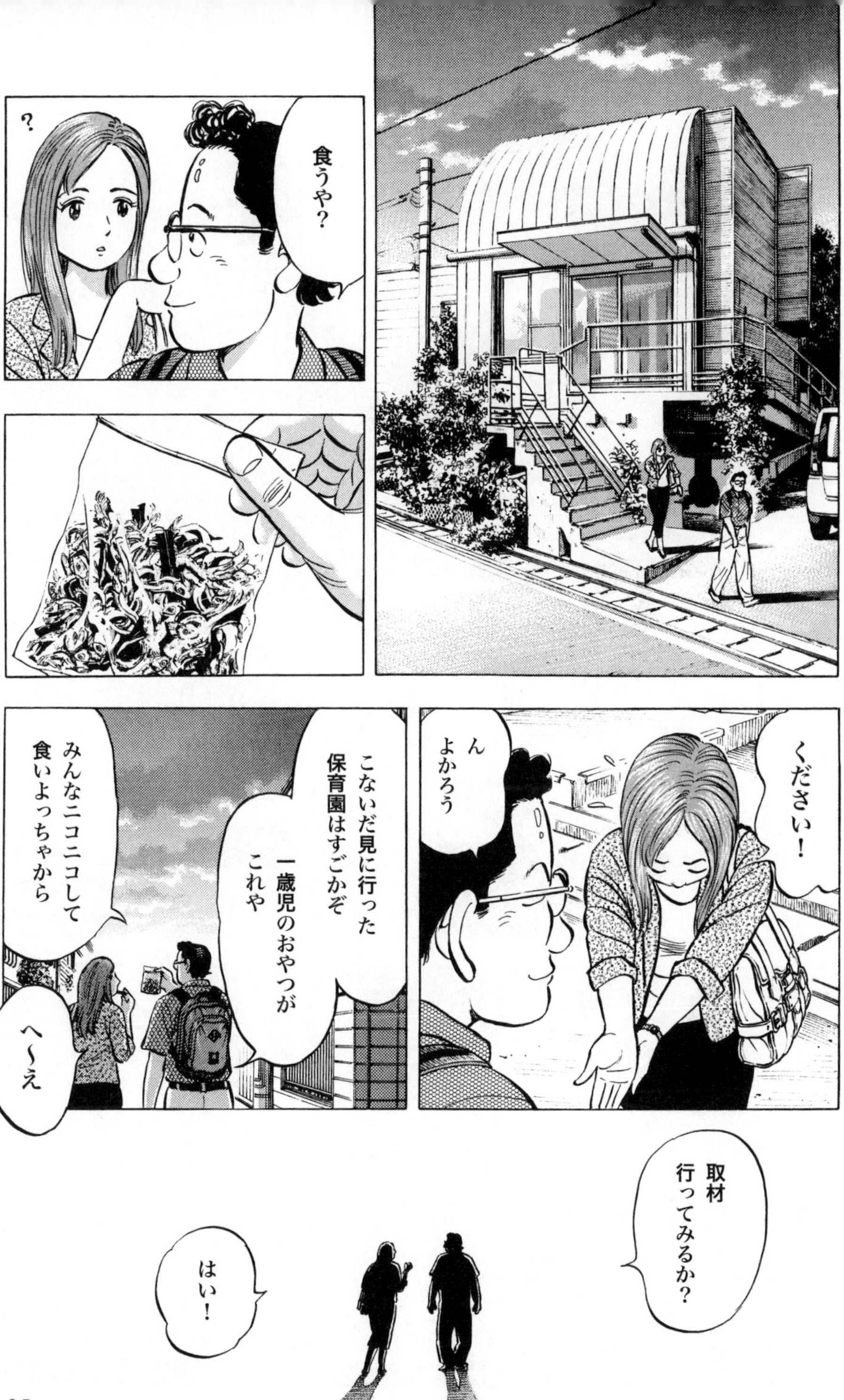

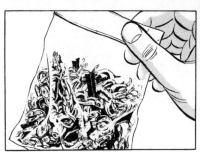

食うや？
？
くださいっ！
ん
よかろう
こないだ見に行った
保育園はすごかぞ
一歳児のおやつが
これや
みんなニコニコして
食いよっちゃから
へ～え
取材
行ってみるか？
はい！

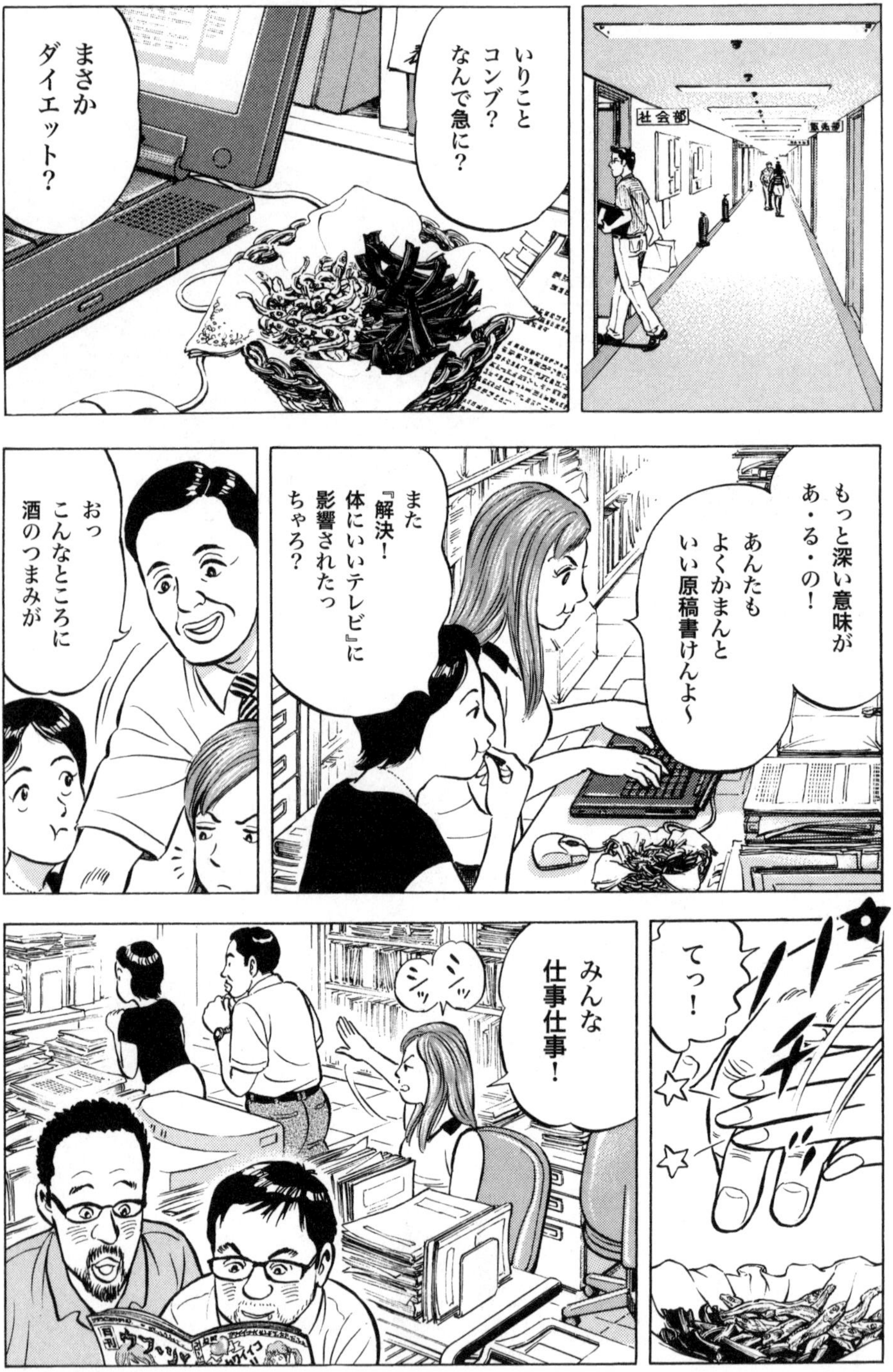
社会部
いりこと コンブ？ なんで急に？
まさか ダイエット？
もっと深い意味が あ・る・の！
あんたも よくかまんと いい原稿書けんよ～
また『解決！体にいいテレビ』に影響されたっちゃろ？
おっ こんなところに 酒のつまみが
てっ！
みんな 仕事仕事！
シッ シッ

第４話『火星人』完

食卓の向こう側

第5話／いのち

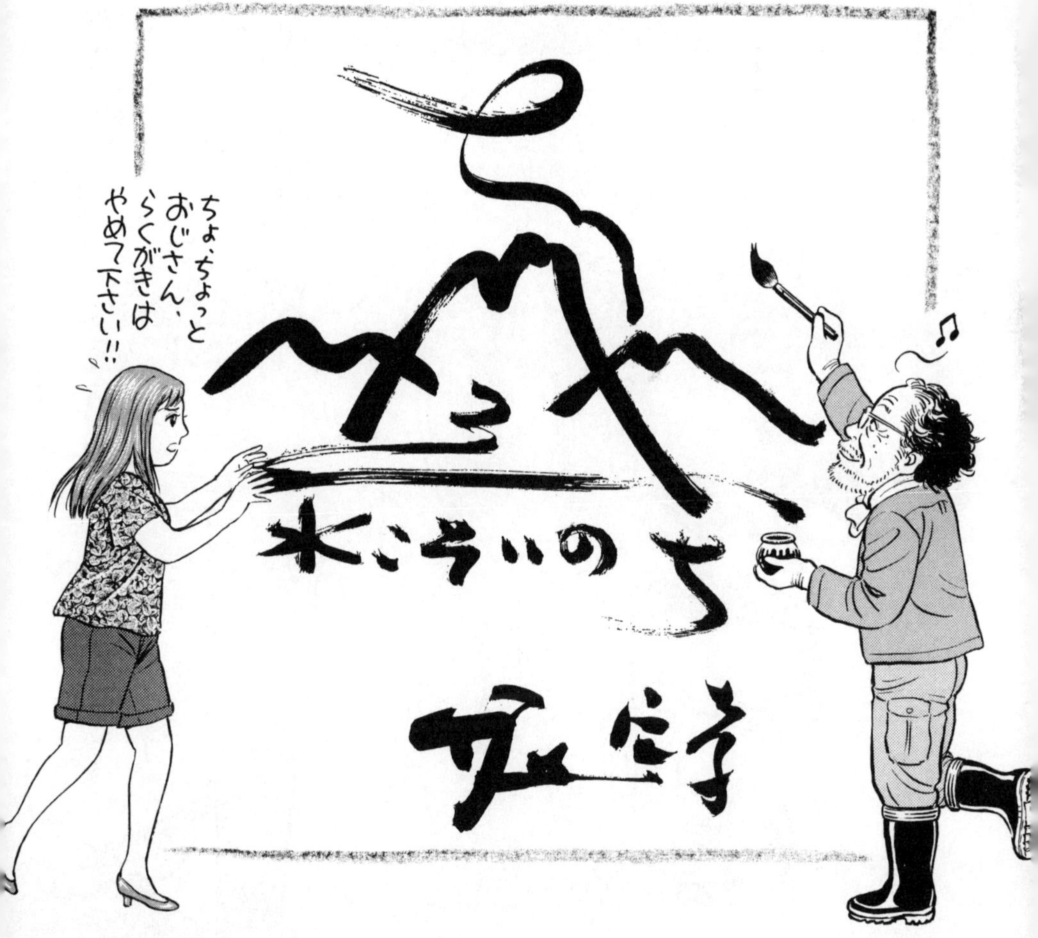
ちょ、ちょっと
おじさん、
らくがきは
やめて下さい!!

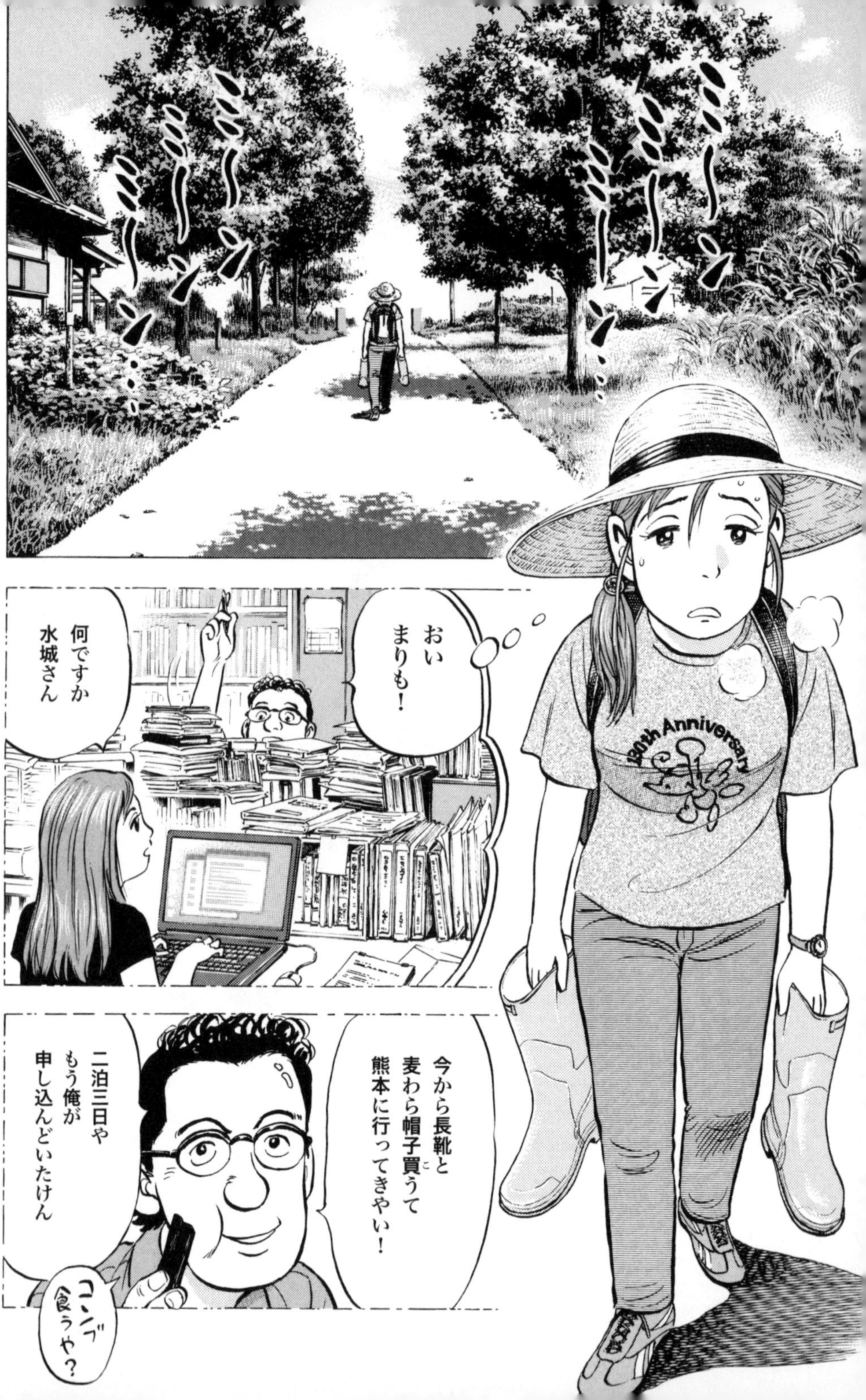

おい まりも！
何ですか 水城さん
今から長靴と麦わら帽子買《こ》うて熊本に行ってきやい！
二泊三日や もう俺が申し込んどいたけん
コンブ食うや？

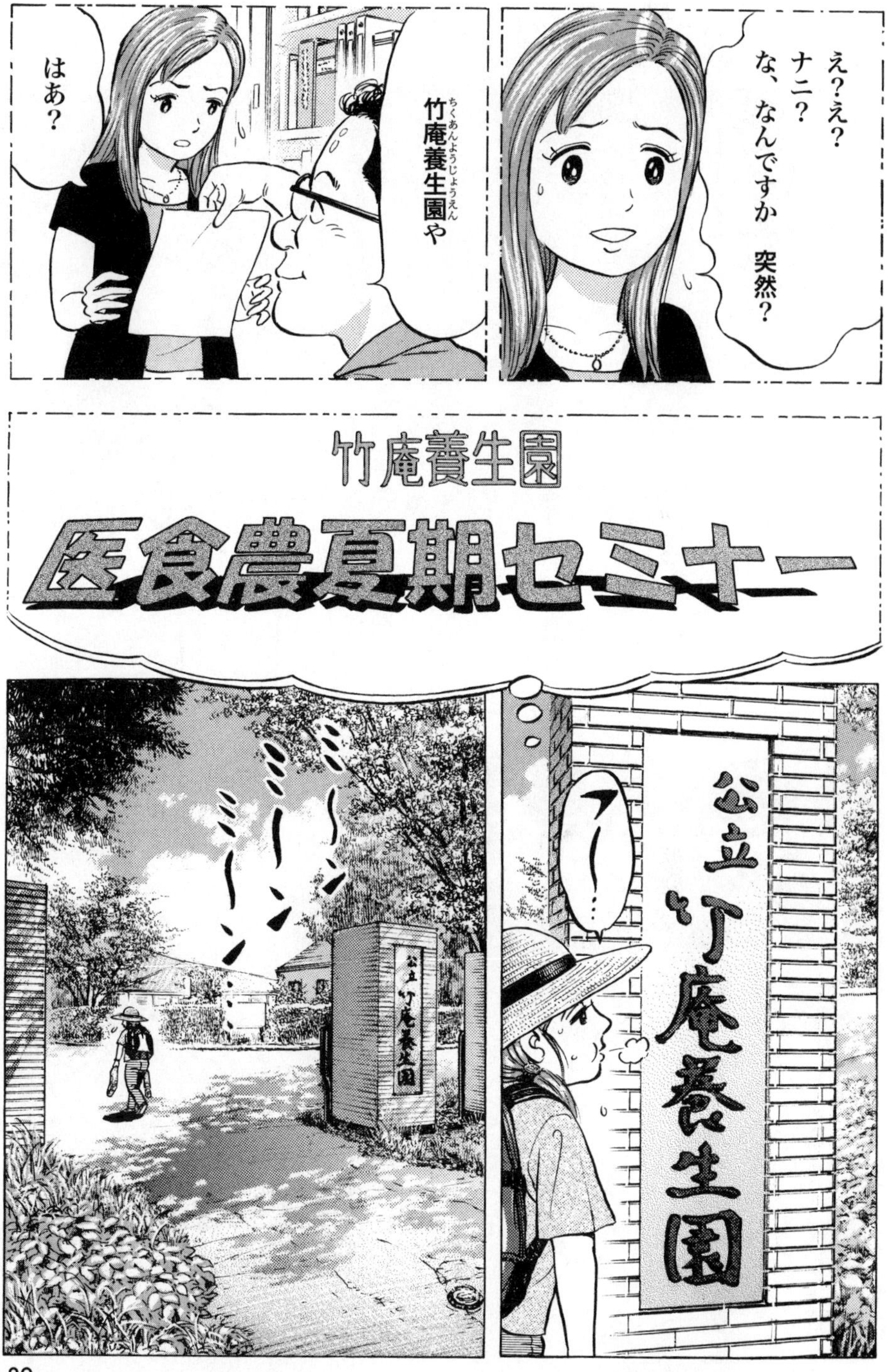
え？え？
ナニ？
な、なんですか　突然？
竹庵養生園《ちくあんようじょうえん》や
はあ？
竹庵養生園
医食農夏期セミナー
公立 竹庵養生園
フー…
ミーン
ミーン
ミーン…

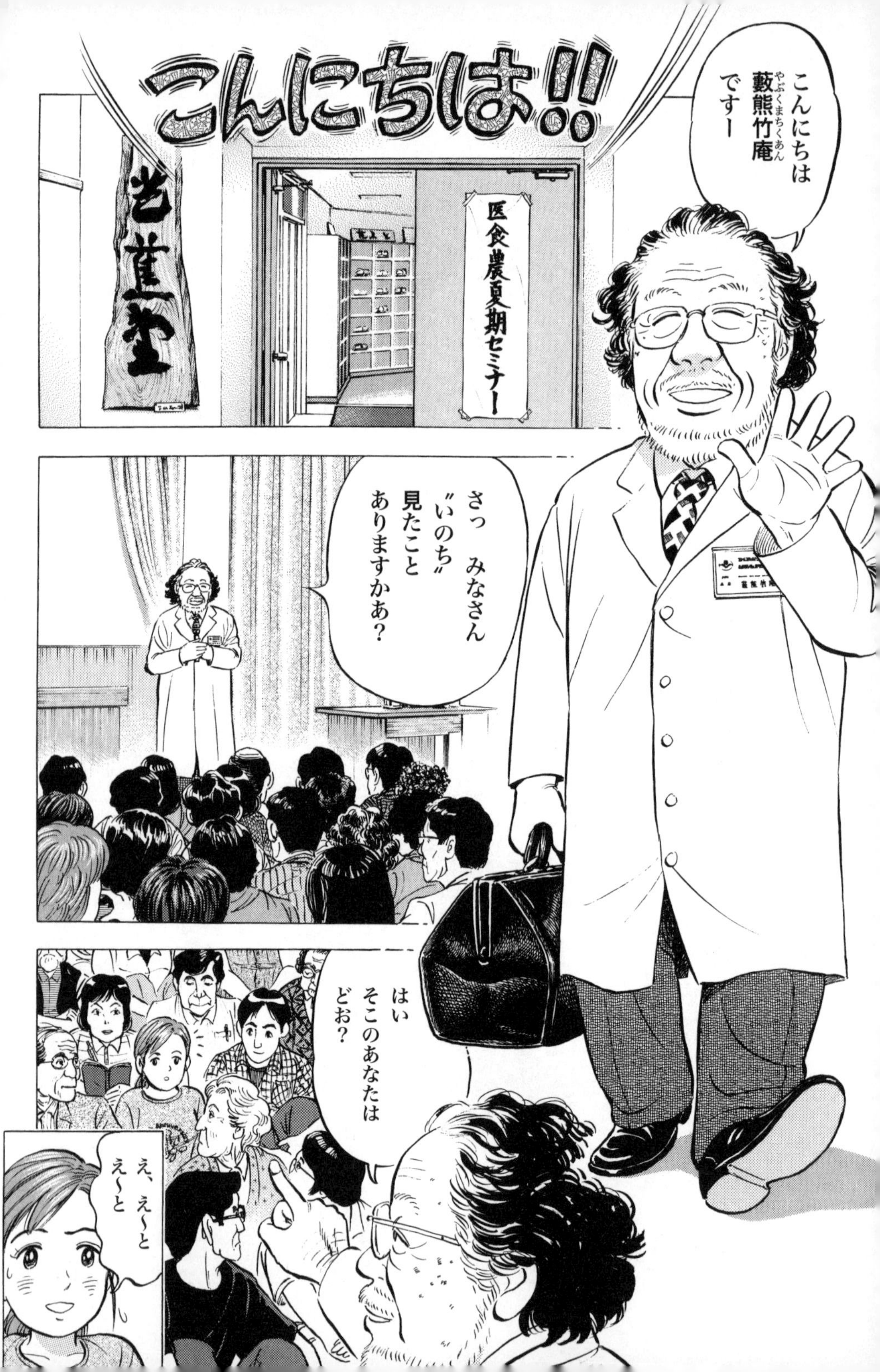
こんにちは 藪熊竹庵《やぶくまちくあん》 ですー
こんにちは!!
医食農夏期セミナー
さっ みなさん 〃いのち〃 見たこと ありますかあ?
はい そこのあなたは どお?
え、え〜と え〜と

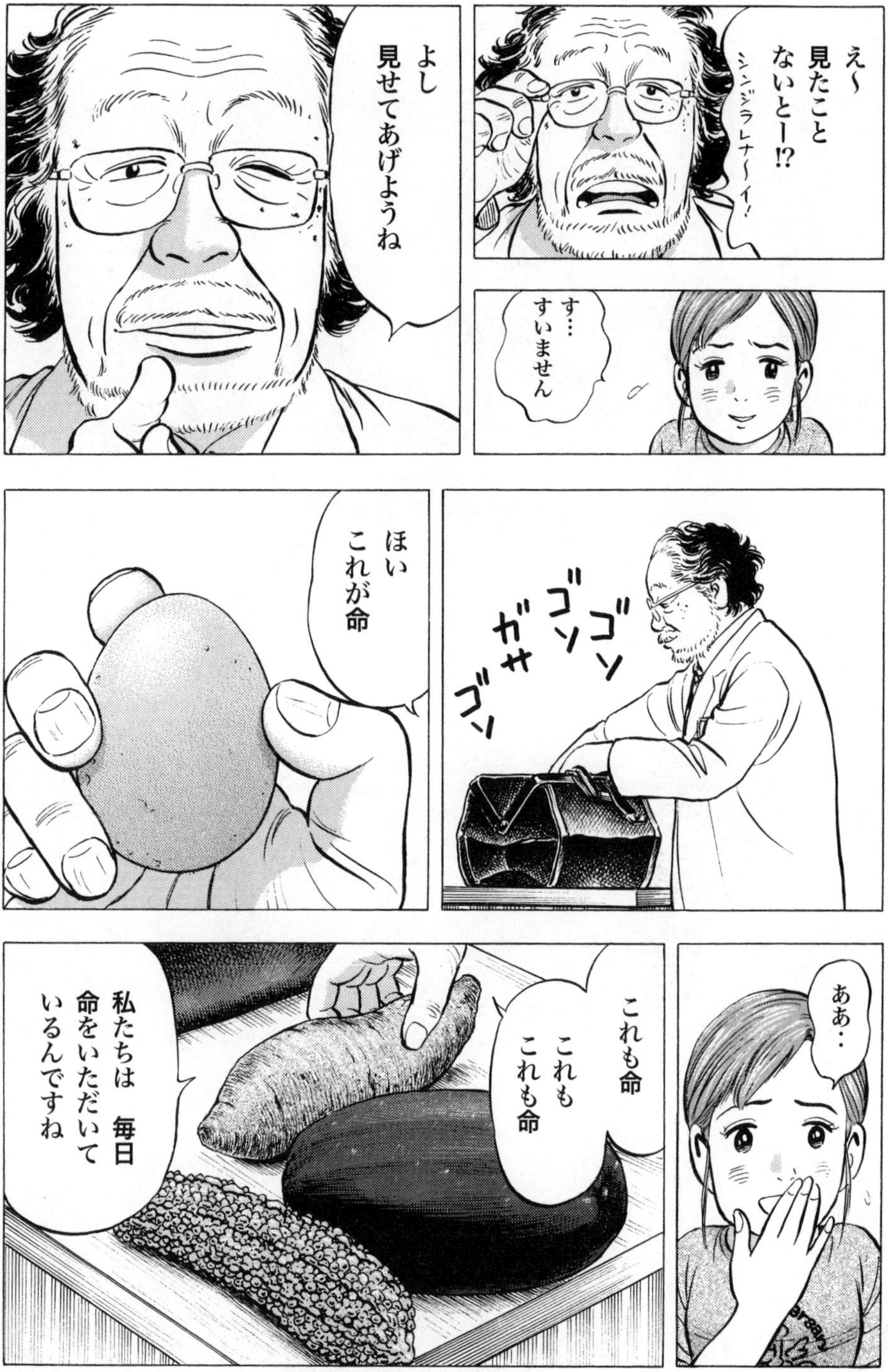
え〜
見たこと
ないとー!?
シンジラレナ〜イ!
す…
すいません
よし
見せてあげようね
ゴソ
ゴソ
ガサ
ゴソ
ほい
これが命
ああ…
これも命
これも
これも命
私たちは　毎日
命をいただいて
いるんですね

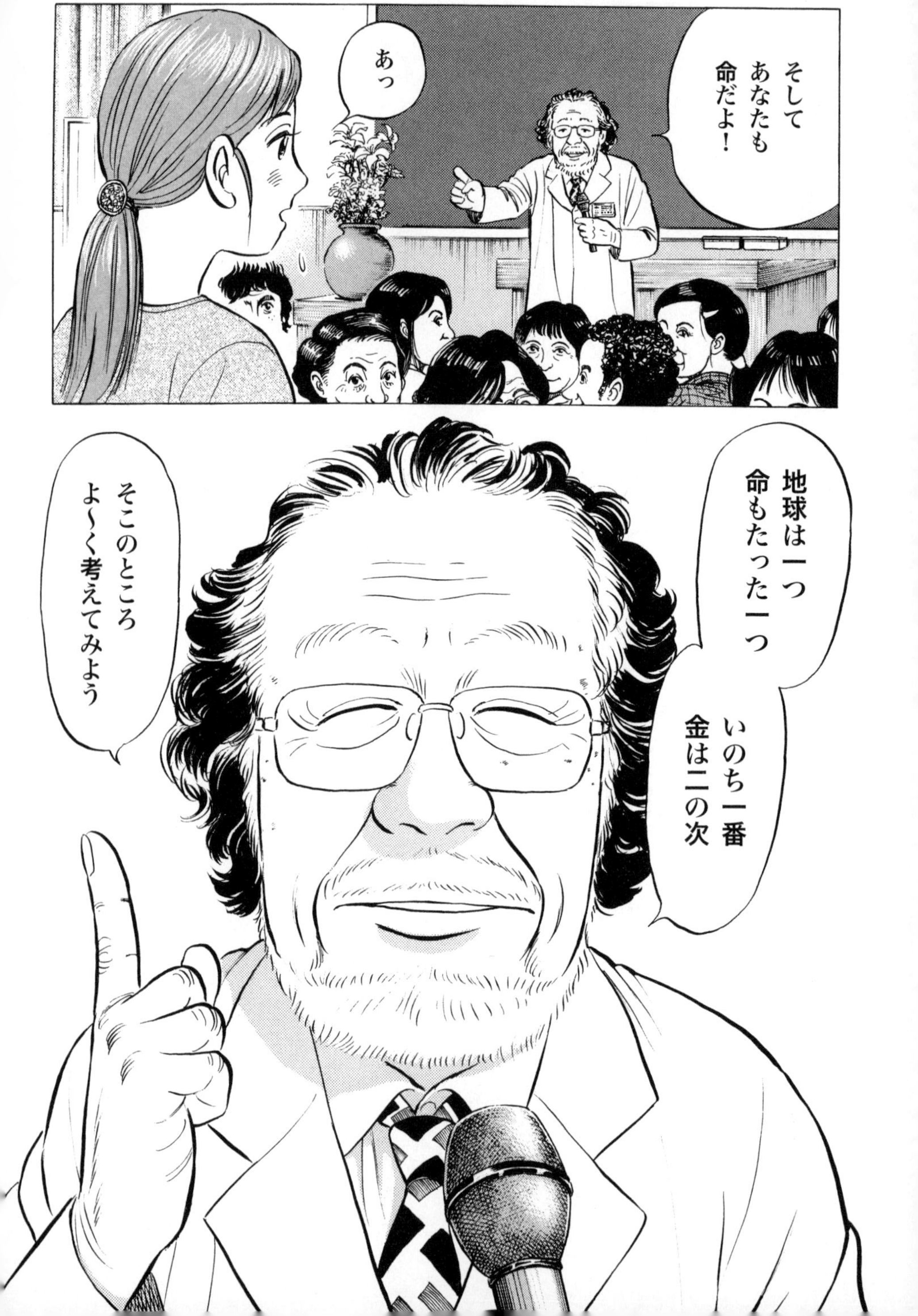
そして
あなたも
命だよ！
あっ
地球は一つ
命もたった一つ
いのち一番
金は二の次
そこのところ
よ～く考えてみよう

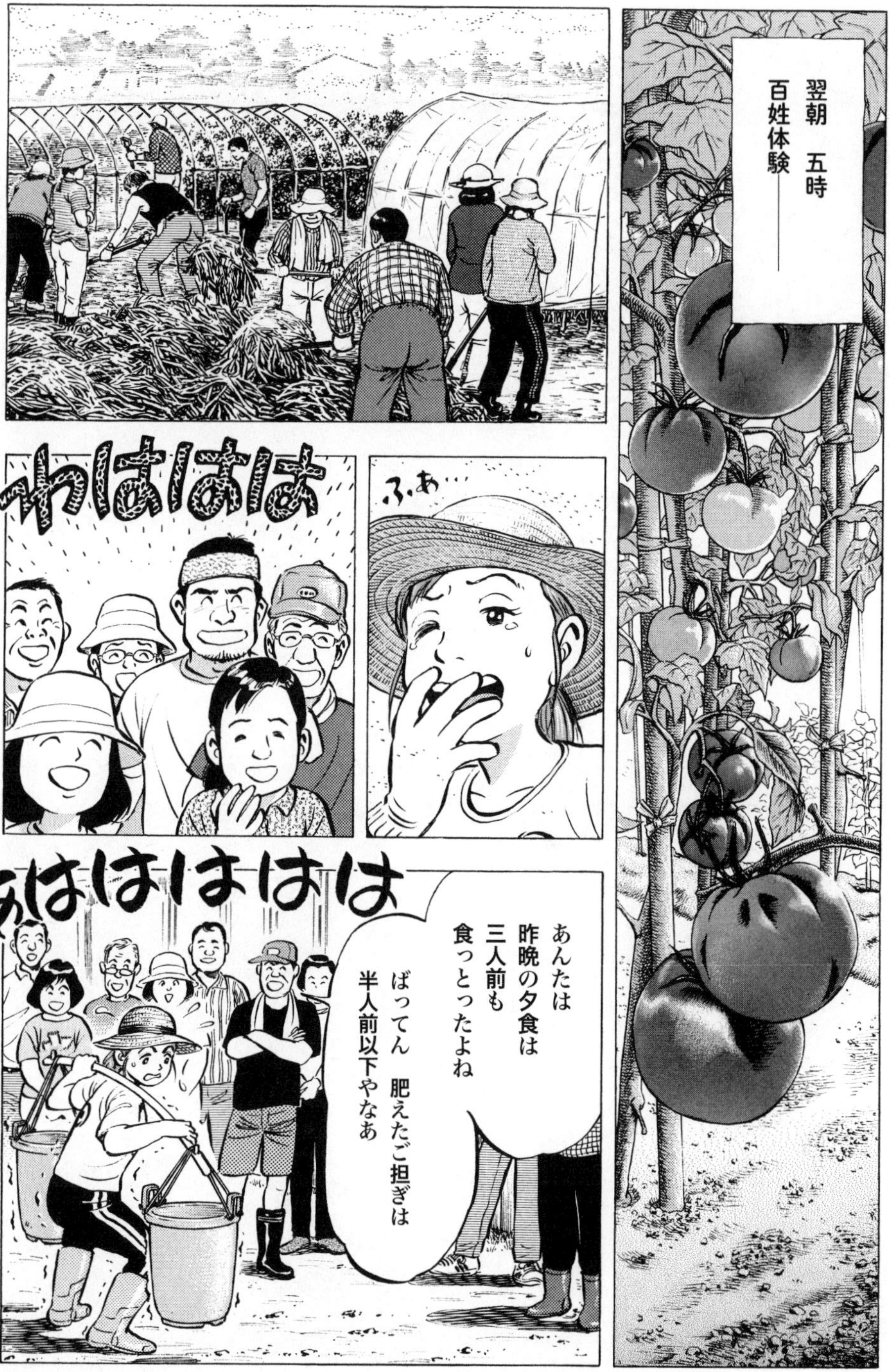
翌朝　五時
百姓体験――
ふぁ…
わははは
あははははは
あんたは
昨晩の夕食は
三人前も
食っとったよね
ばってん　肥えたご担ぎは
半人前以下やなあ

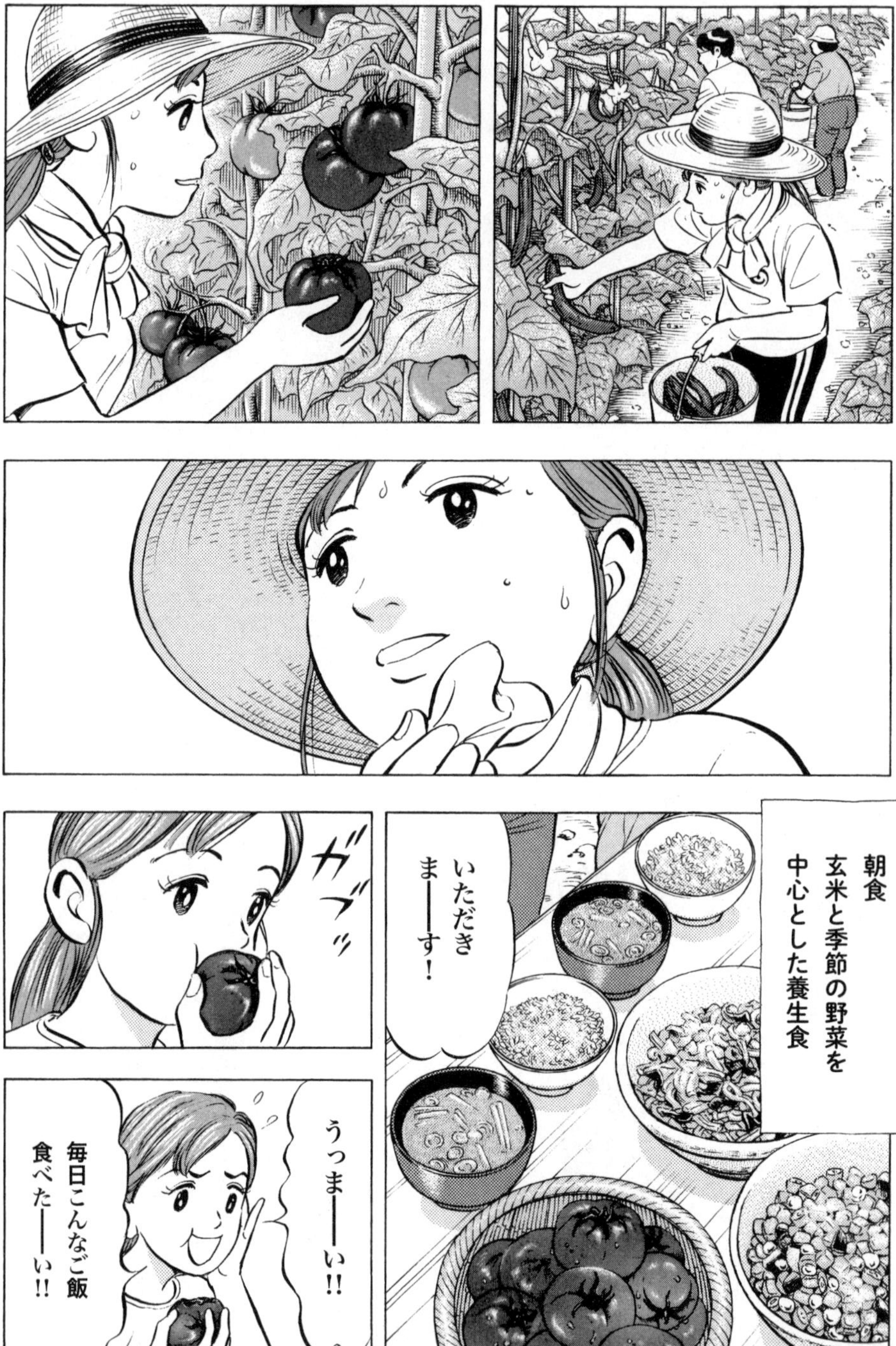
朝食
玄米と季節の野菜を中心とした養生食
いただきま——す!
ガブッ
うっま——い!!
毎日こんなご飯食べた——い!!

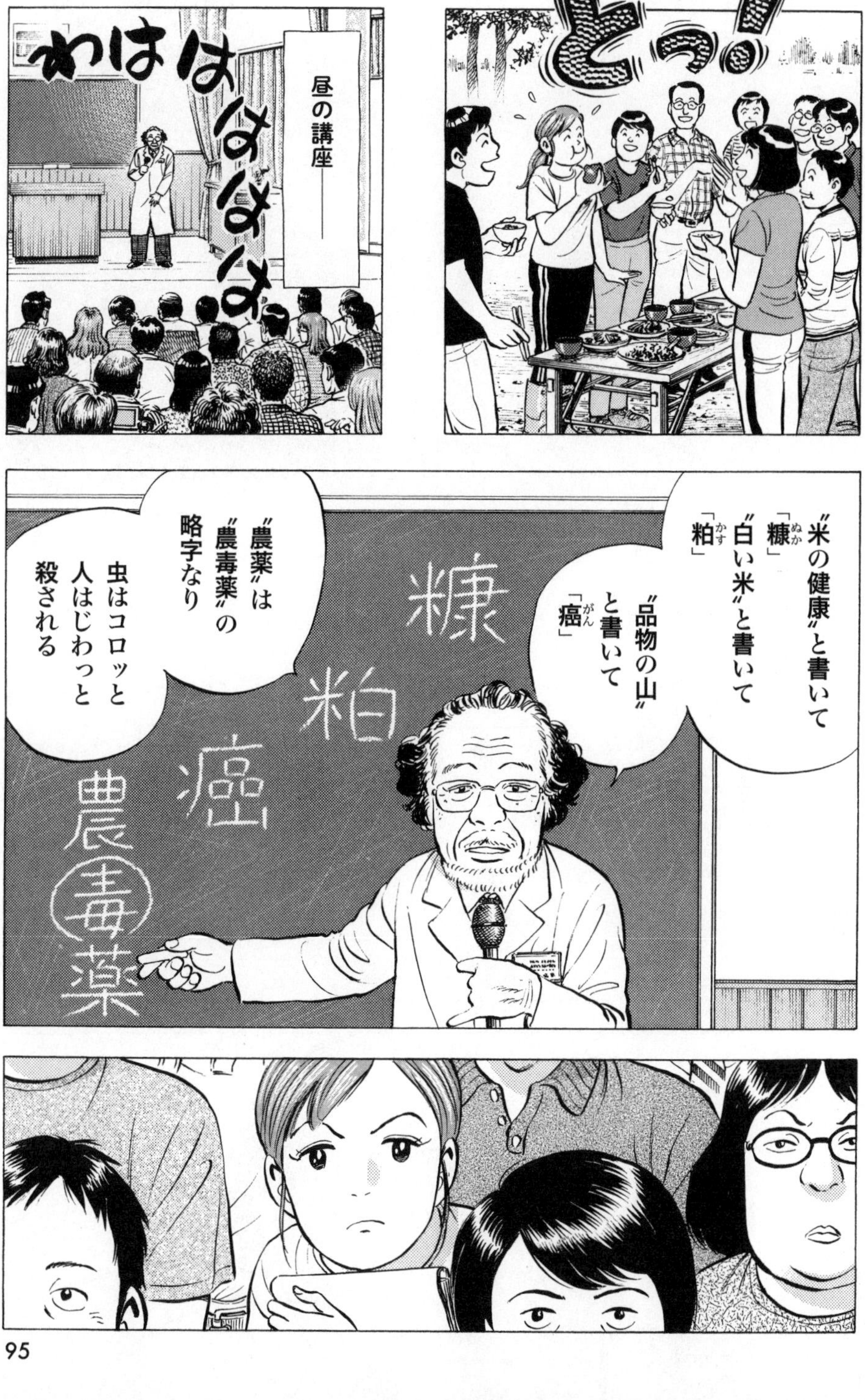
どっ!
昼の講座——
わははははは
〝米の健康〟と書いて「糠《ぬか》」〝白い米〟と書いて「粕《かす》」
〝品物の山〟と書いて「癌《がん》」
糠
粕
癌
農毒薬
〝農薬〟は〝農毒薬〟の略字なり
虫はコロッと人はじわっと殺される

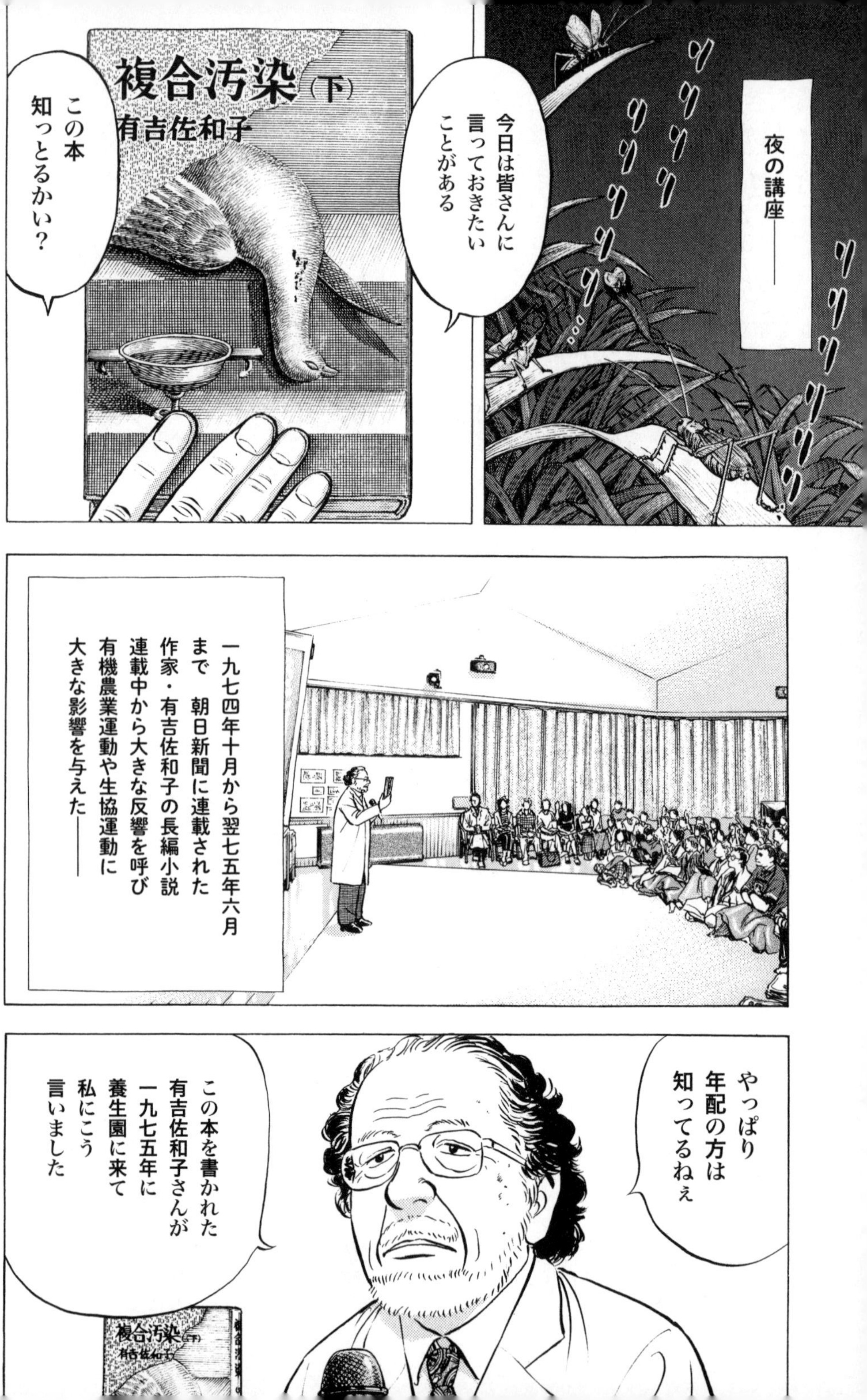
夜の講座――
今日は皆さんに言っておきたいことがある
複合汚染(下)
有吉佐和子
この本知っとるかい？
一九七四年十月から翌七五年六月まで　朝日新聞に連載された作家・有吉佐和子の長編小説
連載中から大きな反響を呼び有機農業運動や生協運動に大きな影響を与えた――
やっぱり年配の方は知ってるねぇ
この本を書かれた有吉佐和子さんが一九七五年に養生園に来て私にこう言いました
複合汚染(下)
有吉佐和子

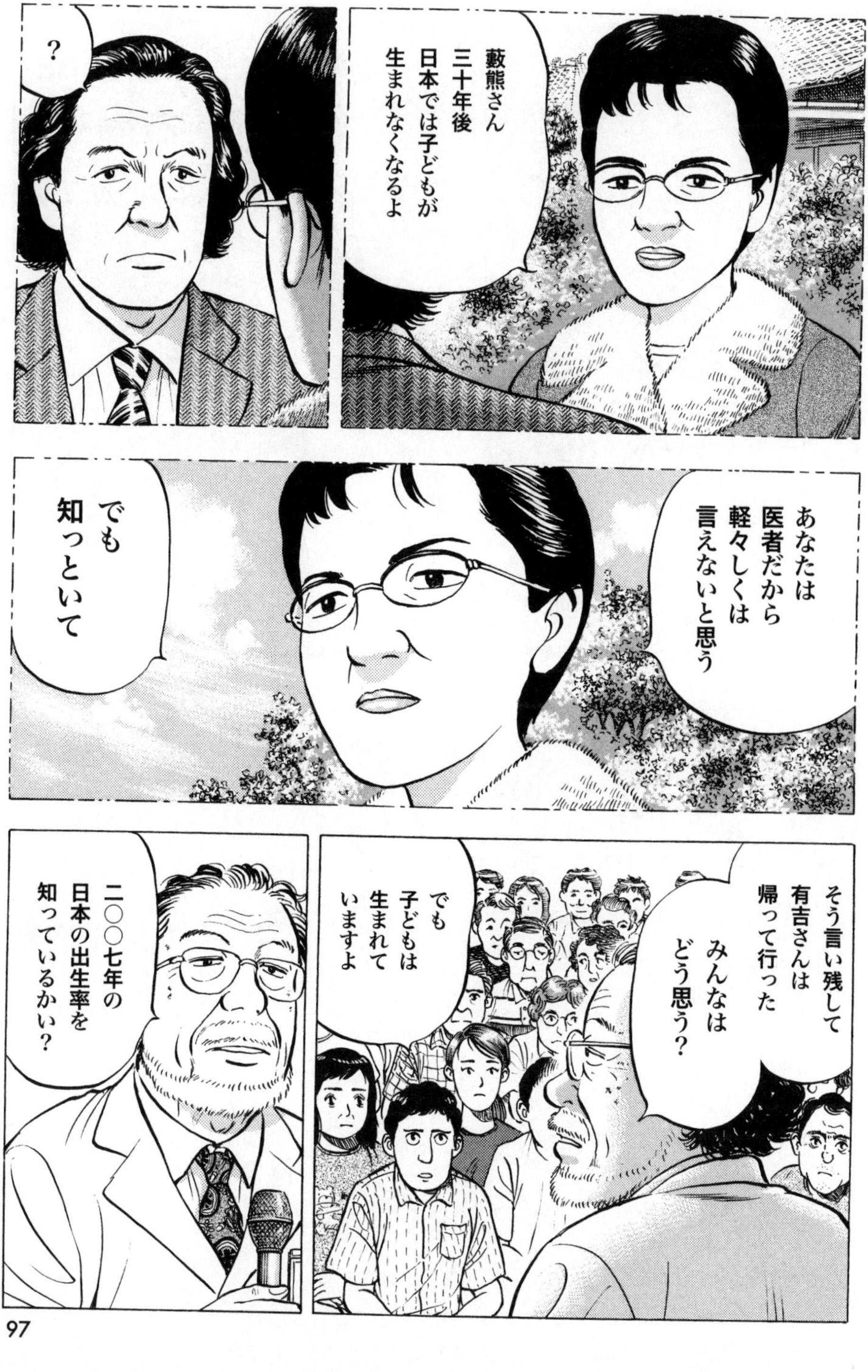
藪熊さん三十年後日本では子どもが生まれなくなるよ
?
あなたは医者だから軽々しくは言えないと思う
でも知っといて
そう言い残して有吉さんは帰って行った
みんなはどう思う?
でも子どもは生まれていますよ
二〇〇七年の日本の出生率を知っているかい?

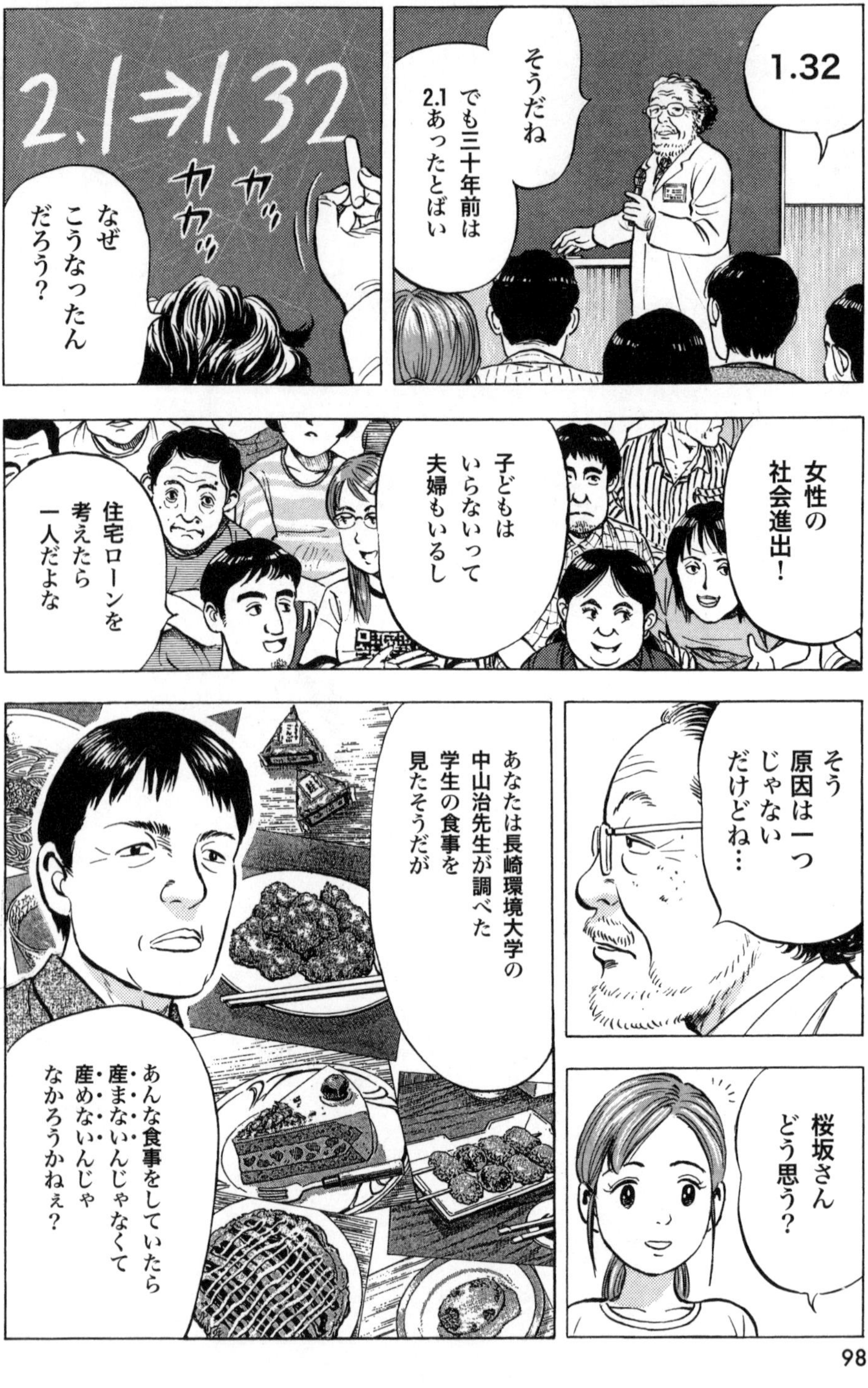
1.32
そうだね
でも三十年前は
2.1あったとばい
2.1⇒1.32
カッ
カカッ
なぜ
こうなったん
だろう?
女性の
社会進出!
子どもは
いらないって
夫婦もいるし
住宅ローンを
考えたら
一人だよな
そう
原因は一つ
じゃない
だけどね…
桜坂さん
どう思う?
あなたは長崎環境大学の
中山治先生が調べた
学生の食事を
見たそうだが
あんな食事をしていたら
・・・産まないんじゃなくて
・・・産めないんじゃ
なかろうかねぇ?

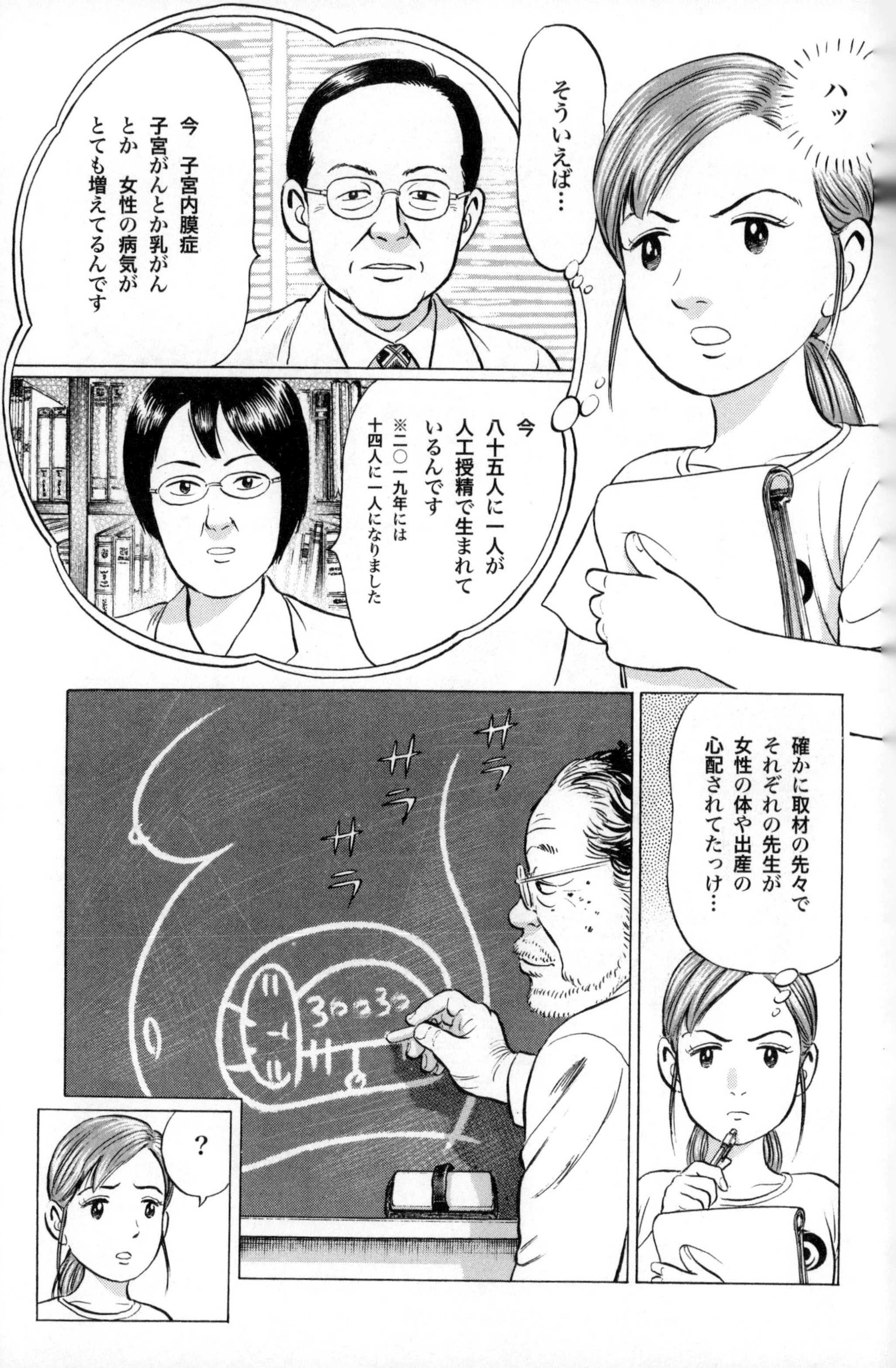
ハッ
そういえば…
今　子宮内膜症　子宮がんとか乳がん　とか　女性の病気が　とても増えてるんです
今　八十五人に一人が　人工授精で生まれて　いるんです
※二〇一九年には　十四人に一人になりました
確かに取材の先々で　それぞれの先生が　女性の体や出産の　心配されてたっけ…
サラ
サラ
サラ
サラ
?

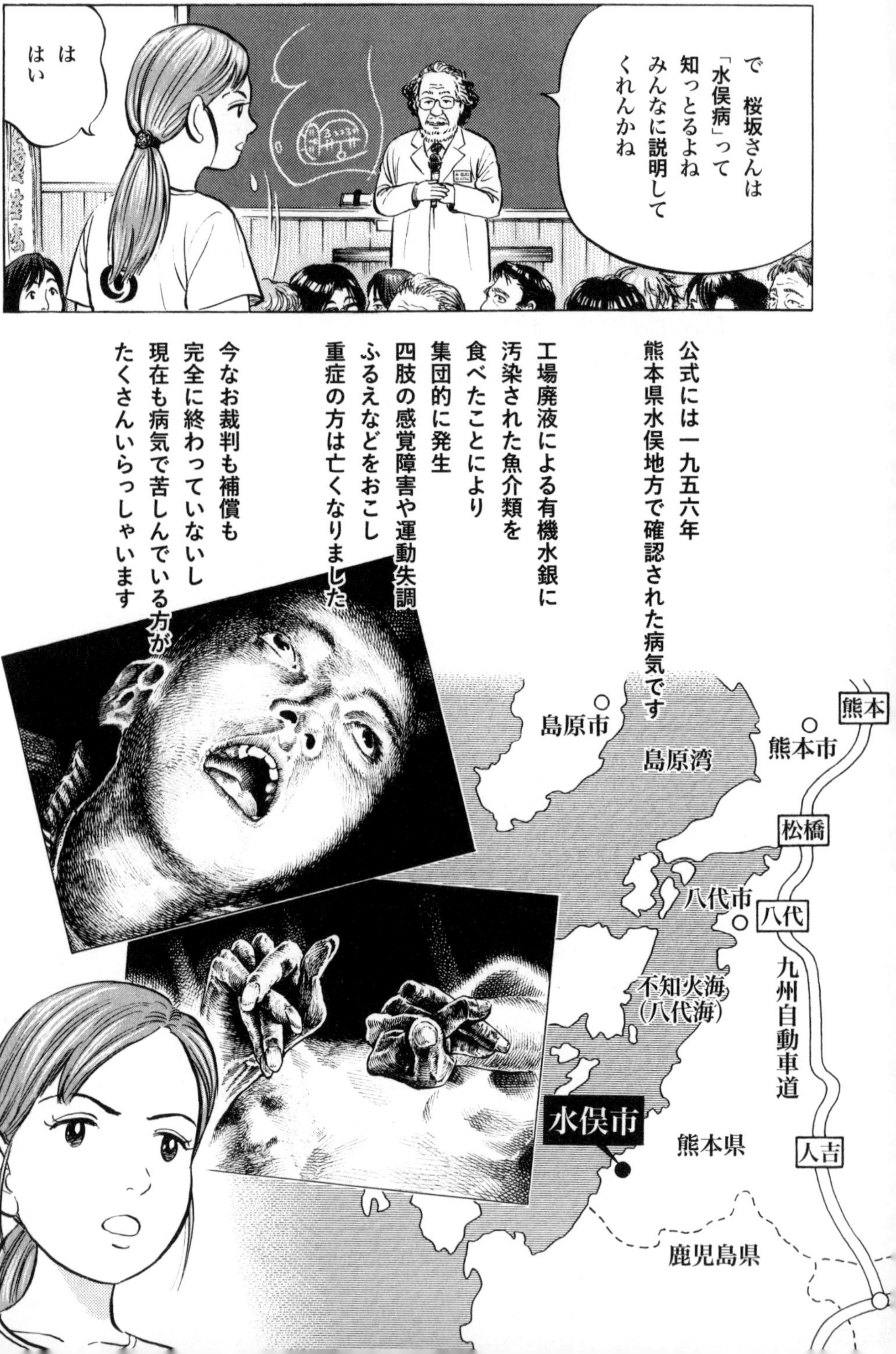

で　桜坂さんは「水俣病」って知っとるよねみんなに説明してくれんかね
は　はい
公式には一九五六年熊本県水俣地方で確認された病気です
工場廃液による有機水銀に汚染された魚介類を食べたことにより集団的に発生
四肢の感覚障害や運動失調ふるえなどをおこし重症の方は亡くなりました
今なお裁判も補償も完全に終わっていないし現在も病気で苦しんでいる方がたくさんいらっしゃいます
島原市
島原湾
熊本
熊本市
松橋
八代市
八代
九州自動車道
不知火海
(八代海)
水俣市
熊本県
人吉
鹿児島県

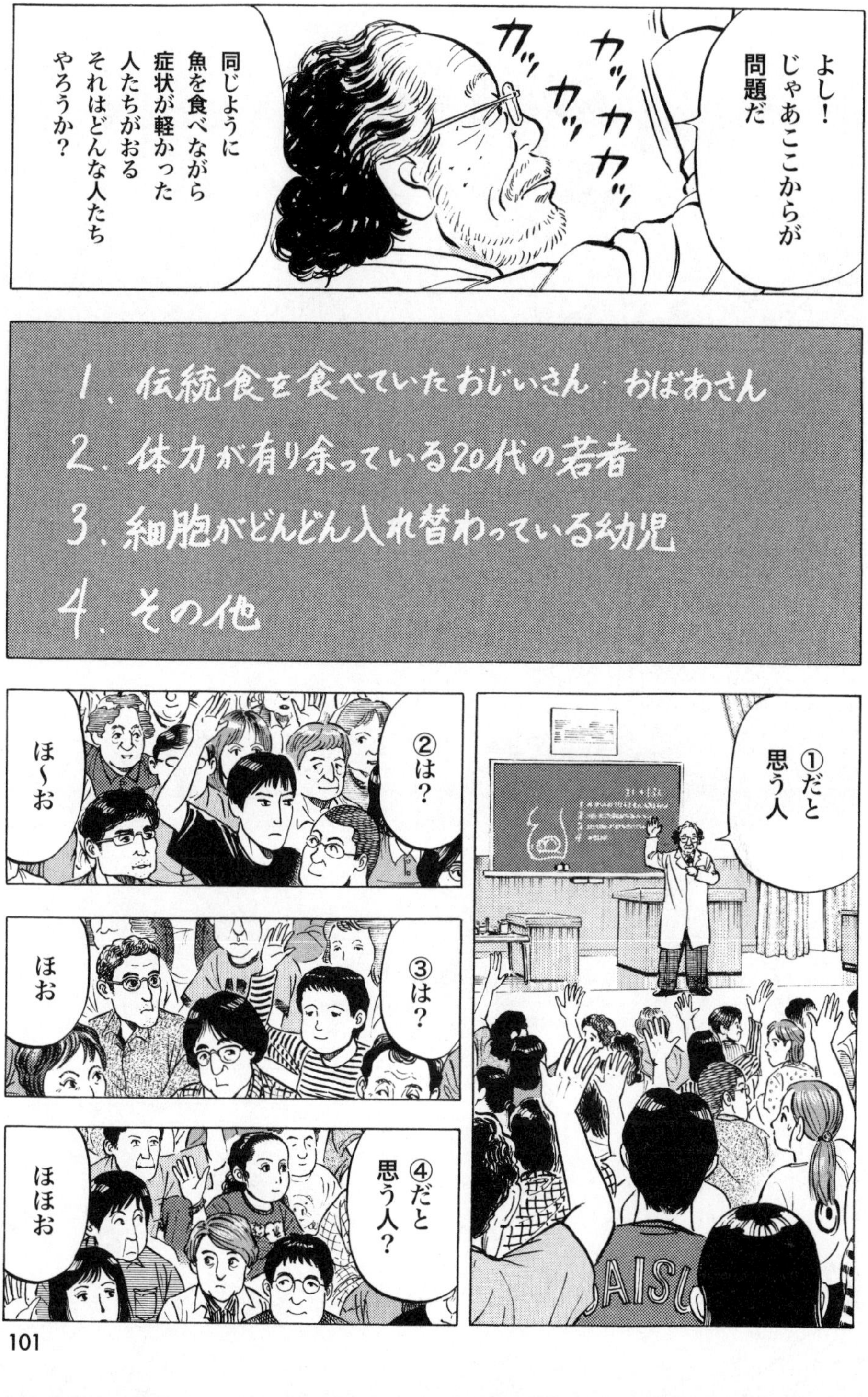
よし！
じゃあここからが
問題だ
カッカカカッ
カッ
カッ
同じように
魚を食べながら
症状が軽かった
人たちがおる
それはどんな人たち
やろうか？
1、伝統食を食べていたおじいさん・おばあさん
2、体力が有り余っている20代の若者
3、細胞がどんどん入れ替わっている幼児
4、その他
①だと
思う人
②は？
ほ～お
③は？
ほお
④だと
思う人？
ほほお

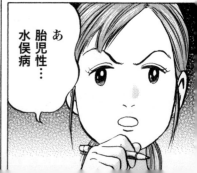

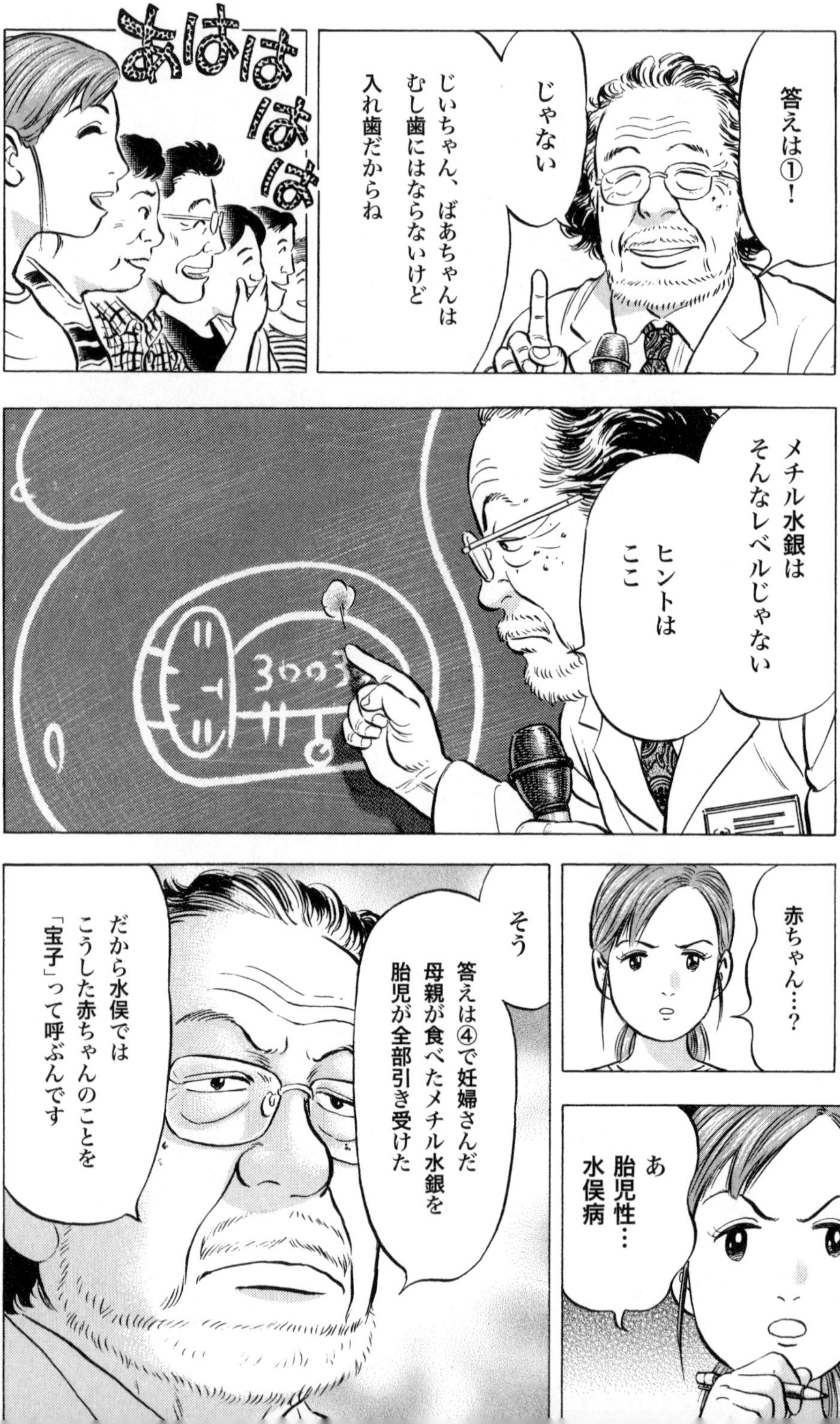
答えは①！
じゃない
じいちゃん、ばあちゃんはむし歯にはならないけど入れ歯だからね
あははははは
メチル水銀はそんなレベルじゃない
ヒントはここ
赤ちゃん…？
あ 胎児性…水俣病
そう
答えは④で妊婦さんだ母親が食べたメチル水銀を胎児が全部引き受けた
だから水俣ではこうした赤ちゃんのことを「宝子」って呼ぶんです

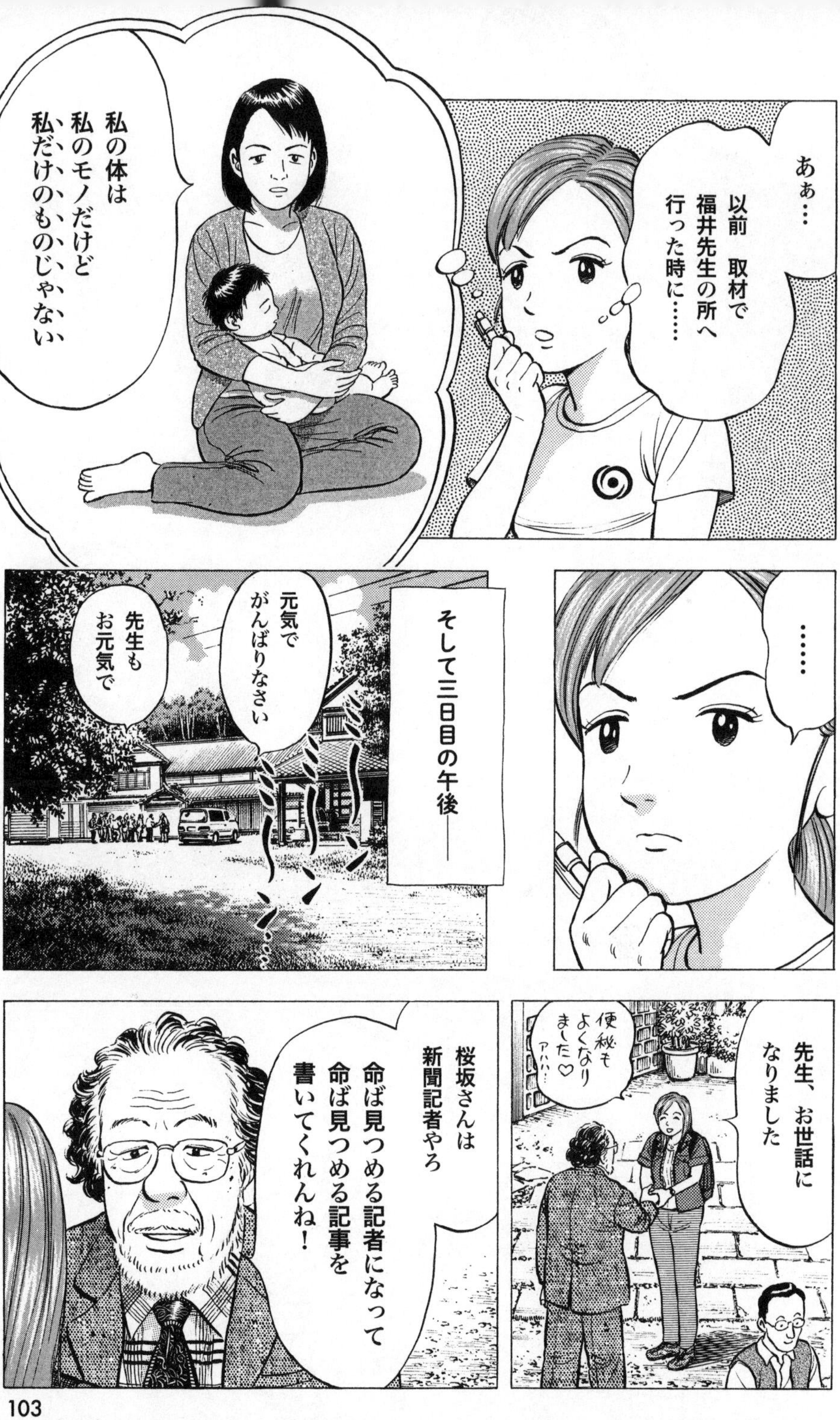
あぁ……
以前 取材で
福井先生の所へ
行った時に……
私の体は
私のモノだけど
私だけのものじゃない
……
そして三日目の午後――
元気で
がんばりなさい
先生も
お元気で
ミーン ミーン ミーン…
先生、お世話に
なりました
便秘も
よくなり
ました♡
アハハ…
桜坂さんは
新聞記者やろ
命ば見つめる記者になって
命ば見つめる記事を
書いてくれんね！

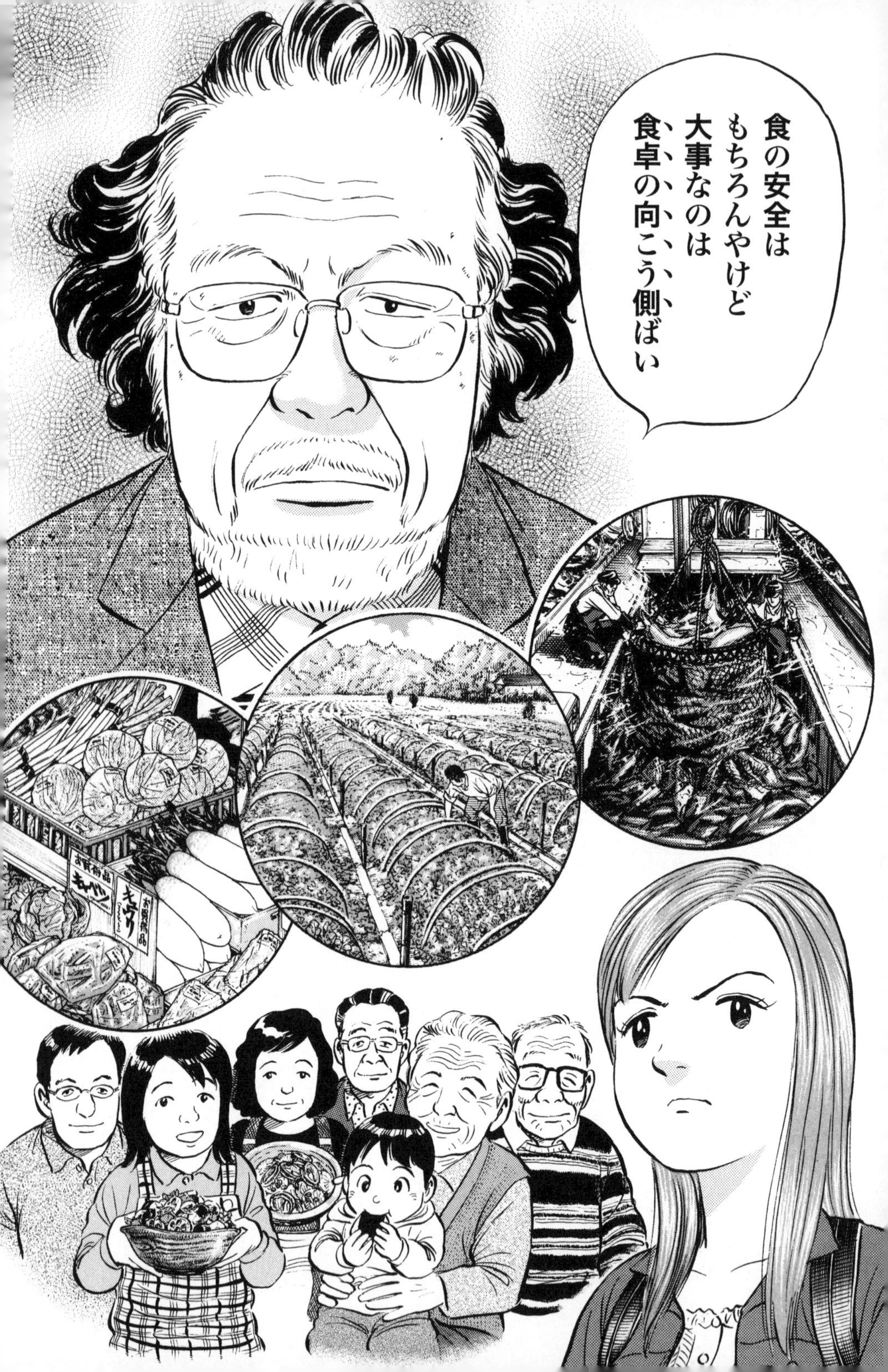
食の安全はもちろんやけど大事なのは食卓の向こう側ばい

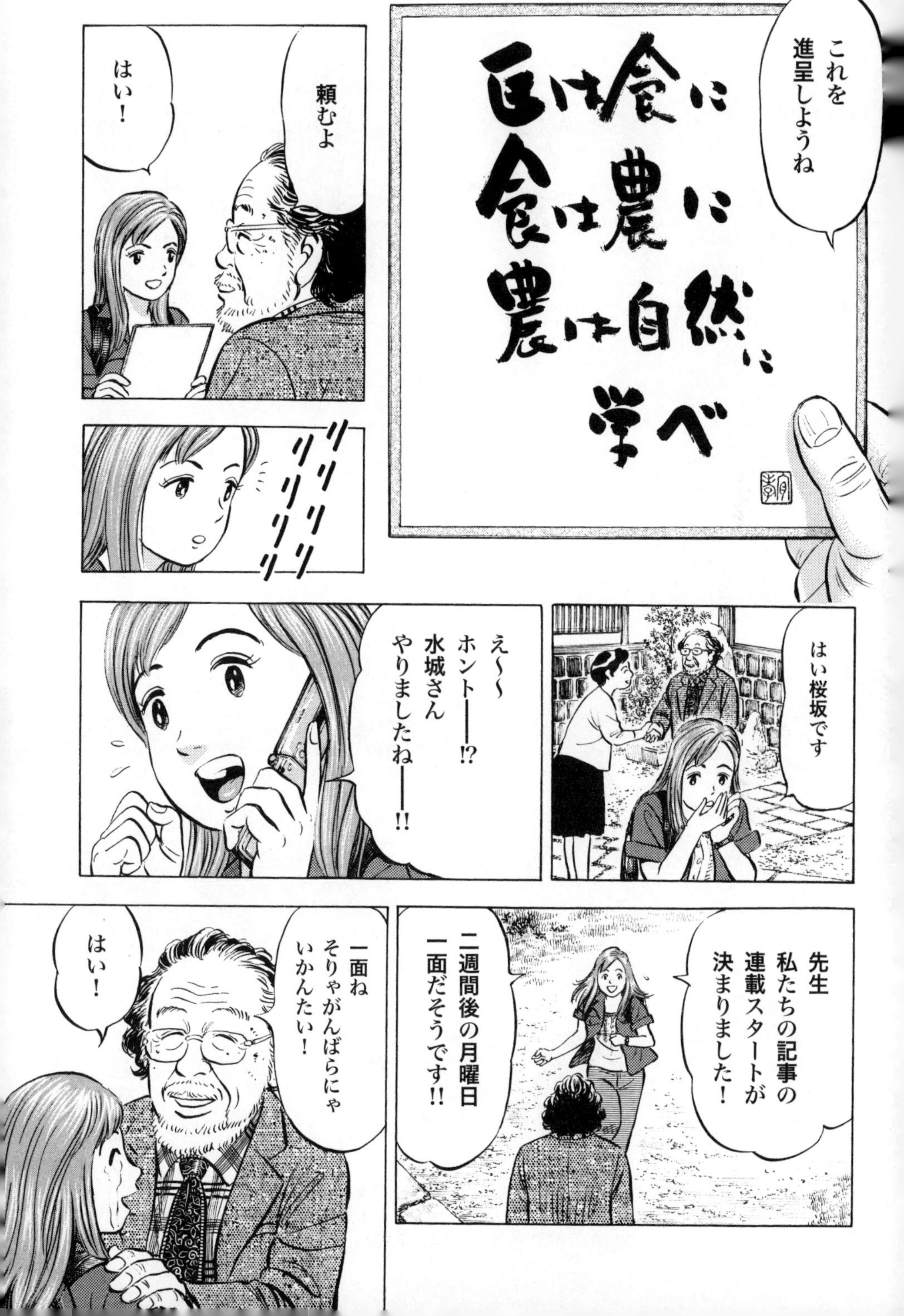

これを進呈しようね
医は食に
食は農に
農は自然に
学べ
頼むよ
はい！
はい桜坂です
え～～ホント――!?水城さんやりましたね――!!
先生私たちの記事の連載スタートが決まりました！
二週間後の月曜日一面だそうです!!
一面ねそりゃがんばらにゃいかんたい！
はい！

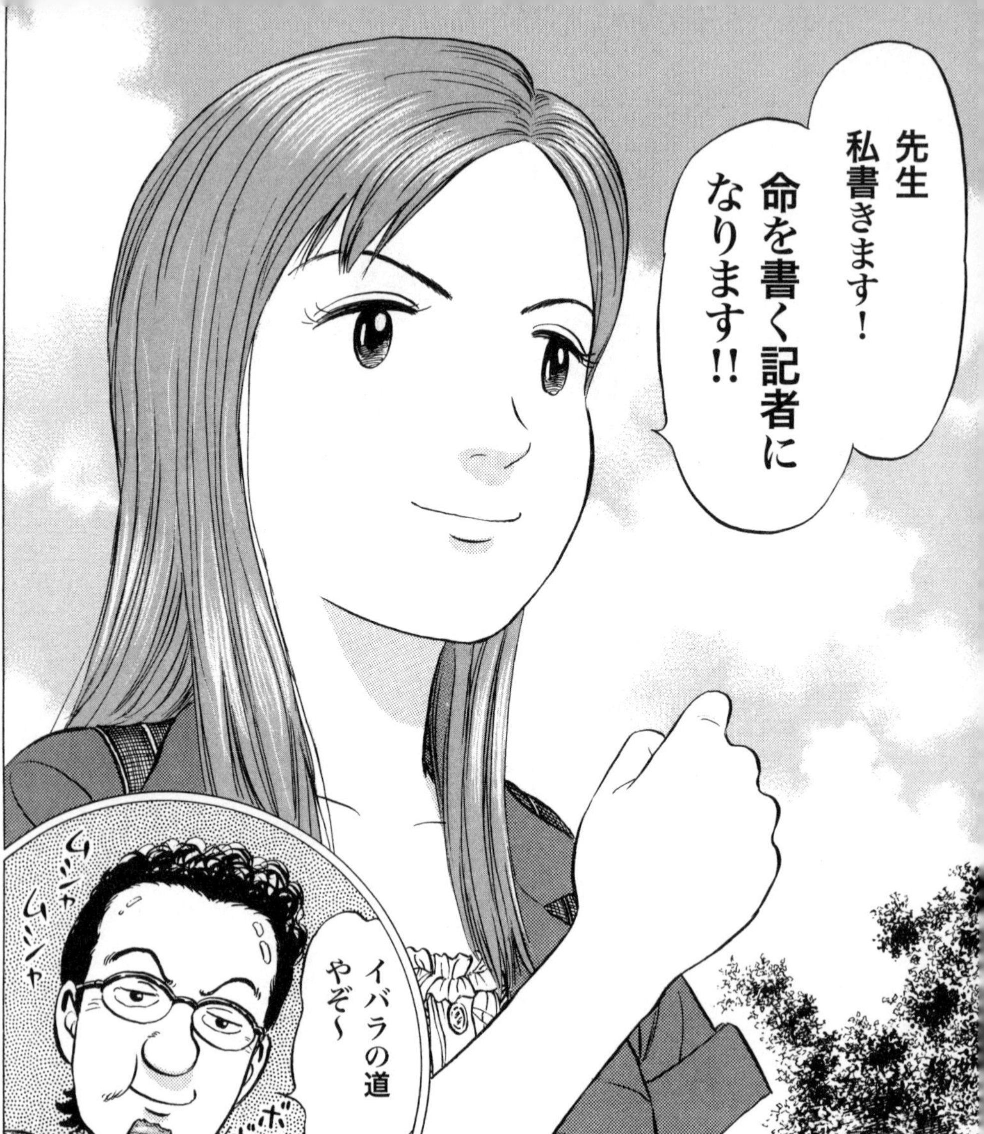
先生
私書きます！
命を書く記者に
なります!!
ムシャ
ムシャ
イバラの道
やぞ～
ボリ
ボリ
第5話『いのち』完

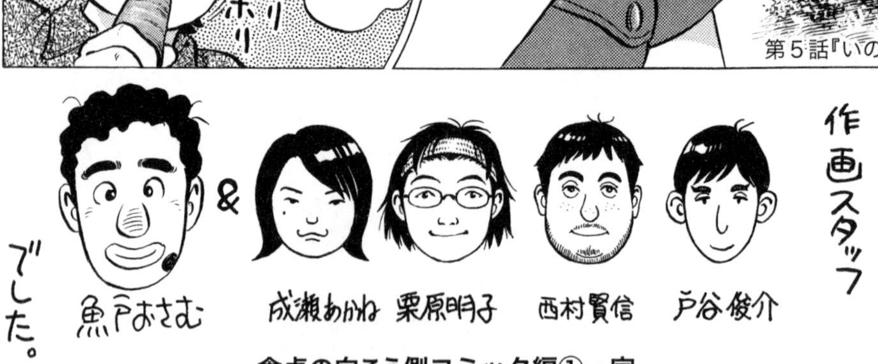
作画スタッフ
魚戸おさむ
&
成瀬あかね
栗原明子
西村賢信
戸谷俊介
でした。

食卓の向こう側コミック編①・完

「食卓の向こう側」を読み解く

解説編

この漫画は実在の人物を取材し、その内容を基に構成したフィクションです。取材にご協力いただいた専門家の方々に各話を読み解くヒントを解説していただきました。

第一話　長崎大学　中村修
第二話　北九州津屋崎病院　森 崇
第三話　福田母乳育児相談所　福田美幸
第四話　マスダ小児矯正歯科医院　増田純一
第五話　公立菊池養生園診療所　竹熊宜孝

※肩書きは2007年当時

社会的視点に立った食育を

第一話◉長崎大学　中村修

専業主婦のお母さんが風邪で倒れてしまいました。会社人間のお父さんは、お母さんの体調が心配ですが料理を作ることはできません。子どもたちはお腹をすかせています。そこで、近所のラーメン店に子どもを連れて食事にでかけました。

「お母さんは風邪で大変だから、外で食べようね」「お母さんは、ゆっくり寝ていてね」

大学の授業で学生たちにリポートを課しました。この話を自分の父親に聞かせて、その反応をまとめてもらったのです。父親のほとんどは「このお父さんは、いいお父さんだ。自分もできるだけ、こういうふうにしている」と答えました。でも、この話には「オチ」があります。

学生が父親に質問します。「子どもに食べさせたのは分かったけど、お母さんの晩ご飯は考えていた？」ほとんどの父親は、あわてて答えます。「あっ。餃子を買って帰ることにする」

すっかり、お母さんの存在を忘れていたようです。自分と子どもだけ食べるのに精一杯で（と言ってもラーメン店に行っただけですが）、指摘されてはじめて、お母さんが何も食べていないことに気づいたのです。「お母さんの食事を忘れているだけでも腹が立つのに、指摘されたからといって、風邪で寝ている人に餃子はないでしょう。しかも、子どもはアトピーだからラーメンは駄目なのよね」と女子学生の厳しいコメント。

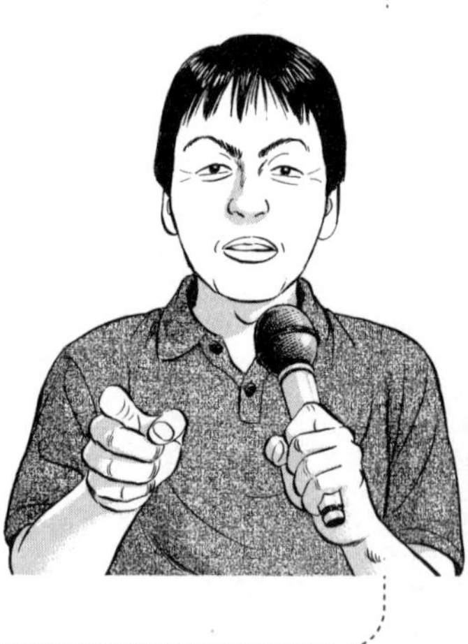

わたしたちは、学校で「稼ぎ」につながるような勉強、技を学んでい

ます。その結果、たくさん稼げるようになります。たくさん稼ぐには、稼ぐための知識や技が必要です。同様に、家族をやっていくにも、あるいは自分の食をうまく摂るにも知識と技が必要です。

学校（義務教育から大学院まで）ではどうしても稼ぎの勉強が中心になります。そのこと自体は悪いことではないのですが、稼ぎの勉強に終始しているという自覚が教師にも学生にもありません。そのうち、稼ぎ、つまり、お金さえあれば家族も食もどうにでもなる、と思い込むようになります。

その結果が冒頭のお父さんです。

こうしたお父さんは、家族をやっていくことが、だんだんつらくなります。家族をやっていく技をもっていないからです。また、食が自分の身体をつくっていることを忘れて、職場のストレス発散のための飲食になり、身体を痛めています。

一方で食品企業は、有名な俳優やスポーツ選手らを使って、消費者に情報をすり込み、食べ物を買わせています。それは、身体には不要なものがほとんどです。

２００６年度の国の食育の予算はおよそ50億円でした。これは国内のあるファストフードチェーン店1社の広告費と同額です。食の技がない人に、巧妙な広告で企業の利益になるものを買わせて、食べさせることはとても簡単です。それはファストフードだけでなく、不安をあおったうえでの健康食品の販売なども含みます。そうした販売戦略には九割以上の人が何の疑問を持たず従っています。圧倒的な情報量ですから、当たり前です。実際はテレビ広告に振り回されて買わされているのに、わたしたちは、自分の考えで食を選んでいると思い込んでいます。

一番残念なことは、現在の食育活動や、栄養士の中にはこうした社会的視点が欠如し、食が個人の問題として語られるケースが多いことです。そこでは、個人的にがんばったり、心の問題として食が語られがちです。社会から身を守る技として具体的な手法が伝えられることはありません。

わたしはいま、社会的な視点にたって、家族と自分を大事にできる技としての食育カリキュラムを開発しています。

治療の基本は食行動の修正

第二話◉北九州津屋崎病院　森 崇

過食、拒食、過敏性腸症候群、自律神経失調症、神経性うつ状態、パニック障害…。何らかの要因で心身にゆがみを生じ、社会に適合できなくなった若者が病んだ心と体で訴えています。北九州津屋崎病院の青春期内科は、そうした彼ら、彼女らを全国から受け入れています。

青春期内科とは、思春期の若者から自分が青年と思っている年配者までの人で、心身の病気の診断と治療をするために設けられた全国でも数少ない心療内科です。訪れる若者は増加の一途で、年齢層は主婦を含めて40代にまで広がりました。

病院には、入院施設と外来施設があり、人によっては長期の入院を必要とする場合もあります。平均3カ月間くらいの入院が必要です。

外来通院は1日約30人。薬物投与と認知療法が主な治療方法ですが、入院も外来も本人の主体性を重んじているため、本人の治療する意思がないと判断した場合、無理に治療はしません。

来院する人の半分は、摂食障害の神経性無食欲症といわれている痩せ症の人、神経性大食症といわれている過食症の人です。このほか、うつ

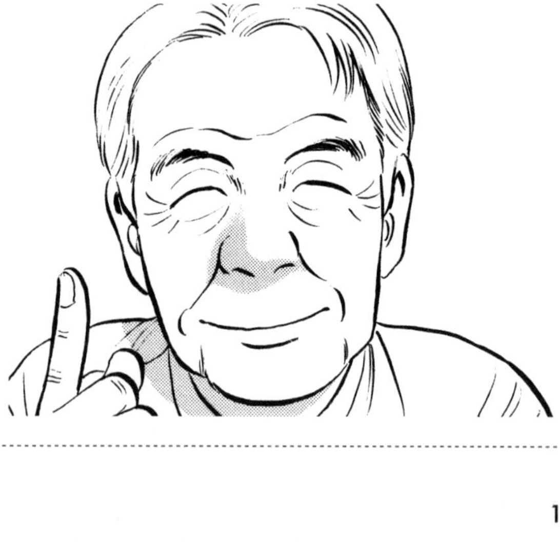

状態の人、神経質でこだわりが強く認知の歪みがある人、不定愁訴があり体のどこかに痛みを感じている人、パニック障害や不安障害の人などです。

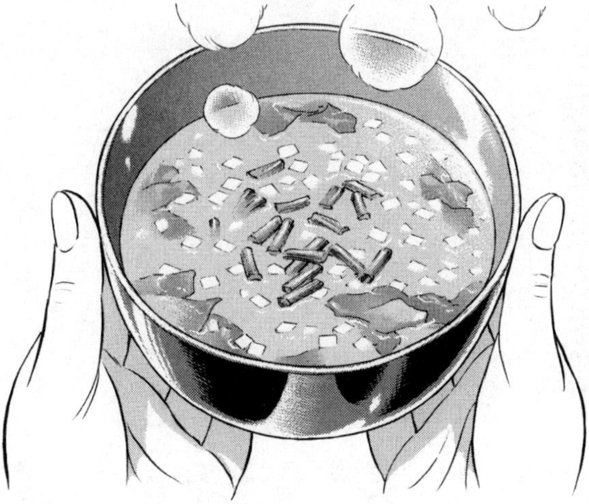

心身症の治療は、心と体の両面へのアプローチが必要です。

心の問題は言葉、感情、生きがいなどにかかわってきます。人の意見に耳を傾けながら、自分の考えを述べることで社会性を養う「ピアエデュケーション」、素手に絵の具をつけて絵を描く「フィンガーペインティング」、陶芸、レクリエーションなど若者の心の葛藤を少しでも楽にするための認知療法を心がけています。

身体の治療としては、薬物療法、運動療法、食事療法などを行っています。

心身の病の治療の基本は、患者自身に家庭、職場、社会での存在感を持たせることです。存在感を持たせるためには、人間関係の良好な状態をつくると同時に、生活のリズムをきちんとつくることがポイントです。

その中で、食生活は重要な位置を占めています。

食生活は食行動のことです。食べ物になった生き物(動植物)の「命をいただく」感謝の念をもち、三度の食事を好き嫌いすることなく、会話をしながら楽しくとる。「食」の自己コントロールができない限り、治癒への道筋は見えてきません。このような食行動の適正化が、生命への畏敬、からだづくり、他人とかかわる社会性などを養う全人的な治療へとつながり、実際に、多くの若者たちが病気から立ち直っていくのです。

Report

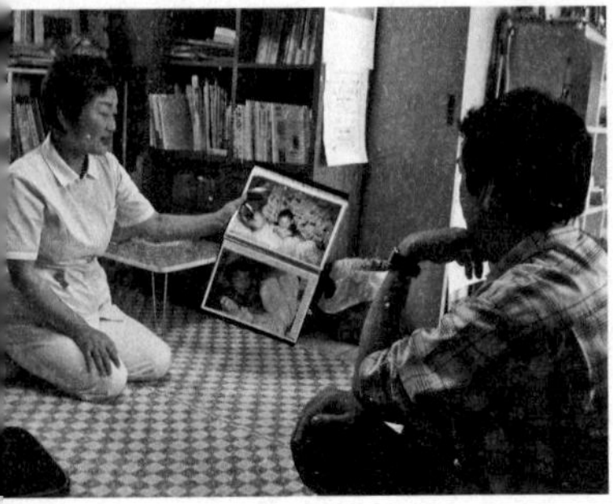

漫画家

魚戸おさむリポート

第3話「乳と血」のモデルになっている助産師の福田美幸さんを取材で訪ねました。「人間（赤ちゃん）が人間（母親）のお乳を飲む」。この当たり前のことを正しく理解し、実践しなければならない。福井先生の話を聞き、そんな思いを強くしました。

魚戸　びっくりしました。母乳を、ピューピュー飛ばすんですね。先生の顔、真っ白じゃないですか。

福田　でも、こうやって、詰まり具合を感じたり、味の確認をしているんですよ。

魚戸　母乳の質って、食べ物で変わるんですか？

福田　食品の品質と同じように母乳にも乳質があります。乳質はお母さんの日常生活、特に食べ物によって刻々と変化します。さっぱりと甘い、新鮮なお乳を飲むとき、赤ちゃんはお母さんの目をじっと見つめながら、ゆったりと熱心に飲んでいます。

魚戸　赤ちゃんが飲むのを嫌がることもあるんですか？

福田　はい。お乳が張って、硬くなっているときや、甘すぎたり、脂っこいお乳を飲ませると、赤ちゃんは頭を振って、体をくねらせたり、乳首をかんだりして「おいしくないよ」と訴えます。これは、母乳をたくさん出そうとして、お母さんが脂を多めに使った高カロリーの食品を食べたときに起こりやすいのです。赤ちゃんが母乳を嫌がる様子を見て、母乳不足が原因と考えてしまい、粉ミルクなどを足してしまうのも逆効果。食事と母乳の関係を知らない母親が結構、多いんです。

魚戸　なるほど。フランス料理のような食事を出す産婦人科に人気が集まっているみたいですけど、それも逆効果になる場合があるんですね。

福田　できれは、ご飯とみそ汁を中心とした和食を食べてほしいですね。お母さんが、食べ物に気を配り、昼夜3時間ごとにわいてくる新しい母乳を飲ませ続けたら、赤ちゃんはとても幸せです。

魚戸　目を見つめることは何か意味があるんですか？

福田　目と目を見合わせて乳を飲むのは人間だけです。授乳するときに母体血中にオキシトシンという「特定の相手に対しての愛着の形成を促進するホルモン」が分泌されます。お母さんが赤ちゃんをじっと見つめて授乳すると5分に一度、オキシトシンが分泌されます。テレビを見ながらだったり、携帯メールをしながらだったりすると、オキシトシンは分泌されにくいのです。

　つまり、赤ちゃんは母乳を通じてオキシトシンを摂取することになるのです。しかも、オキシトシンは、ストレスホルモン分泌を抑制する作用があります。脳がストレスから守られた赤ちゃんは、記憶のよい、頭のよい子に育ちます。これは科学的にも証明されているんですよ。愛情を注がれ、おいしい母乳を繰り返し飲むことで、身も心も満たされた赤ちゃんは人間らしく成長し、豊かな人生を築く力を蓄えることができるようになるのだと思います。

　食育は乳幼児期から始まっているのです。

魚戸　目と目を合わせて授乳することって、大切なことなんですね。早く、お母さんたちに伝えなきゃ。

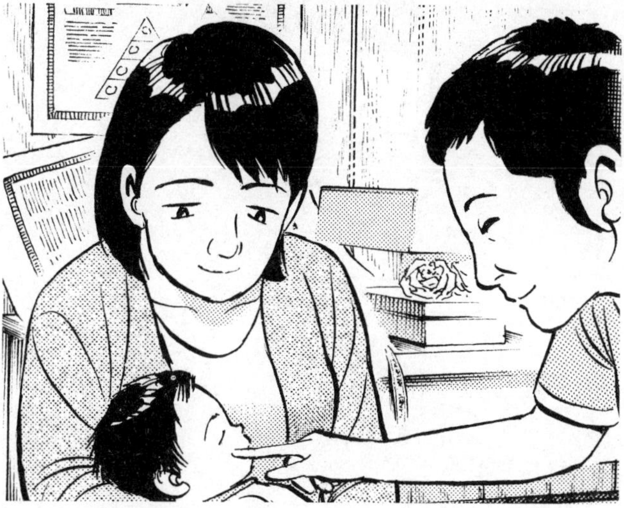

噛むことと口の働きについて

第四話◉マスダ小児矯正歯科医院　増田純一

「かむ」の漢字は「噛」と書きます。「口」と「歯」を組み合わせて出来ています。もし、口の働きが悪くては、いくら良い歯があっても噛めそうにありません。また、むし歯だらけの歯では、いくら口の働きが良くても全然噛めないでしょう。

ここで、口について考えてみましょう。「口」は顔の下の部分に軟らかい筋肉と赤い唇があり、パクパク動きます。口の周りには小さい筋肉がたくさんあり、その人の表情をつくっています（表情筋）。これらの筋肉をしっかり支えているのが噛む筋肉です。噛む筋肉は大きく、かみしめると、顎のエラあたりに手で触れることができます（咬筋）。耳の上方のこめかみあたりにもあります（側頭筋）。この側頭筋は乳歯が生えそろう2、3歳の頃から永久歯が生える6、7歳頃まで、良く噛むことによって活発に動き、頭の骨（頭蓋）を大きくしています。この時期は脳を熱く燃やさなければなりません。脳にたくさんの血液が

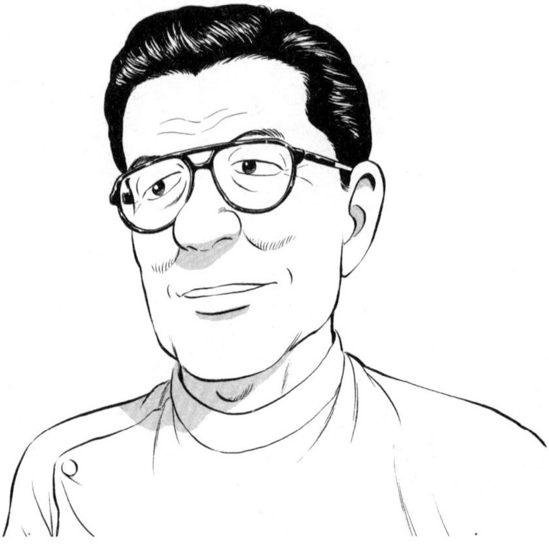

必要です。噛めば噛むほどこれらの筋肉は収縮し、それによって、心臓から送られた血液をさらに脳へ送るポンプの役目をしているのです。噛まないと、逆に脳は冷めてしまいます。

小学生になると永久歯の萌出とともに咬筋が活発に動き出します。そして、下顎の骨が大きくなり、大人の顔へと変化していきます。

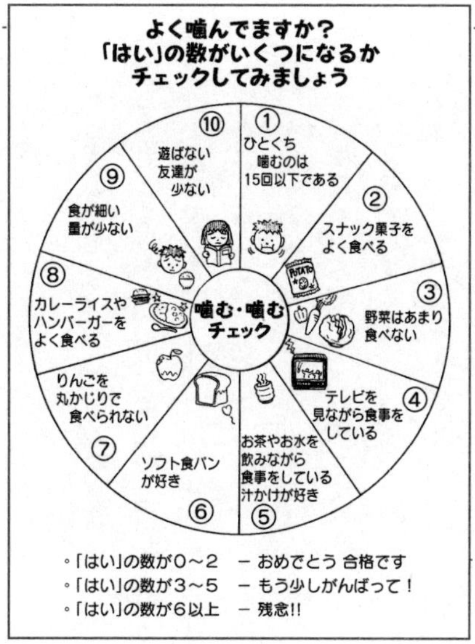
よく噛んでますか？
「はい」の数がいくつになるか
チェックしてみましょう
噛む・噛む
チェック
① ひとくち噛むのは15回以下である
② スナック菓子をよく食べる
③ 野菜はあまり食べない
④ テレビを見ながら食事をしている
⑤ お茶やお水を飲みながら食事をしている 汁かけが好き
⑥ ソフト食パンが好き
⑦ りんごを丸かじりで食べられない
⑧ カレーライスやハンバーガーをよく食べる
⑨ 食が細い 量が少ない
⑩ 遊ばない友達が少ない
・「はい」の数が0～2　－ おめでとう 合格です
・「はい」の数が3～5　－ もう少しがんばって！
・「はい」の数が6以上　－ 残念!!

さて、口を開けてみると舌があります。砂田登志子さんの「漢字で食育」という著書の中に、舌という字は「千」と「口」からなることについての解説がありました。千の味を体験し、舌が肥え、味覚が鋭敏になると、食べ物の好みも高度化する、と書かれています。舌の発生由来は手足の筋肉と同じで、魚のヒレから発達しました。気に入ったものを見つけたとき、喉から手が出るほど欲しい、などと言います。カエルやカメレオンなどは舌をピューッと出して獲物をとります。

「舌」に「氵」がつくと「活」という字になります。「氵」の意味は水が勢いよく流れ、循環する様子と砂田さんは書いています。海で魚が「いきいき」と勢いよく泳ぐ様子を表しているのかもしれません。「活《いきる》」ためにもよくかんで舌を良く運動させる必要があります。

口は感覚器官です。唇や舌は鋭敏な触覚を持っています。試しに2本の爪楊枝の先を少し離して同時に唇や舌に当ててみてください。1点と感じる距離はどれくらいですか。同じように腕や手でやって比べてみてください。唇や舌の方が非常に狭い間隔で分かるでしょう。この鋭敏な触覚で口の中の食べ物の大きさ、硬さ、弾性、温度などを瞬時に判断して、下顎や舌を動かし咀嚼しています。

もうひとつ特殊な感覚があります。味覚です。甘い、塩辛い、苦い、すっぱいなどの味といろいろな旨味を感じます。離乳期、幼児期のときから薄味で、本物の味、自然な味を経験させることが大切です。

次に、歯について考えてみましょう。歯は、噛み切る、すり潰すなどの力仕事だけでなく、鋭いセンサーでもあります。自分でどれくらい薄い物を感じるか、そっと噛んでみてください。ミリの単位でなく、ミクロン単位の薄さでも感じることができるのです。むし歯になるとセンサーは鈍くなります。そして、大きなむし歯は痛くて噛む意欲をなくしてしまいます。それだけでなく、噛み合わせを悪くします。顎の動きがぎこちなくなり、上手に咀嚼できなくなります。「噛」は口と歯の「協働」によって行われるのです。

最後に食べることについて考えてみましょう。五感には視覚、嗅覚、聴覚、触覚、味覚があります。この五感を使って、私たちは食べています。すなわち、大脳をフルに活動させて食べているのです。小さなクッキー一枚を食べるときでも、まず目で見て（視覚）・口に近づけると甘い香りが（嗅覚）・歯で噛むときにカリッと音（聴覚）がして・サクサクと砕け（触覚）・甘い味が広がります（味覚）。京都大学名誉教授の大島清先生は「幼少期から『原始感覚』である、この五感の体験が大切であるが、現代の子どもたちは膨大な視聴覚刺激に比べて『触る』『嗅ぐ』『味わう』という刺激が明らかに足りない。そのため、青少年のひ弱で未熟な精神がよく問題になりますが、『原始感覚の希薄さ』も一因ではないでしょうか」と言われています。

五感を使った楽しい食事で子どもたちは豊かな心をつくり、よく噛むことで引き締まった口元でいい笑顔をつくり、その笑顔はその子の表情をつくり、その表情はその子の人生をつくるといえます。食育の原点は、「良い口」と「良い歯」といえるでしょう。「良い口」を作るためには、離乳期からの噛む学習と、四、五歳頃までの噛むトレーニング、噛む訓練。すなわち、よく噛むことです。「良い歯」は、むし歯の原因になりやすい甘いものに注意して、食べたら磨く習慣づけと定期検診でウ蝕予防をすることにより守られていくでしょう。

『土からの食農教育』をめざして

第五話◉公立菊池養生園診療所　竹熊宜孝

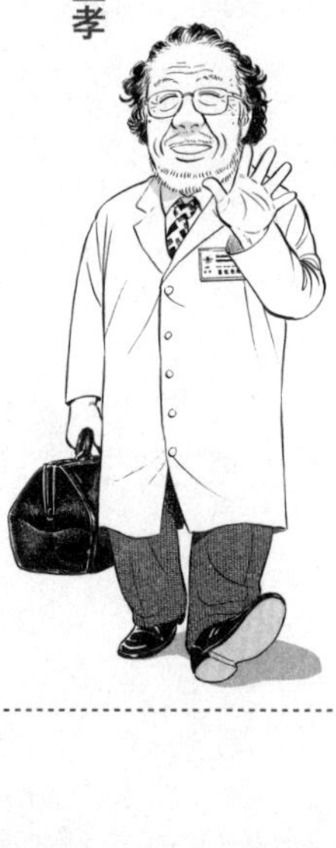

世をあげて「食育」のラッパが全国津々浦々まで鳴り響いています。やっぱり法律というものは凄い。食育基本法が制定され、文部科学省、農林水産省、厚生労働省が、競って旗振りをしています。マスコミも乗り遅れまいとエンジンを始動し、いや一番乗りを目指して全国疾走というところもあります。研究機関、大学も目の色が変わってきました。いろんな職種が連動して、食育合唱を始めていいます。私は30年ほど前から医・食・農は「いのちの視点で」と言ってきました。前述した政府各省庁は、1日も早く連携して行動を起こさないと、すべてが後手となって、そのツケが医・食・農にまわり、社会問題、特に医療へのツケ、子どもたちの肉体と精神、そして少子化現象にも連動する可能性を指摘してきました。今日、世界的に急速に問題になってきた環境問題にもブレーキが効かなくなる可能性があると、拙著「土からの医療」「土からの教育」で訴えてきました。

機会あるごとに、農村医学会や有機農業研究会、国内外の消費者運動でも発言してきました。当時の著名な医事評論家から、科学的根拠のないことを発表することはもっての外だと批判され、「医・食・農は命だ」と主張した日本消費者連盟編集の本は、再販される事なく葬られてしまいました。

故・有吉佐和子さんの著書「複合汚染」は空前のベストセラーになり、全国的に話題となりました。彼女が亡くなったあとは、どのマスコミも口を閉ざしました。アメリカで話題となったレイチェル・カーソン著「沈黙の春」は全世界で読まれ、その後に出たシーア・コルボーン著「奪われし未来」は、評論家立花隆氏が必読の書として推薦し、マスコミの論説などでも取り上げられましたが、その後は、環境ホルモンという言葉さえ死語になりつつあります。

最近、映画化され、本にもなっているアル・ゴア著「不都合な真実」はまさに、もう手遅れになるぞという警鐘というより、諦めとも言える真実ではないのでしょうか。科学的に証明されたときはもう遅いのです。それが公害病として世界が注目した水俣病ではないのか、医学が解決できるのか。環境学者、政治家、評論家が解決の妙薬を提示できるのか。法的に司法の場で経済的に犠牲者に報いるしかないのです。

今、医療過誤、医療費高騰、医師不足がマスコミの話題となっていますが、食と農は、もっと深いところで人類のいのちを脅かしています。BSEや鳥インフルエンザは人類を脅かす切実な問題として、政治、経済の重要課題となっていますが、よくよく考えてみると、食や農を命と考えず、経済問題として、学問が引っ張り、効率化を最優先した結果ではないのでしょうか。まだそれに気付かず大騒ぎをしているのが現実です。

自然の動物は、土と水を命として生きています。人間は、金と石油、そして原子力にまで手をつけ、戦争まで引き起こします。それが、ゴア氏のいう不都合な真実です。その視点に立って、食育をやらなければ、食育もお祭り騒ぎになって、一部の人間、業界に踊らされ、不都合な真実に向かうのではないでしょうか。土にこだわってきたのは、土は命を生み出す基であるからです。字をよく見てください。

「土」に芽がなかったら「工」となります。その工業化のツケが人間にまわっているのです。食育ではなく、食農教育を。あえて言うなら、三つ子の魂百までと言いますが。3歳からの幼児教育に土からの食農教育をしてほしい。朝食をしっかり摂ることもいい。弁当の日もいい。地産地消も大賛成。身土不二は当然だ。しかし、日本人が土から離れたときに、「不都合な真実」は現実となるのです。

（2007年5月16日付　日本農業新聞一面に掲載）

第2部

健《けん》幸《こう》は口から

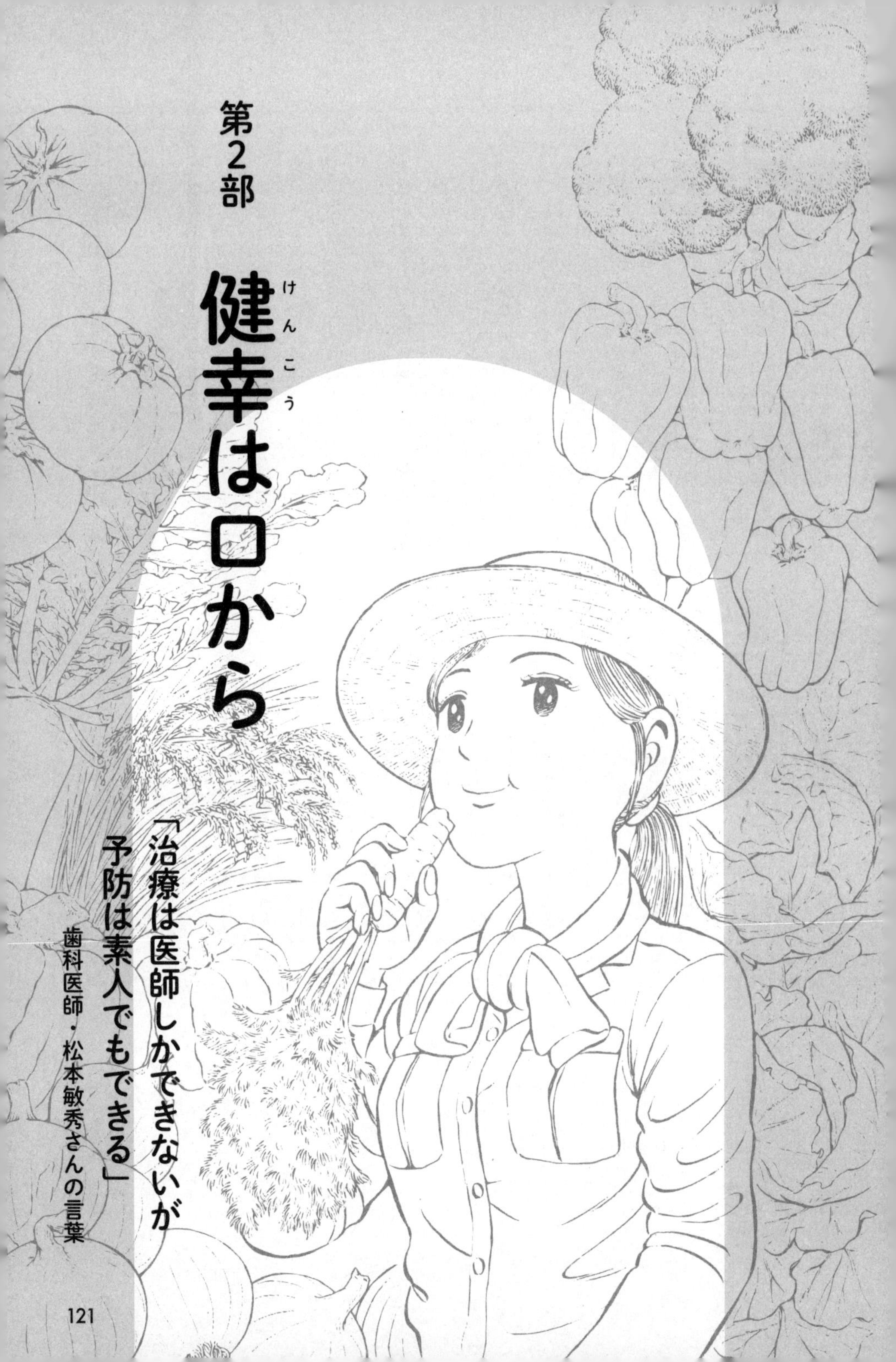

「治療は医師しかできないが予防は素人でもできる」

歯科医師・松本敏秀さんの言葉

「食卓の向こう側 コミック編①」その後

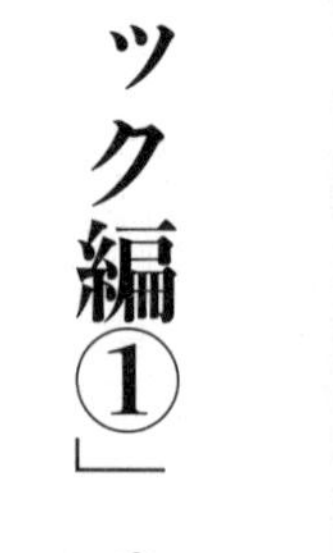

朝刊1面で連載企画「食卓の向こう側」が始まったのは2003年秋のこと。

第1部「こんな日常どう思いますか」のプロローグの書き手は水城。それは福岡市に住む3人家族の、ごくありふれた日常から始まる。

プロローグ～こんな日常、どう思いますか?

福岡市西部のマンションに住む内山良美（35）＝仮名＝は、会社員の夫（35）、小学六年生の長男と三人暮らし。共働きで「生活は人並みかな」。

＊

11月のある日。「会議の資料づくりがある」夫は、午前七時に栄養ドリンクを飲んで出勤。寝るのが遅かった長男は布団でぐずぐず、今日も朝食を食べずに登校した。良美はトーストと牛乳で済ませ、職場へ。「朝はあわただしいから、3人が食卓にそろうのはめったにない。一緒なのは日曜日ぐらい」（夫）

昼。良美は会社近くの弁当屋ですき焼き弁当を購入。夫はコンビニで空揚げ弁当とウーロン茶。どちらも五百円から釣りが来た。長男は給食。「うちよりおいしいし、みんなと食べるのが楽しい」

午後4時すぎに帰宅した長男は、カップラーメンを食べ、スポーツ飲料のペットボトルを手に、学習塾へ急いだ。

良美は、週1回のママさんバレーの練習日とあって、定時に職場を出ると、デパ地下で鶏の空揚げ、ポテトサラダ、きんぴらごぼうを選んだ。6時に帰宅、買ってきた総菜をパックのまま食卓に並べ、練習場へ。

7時半、長男はジャーからごはんをよそい、一人で食事。インスタントのスープに湯を注ぎ、テレビを見ながら、嫌いな野菜をよけて空揚げを食べた。「お母さんがうるさく言わないから、一人の方が気が楽」

良美から「今日は食べてきて」と言われた夫は同僚と居酒屋へ。枝豆、焼きナス、焼き鳥をつまみにビールを飲み、仕上げにラーメン。10時に帰宅し、3人でスポーツニュースを見ながら、夫が買ってきたハンバーガーを食べた。「ついハンバーガーショップに寄ってしまう」(夫)

＊

日曜日の夜はたいがい家族で外食する。良美が今週、夕食で台所に立ったのは3日。炒めものや長男が喜ぶ焼きそばを手早く料理、冷凍食品を〝チン〟して添えた。残業があった2日は、総菜を買った。

「夫は掃除、洗濯を手伝う人ではないから、家事はすべて私の負担。料理にかける時間はできるだけ省きたい」のが本音だ。

良美は、夜中に突然息が苦しくなり、あわてて夫が病院に運んだことがある。過呼吸症候群。「原因はストレス」と医者に言われた。時々、カラオケで気晴らしする。夫は肥満気味で、会社の健康診断では「中性脂肪が多い」。長男は今年2回、朝礼時に気分が悪くなった。担任から「寝るのが遅れ、朝食が食べられない悪循環になっているのでは」と注意された。

「もう少し子どもにかまってやりたい」と良美は思う。でも、家のローンは残っているし、長男の学資も必要だ。「こんな時代だから、夫も自分もいつリストラされるか」分からない不安も。このレールから外れるわけにはいかない…。

＊

内山家の「食」の風景。

あなたは何を感じましたか。

私たちの食生活は昭和30年代を境に大きく変わりました。肉、牛乳、パンなど洋風化が進み、インスタントラーメンといった手軽な食品も次々に誕生。ファミリーレストランをはじめとする外食は、今や24時間オープンが珍しくありません。

お金さえ出せば、なんでも食べられる〝豊かな食〟

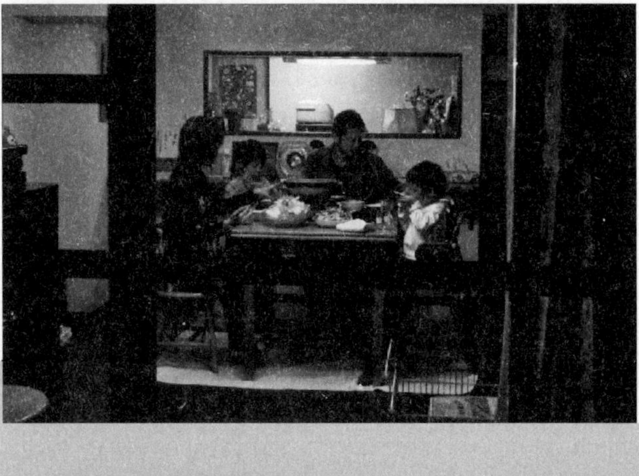

それぞれの家庭に、それぞれの食卓がある（写真は本文と関係ありません）

の一方で、糖尿病などの生活習慣病は急増し、最近は若年層にも広がっています。

シリーズ企画「食卓の向こう側」では、私たちの「食」が問いかけているものを探っていきます。

＊

「これのどこがニュースなのか？」「1面に載せる原稿じゃない」――連載前の社内には、そんな声もなくはなかったという。だが、掲載と同時に取材班には読者からは「待っていました」と言わんばかりの共感の手紙やファクス、メールが続々。連載終了後にはそうした読者の反応を、反対意見も含めて紙面で紹介したり、連載に登場した方々を招いたシンポジウムを開催したりすることで、読者との双方向性も高まった。

「半歩先の挑戦」に好感

連載にあたり、取材班が大事にしたのが「目線」だった。

とかく新聞社のキャンペーンは、「こうすべきだ」とか「かくあらねばならない」といった押しつけになりがちだ。だが、わが身をふり返ると、そんな展開では環境問題のように頭では理解できても、実際の行動変容にはつながらないし、なにより自分たちができないことを「したり顔」で書くのは後味が悪い。

地元学の提唱者である熊本県水俣市の吉本哲郎さんは言っていた。「答えが間違ってんじゃねえ。問題の立て方が間違っているから、とんちんかんな答えしか出てこねえんだ」

「良質な問題提起と実効ある提案」「提案する新聞、成長する連載」―。生活者（読者）目線で問題を見つめ、社会に向けて提案していこうと、取材班はこんな旗印を掲げて記事を書こうと心がけたものの、水城のような中年が書くとつい説教調になってしまい、本当に連載を読んでほしいまりものような若い世代に届かないおそれがある。「まりも。今の気持ちをそのままぶつけてよ」。水城の声に促され、まりもは連載第2部『「いのち」つなぐために』のラストで、自ら体感した3カ月の変化をありのままにつづった。

トライ――「半歩」を始めませんか

「生ごみすら出ない」私の生活が2003年11月、少し変わった。炊飯器のスイッチを入れた。半年前に賞味期限が切れていたみそも、新しく買った。

社会部記者、桜坂まりも(29)。独身。

きっかけは、コミック第1話に登場した長崎大学准教授、中村修さんと会ったこと。中村さんは、学生の大半は栄養バランスなど考えず、好きなものだけ食べる「呆《ほう》食《しょく》」だという。先輩記者は「なんて貧しい食生活」と驚き、私は「そんなにやばい?」と驚いた。人ごとじゃなかったのだ。

言い訳はある。連日「午前さま」の生活。休みも不規則。外食なしでは生きていけない。でも、中山さんの一言に救われた。「半歩先を目指せばいいんじゃない?」

そこで一念発起。①野菜を食べる②1日3食とる③外食は定食にする④間食は控える⑤自動販売機は使わない——これを「できる範囲で」やる。「半歩の挑戦」と名付けた。

▼1カ月目

朝は眠い。やはり、みそ汁は面倒だ。いつか両親から「食べないよりまし」と言われた即席みそ汁で精いっぱい。一工夫して「チン」した冷凍食品のホウレンソウを入れる=次ページ記事内写真A。

半月後、みそ汁を手作り。割と簡単。いろんな野菜をたっぷり食べられるので、ありがたい。買い物は仕事の合間にスーパーで。

昼と夜は、野菜も食べられる定食をもりもり食べた。豚のショウガ焼き定食、ハンバーグ定食…。ただ、何をどれだけ食べればいいか、分からない。時々無性に甘いものが食べたくなる。4キロ太った。

▼2カ月目

本で栄養バランスを勉強。肉や卵は毎日食べなくてもいいらしい。逆に、食べ過ぎると万病のもと。野菜中心の外食を探すものの、なかなかない。とりあえず昼は野菜いため定食やおでん定食=同写真B=がある店を見つけ、夜はデパ地下の和風弁当を増やした。

体の働きをよくしようと、白米よりはミネラルやビタミンが豊富と知った玄米を初購入。食べにくいと聞いていたが、それほどでもない。便秘も減り「体は食事で快適になるもんだ」とうれしくなり、やる気も倍増。体重は元通りに。

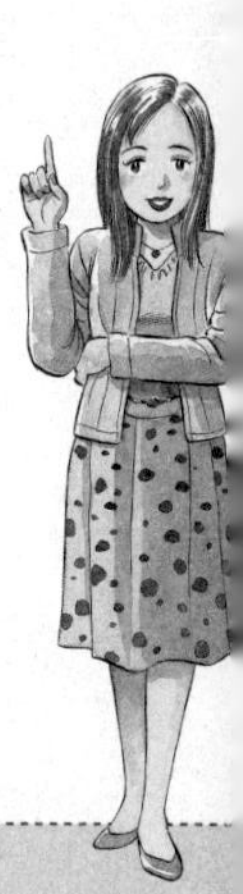

▼3カ月目

朝食抜きの日も減り、ご飯と野菜、豆類を意識して食べるようになった。花粉症なのでアレルギーと食の関係の本も読み、農薬や食品添加物はできるだけ避けようと思った。運良く、デパ地下に無添加、無農薬の総菜店があり、常連に。弁当＝写真C＝と一緒に朝食の付け合わせも買うと楽。野菜不足の日が続くと「緑の葉っぱが食べた～い」と感じる。

＊

変わったこと――。学生時代からひどかった生理痛が軽くなり、鎮痛剤がいらなくなった。血液検査では、赤血球が大きくなり、数も増えた（酸素を多く運ぶから疲れにくくなる）。化粧品店に調べてもらった肌の状態は、肌自身が元気になろうとする力（ターンオーバー）が改善した。

＊

「半歩先」を目指し始めた頃、先輩記者から「野菜といってもピンからキリまである」と忠告された。当時は「そう言われても」と馬耳東風。今なら聞けるが、いきなり〝正論〟には入れなかったのだ。

玄米菜食主義など、いろんな人が言う「健康的な食生活」には堅苦しい印象があった。でも、この間に、それぞれのやり方があるんじゃないかと思うようになった。万だって、ライフスタイルや好きな食べ物はさまざま。

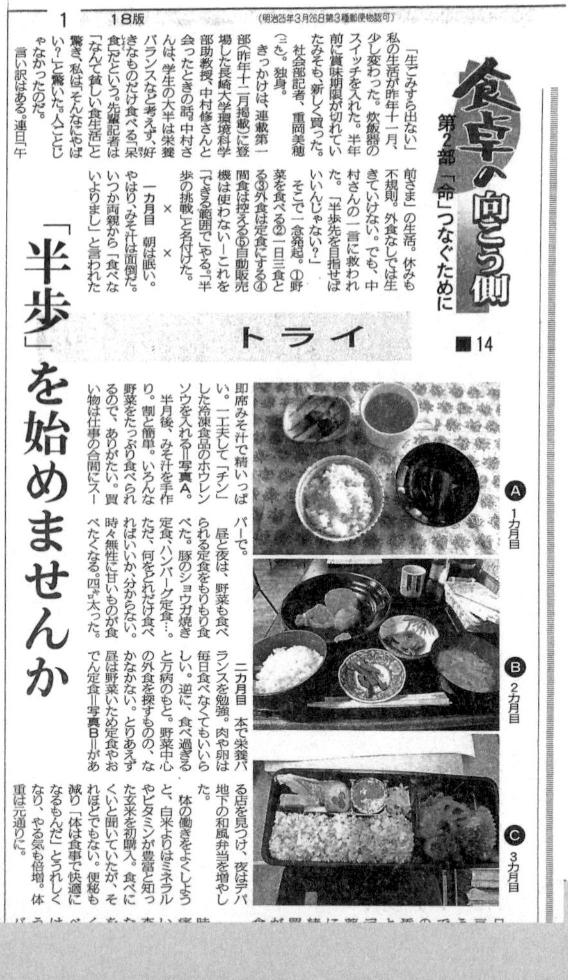
1　18版　(明治25年3月26日第3種郵便物認可)

食卓の向こう側　第2部「命」つなぐために　■14

トライ

「半歩」を始めませんか

「生ごみすら出ない」私の生活が昨年十一月、少し変わった。炊飯器のスイッチを入れた。半年前に賞味期限が切れていたみそも、新しく買った。

社会部記者、重岡美穂(二七)。独身。

きっかけは、連載第一部(昨年十二月掲載)に登場した長崎大学環境科学部助教授、中村修さんと会ったときの話。中村さんは、学生の大半は栄養バランスなど考えず、好きなものだけ食べる「呆食」だという。先輩記者は「なんて貧しい食生活」と驚き、私は「そんなにやばい?」と驚いた。人ごとじゃなかったのだ。

言い訳はある。連日「午前さま」の生活。休みも不規則。外食なしでは生きていけない。でも、中村さんの一言に救われた。「半歩先を目指せばいいんじゃない?」

そこで一念発起。①野菜を食べる②一日三食とる③外食は定食にする④間食は控える⑤自動販売機は使わない―これを「できる範囲で」やる。「半歩の挑戦」と名付けた。

×　×

一カ月目　朝は眠い。やはり、みそ汁は面倒だ。いつか両親から「食べないよりまし」と言われた即席みそ汁で精いっぱい。一工夫して「チン」した冷凍食品のホウレンソウを入れる=写真A。

半月後、みそ汁を手作り。割と簡単。いろんな野菜をたっぷり食べられるので、ありがたい。買い物は仕事の合間にスーパーで。

昼と夜は、野菜も食べられる定食をもりもり食べた。豚のショウガ焼き定食、ハンバーグ定食…。ただ、何をどれだけ食べればいいか、分からない。時々無性に甘いものが食べたくなる。四㌔太った。

二カ月目　本で栄養バランスを勉強。肉や卵は毎日食べなくてもいいらしい。逆に、食べ過ぎると万病のもと。野菜中心の外食を探すものの、なかなかない。とりあえず昼は野菜いため定食やおでん定食=写真B=がある店を見つけ、夜はデパ地下の和風弁当を増やした。

体の働きをよくしようと、白米よりはミネラルやビタミンが豊富と知った玄米を初購入。食べにくいと聞いていたが、それほどでもない。便秘も減り「体は食事で快適になるもんだ」とうれしくなり、やる気も倍増。体重は元通りに。

A 1カ月目

B 2カ月目

C 3カ月目

人に通じる「正解食」はないだろう。

今、挑戦は6カ月目。食べることを少し意識して「この体は、将来の『わが子』の体でもあるんだよな」とか、「野菜も自分で作ってみたい。でも、育つまでに一年もかかるのか」とか、いろんなことも見えてきた。

もし、あなたが「呆食かな」と思ったら、「半歩」を始めてみませんか。

＊

まりもの素直な文章と、「半歩先宣言」というキャッチフレーズに、読者は等身大の女性の姿を見たのか。読者の反響がますます大きくなるなか、取材に駆け回る水城とまりも。その後、長崎県佐世保市の「菌ちゃん先生」こと吉田俊道さんの「元気野菜づくり」、そして香川県の小学校校長、竹下和男さんが始めた「子どもが作る〝弁当の日〟」などとの出会いを通じ、それらが全国に広がるきっかけをつくった。

そして水城が見つけた第3の提案が、知ってそうで知らない口のこと。

歯科関係者にとっては当たり前の話でも、歯といえば、小学生時代に習った悪魔がやりを持ったむし歯のイメージぐらいしかない水城にとって、取材は驚きの連続だった。さらに、歯だけではなく、呼吸も考えねばならないこと。もっと早く知っておけばと思うと同時に、記者が感じた「へ～」が読者に伝われば、「新聞を読んで得した」と思ってもらえるに違いない。そして、「命の入り口心の出口」と名付けられたこのシリーズもまた、大きな反響を巻き起こしたのだった。

「命の入り口　心の出口」を締めくくるにあたり、水城はこんなコラムを書いた。

＊

数年前、食育の概念図をつくった（次ページ図1）。食を考える際、多くの人は、「食べる」ことでしかとらえていない。だから、「これを食べると元気になる」、あるいは「病気になる」といった情報に右往左往する。だが、人の健康度がわかるのは、何を食べたかより何を出したかの方だ。立派な便が出るときは、腸内細菌の状態もいい証拠。体の免疫機能も働いている。

「食べる」前には「作る・獲る」もある。いつ、どこで、だれが、どう作ったかで栄養価は変わるし、それを受け入れる私たちの体の状態も季節によってまた違う。

さらに、「買い物する」「調理する」「土に返す」とともに、感謝やひもじさといった「感覚」と組み合わせて食を語ってきた私たちに欠けていたのが、今回取り上げた、「食べる」と「出す」の間にある「噛む」だった（図2）。

歯といえば、小学生時代に習った悪魔がやりを持ったむし歯のイメージが強い私にとって、取材は驚きの連続だった。もっと早く知っておけばと思うと同時に、記者が感じた「へー」が読者に伝われば、「新聞を読んで得した」と思ってもらえると確信した。

おなかの中は毎日のぞけないが、口ならいつでも自分でチェックできる。歯茎から血が出たり、口臭が出たりするときは、何かの異常のサインだし、舌でも健康状態はわかる。まさに口は健康のシグナルであり、全身の病とつながっているのに、わが国ではほかの病気に比べて歯科の優先順位が低いのはなぜだろうか。

それは医療のプロと呼ばれる人たちも含め、私たちが噛むことや食生活という、極めて日常的な行為を軽視しているからではないか。体に境目はないのに、なぜか存在する医科と歯科の壁や、予防的措置ばかりやっていては、歯科の経営が成り立たないという日本の医療制度の欠陥もあるように思う。

医者が増えれば病人が減ってよさそうなのに、現実は逆で医療費は増える一方。そりゃそうだ。原因は病気の方であり、医者の増加は結果なのだから。

「上農は草を見ずして草を取る。中農は草を見て草を取り、下農は草を見て草を取らず」ということわざがある。

米作りは草との闘い。草を見てからの対応では、取ったそばからまた次の草が生えるだけ。種から根や芽が出た

●食育の概念図●

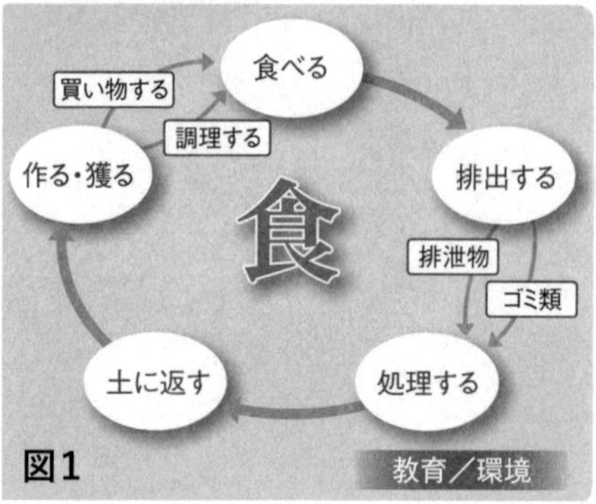

図1

●食育の概念図●

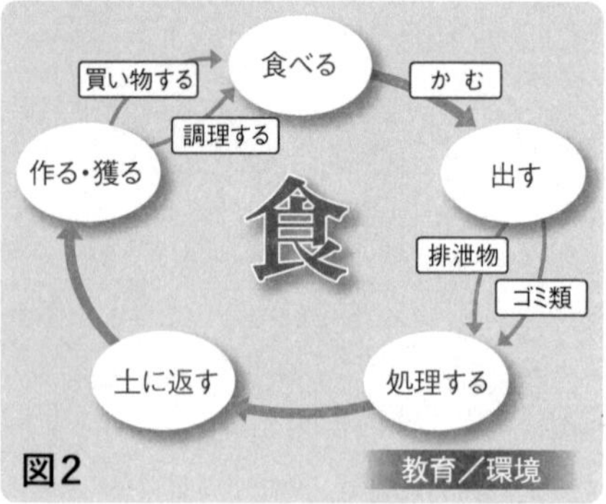

図2

ばかりの段階で土をかき回し、草が伸びる暇を与えないのが名人の仕事というわけだ。

それは医療も同じだろう。病気になる原因を少しでも減らせれば、それは「転ばぬ先のつえ」となり、医療の抱える課題の多くは解消の方向に向かう。

口を命の入り口にするか、病の入り口にするか。個人としても社会としても、ここに大きな分かれ目があるのではないか。

技術、制度、価値観。このなかのどれが一つでも変わったとき、世の中に大きな変化が生まれるという。

私たち記者に技術はつくれない。だが、望ましい制度は、望ましい価値観の延長線上にあると考えれば、新聞を通じ、その価値観に働きかけることはできる。痛くなる前の定期ケアが根付くことは、人々の幸せにつながり、結果として膨れ上がる医療費に歯止めがかかるような流れをつくることはできるのではないか。

それにしても、口の向こう側の奥深いこと。20数回にわたる連載・特集を終え、やっと入り口に立ったというのが、私たち取材班の正直な感想である。

このたび、『新版 食卓の向こう側コミック編＋健幸は口から』を上梓するにあたり、『食卓の向こう側第13部　命の入り口 心の出口』に登場してもらった、国立モンゴル医学科学大学の歯科医師、岡崎好秀先生の超人気コミック『ふしぎ・ふしぎ噛むこと健康』（作画・勝西則行）から2話、ご提供いただきました。

「あいうべ体操」「マウステープ」「鼻うがい」など、おカネをかけずに、誰でも、どこでも取り組める健康法などの記事と合わせ、知ってそうで実はほとんど知らない口の世界と、医療人たちの志を描いた第2部をご覧ください。

九州新聞社　記者　水城一角
桜坂まりも

良質な問題提起と実効ある提案

漫画でわかる あいうべ体操

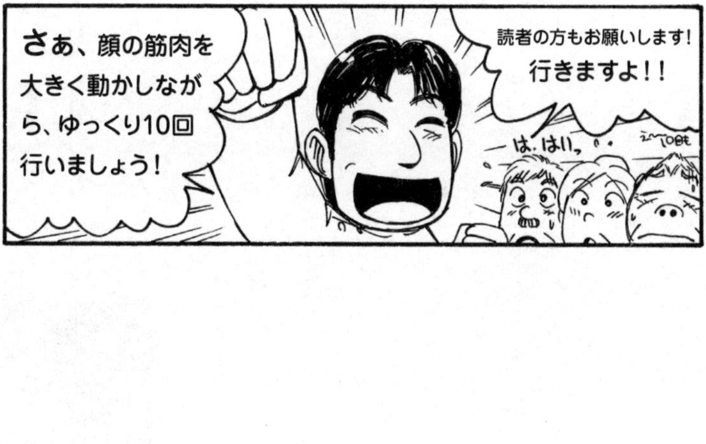
読者の方もお願いします！
行きますよ！！
さあ、顔の筋肉を
大きく動かしなが
ら、ゆっくり10回
行いましょう！
は、はいっ
え〜10回も

「食べものが変われば最初に変わるのは口」

国立モンゴル医学科学大学客員教授／歯のふしぎ（Ｗｅｂ）博物館館長
岡崎好秀

子どもは最も環境による影響を受けやすい存在です。

街には食べものがあふれ、いつでもどこでも手軽に手に入れることできる〝豊かな〟食生活の一方で、子どもの口を見続けてきた小児歯科医の私からすると、これまで見られなかった口腔疾患が増加しているように感じています（次ページメモ）。

一例を挙げましょう。

私が学生だった1970年代には、先端同士が当たっているのが正常な乳歯のかみ合わせであり、歯と歯の間には隙間があるものと教えられてきました。

ところが現代ではこんな子どもは少数派。上の前歯が下の歯にかぶさったり、歯の隙間がなかったりする子が大半なのです。

遺伝的要素もあるでしょう。でも、「食べものが変われば、最初に変わるのは口である」と考える私の目には、食生活の変化が口の状態に現れたと考えたように思えてなりません。

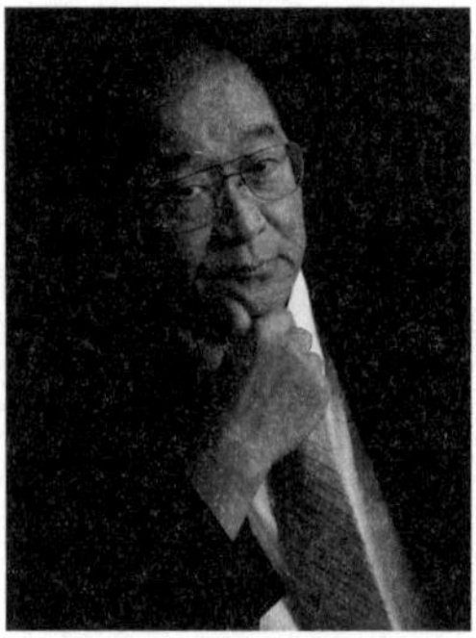

その理由はこうです。

私は40年以上にわたり、障害のある子どもらの診療に携わってきました。その子らには乱くい歯や口呼吸など、先に挙げた口腔疾患が多いのが特徴です。かつて私は、「それは障害のため、口の機能が未熟だからそうなるんだ」と考えていたのですが、近年では、それと同じことが健康な子どもらにも増えているのです。

なかでも気になるのが、お口をポカ～ンと開けている子どもらの急増。そんな子らの唇は、たいてい上唇が厚く、富士山のような山型をしています。また、外気が直接当たるため歯肉が腫れ、口呼吸性の歯肉炎にもなりやすい。これは歯磨きでは治らないし、インフルエンザにもかかりやすくなります。

乳歯の不正咬合
- 叢生（乱くい歯）
- 過蓋咬合（下のあごが後退したために、かみ合わせが深すぎて下の前歯が見えない）
- 開咬（かみ合わせても、前歯に上下方向の隙間ができてしまう）

口呼吸（お口がポカ～ンと開いている）

唾液分泌量の減少

発音不明瞭
- 大きく口を開けることができない

歯周病の若年化

乳歯の歯石沈着

子どもは未来の大人

さらに、口呼吸ではのどの奥の扁桃腺も肥大。肺に送り込まれる空気の通過にも支障を来しますし、酸素の供給量も減少します。その結果、体内に取り込む酸素の量が不足すれば、子どもらの体力や積極性、勉学、そして生きる力にも影響するかもしれません。子どもは未来の大人。未来は今、まさに始まっているのです。このコミックを通じ、より多くの方々が口の大事さ、呼吸の重要性について気づいてくださることを願っています。

＊

口の世界は本当に面白い。もっと知りたくなった方は、「歯のふしぎ博物館」「みらいクリニック」でネット検索してみてください（水城一角）

ふしぎ・ふしぎ噛むことと健康

第31話　鼻は天然のマスク（鼻呼吸 VS 口呼吸）

モンゴル健康科学大学 客員教授（前 岡山大学病院 小児歯科 講師）　岡崎 好秀　　イラスト　勝西 則行

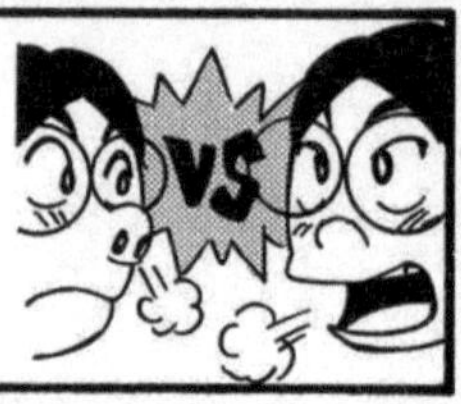
VS

コマの進行は左から右へ。以下147ページまで同じ

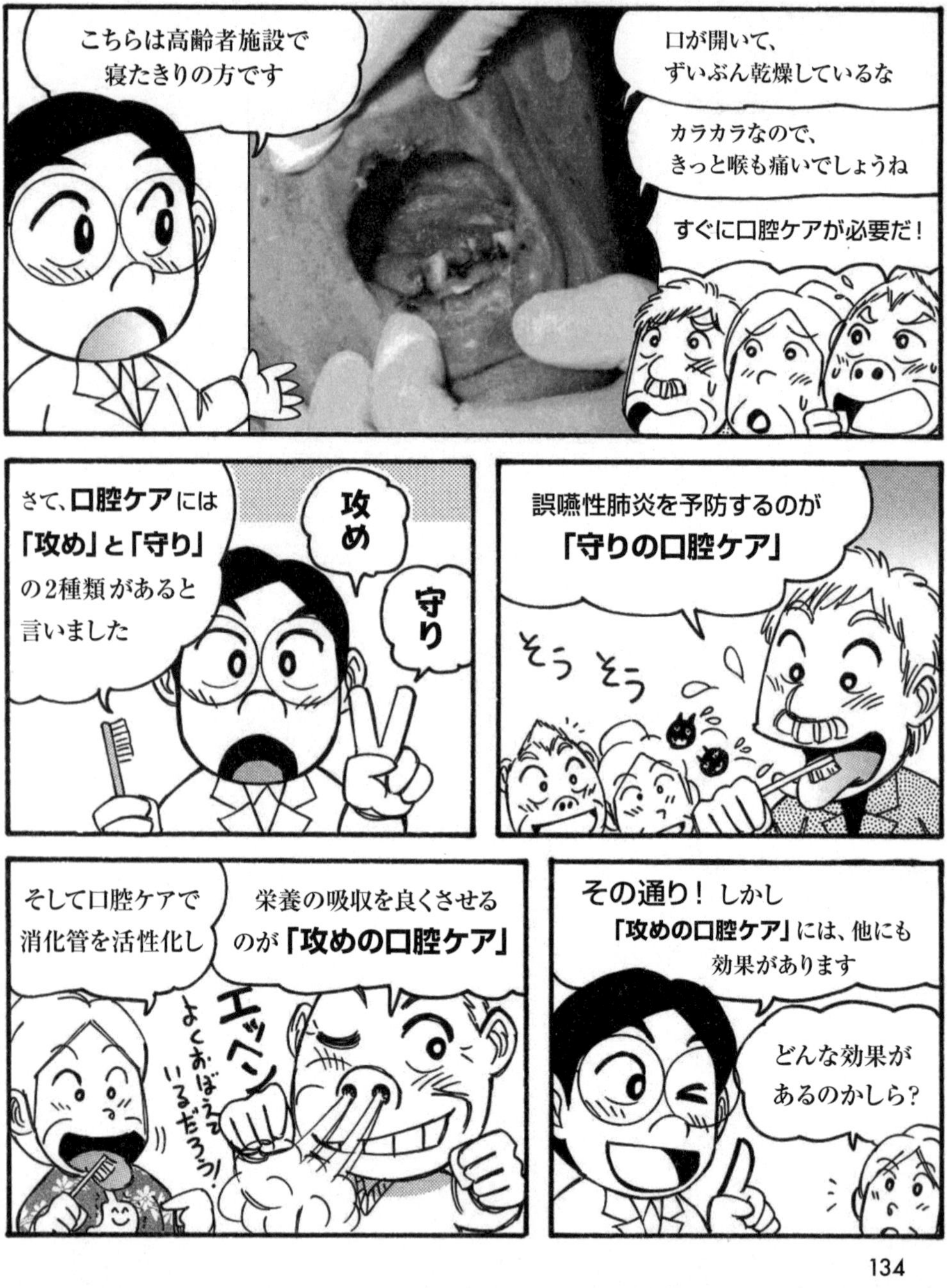
こちらは高齢者施設で寝たきりの方です
口が開いて、ずいぶん乾燥しているな
カラカラなので、きっと喉も痛いでしょうね
すぐに口腔ケアが必要だ！
さて、口腔ケアには「攻め」と「守り」の2種類があると言いました
攻め
守り
誤嚥性肺炎を予防するのが「守りの口腔ケア」
そう そう
そして口腔ケアで消化管を活性化し
栄養の吸収を良くさせるのが「攻めの口腔ケア」
エッヘン
よくおぼえているだろう！
その通り！しかし「攻めの口腔ケア」には、他にも効果があります
どんな効果があるのかしら？

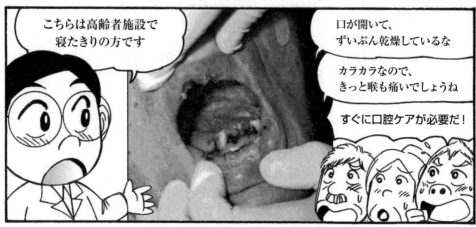

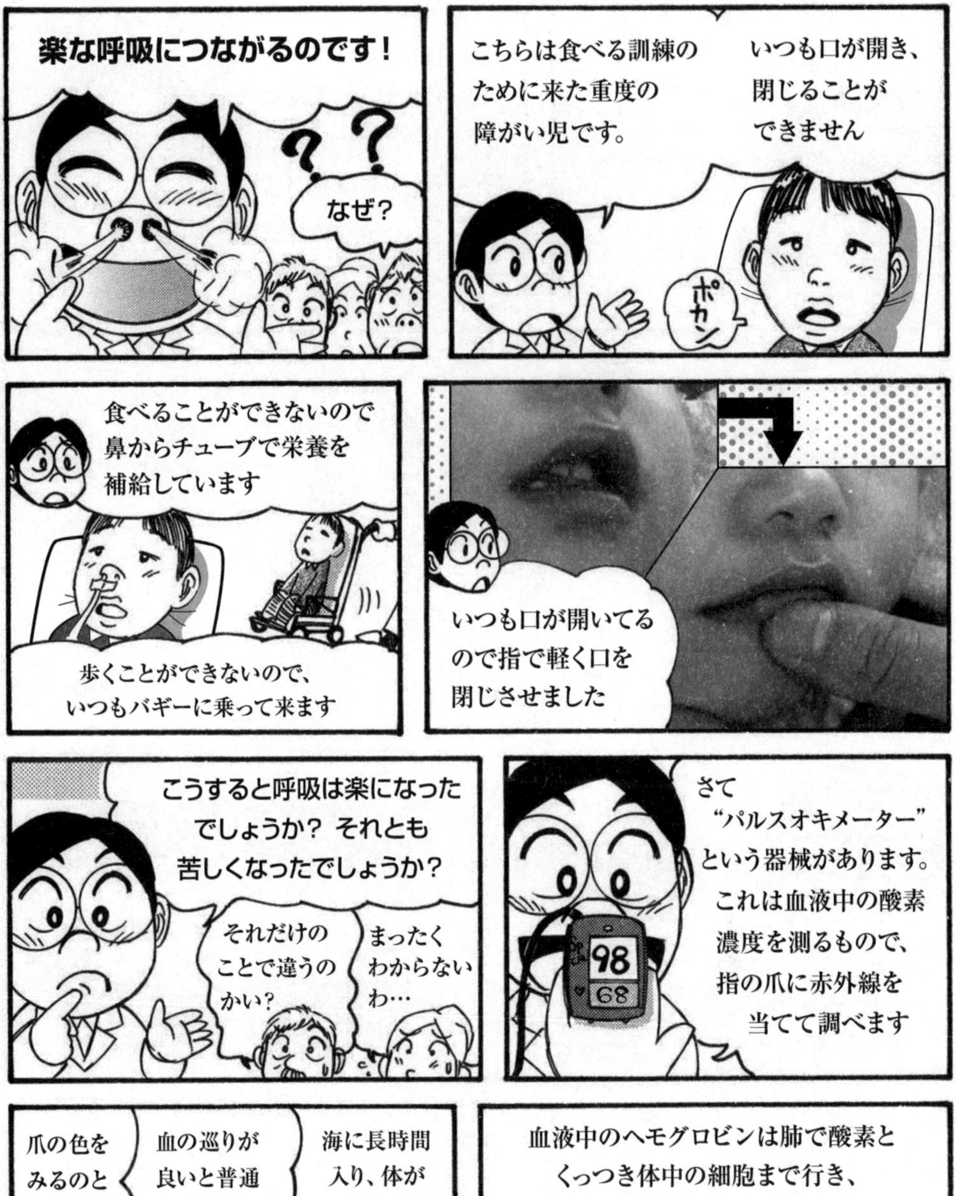

楽な呼吸につながるのです！
なぜ？
こちらは食べる訓練のために来た重度の障がい児です。
いつも口が開き、閉じることができません
ポカン
食べることができないので鼻からチューブで栄養を補給しています
歩くことができないので、いつもバギーに乗って来ます
いつも口が開いてるので指で軽く口を閉じさせました
こうすると呼吸は楽になったでしょうか？ それとも苦しくなったでしょうか？
それだけのことで違うのかい？
まったくわからないわ…
さて“パルスオキメーター”という器械があります。これは血液中の酸素濃度を測るもので、指の爪に赤外線を当てて調べます
98
68
爪の色をみるのと一緒だな
血の巡りが良いと普通ピンク色をしているわ
海に長時間入り、体が冷えると色が悪くなるな
血液中のヘモグロビンは肺で酸素とくっつき体中の細胞まで行き、二酸化炭素を受け取って肺へ戻ります
酸素
二酸化炭素

次のページへ

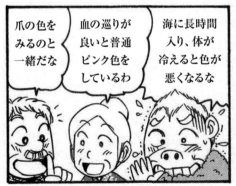

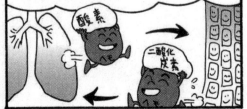

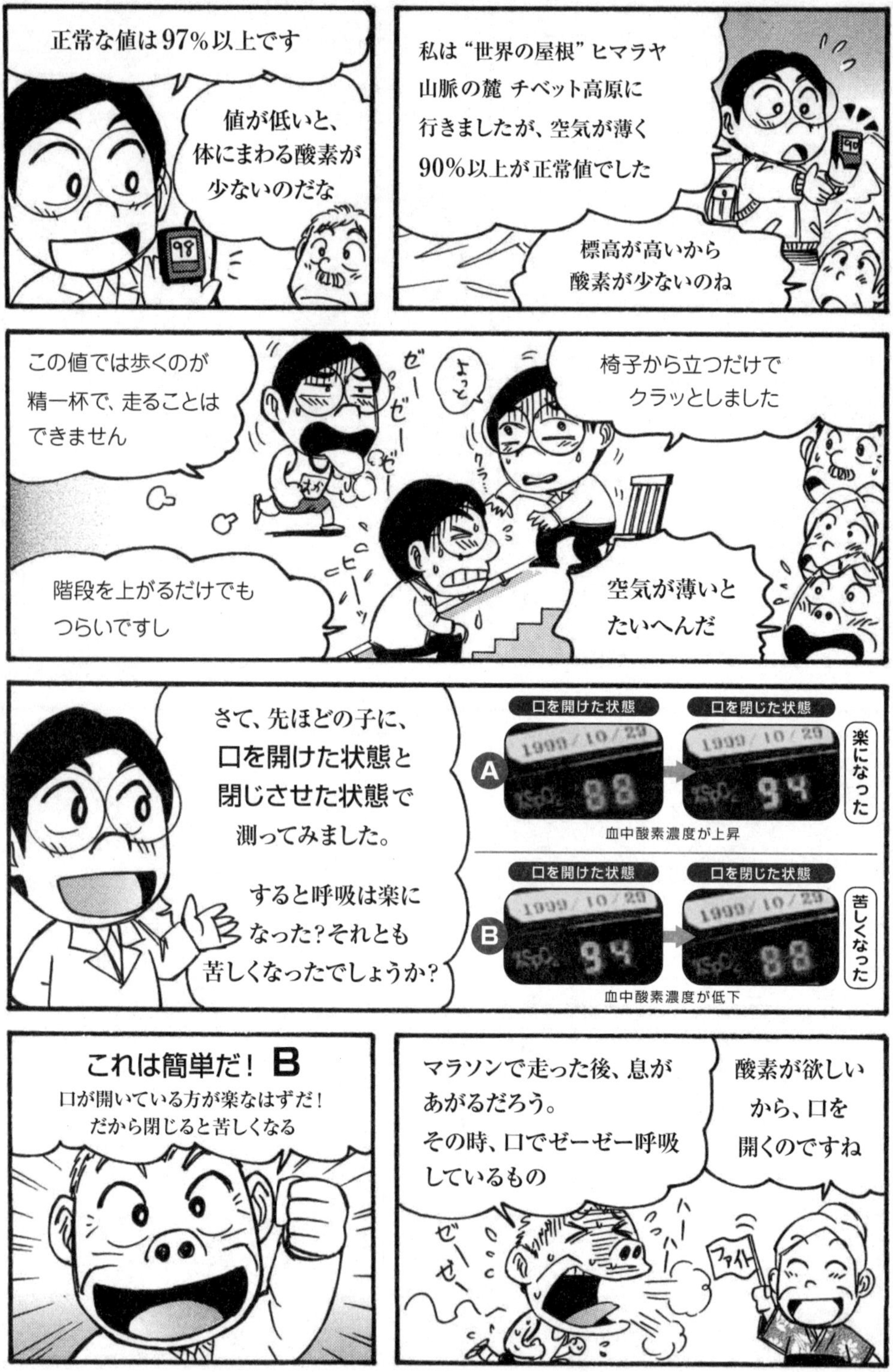
正常な値は97%以上です
値が低いと、体にまわる酸素が少ないのだな
98
私は"世界の屋根"ヒマラヤ山脈の麓 チベット高原に行きましたが、空気が薄く90%以上が正常値でした
標高が高いから酸素が少ないのね
90
この値では歩くのが精一杯で、走ることはできません
ゼー ゼー ゼー
よっと
椅子から立つだけでクラッとしました
クラ…
階段を上がるだけでもつらいですし
ヒーッ
空気が薄いとたいへんだ
さて、先ほどの子に、口を開けた状態と閉じさせた状態で測ってみました。
するとと呼吸は楽になった？それとも苦しくなったでしょうか？
口を開けた状態
口を閉じた状態
A
1999/10/29
%SpO2 88
1999/10/29
%SpO2 94
楽になった
血中酸素濃度が上昇
口を開けた状態
口を閉じた状態
B
1999/10/29
%SpO2 94
1999/10/29
%SpO2 88
苦しくなった
血中酸素濃度が低下
これは簡単だ！ B
口が開いている方が楽なはずだ！
だから閉じると苦しくなる
マラソンで走った後、息があがるだろう。
その時、口でゼーゼー呼吸しているもの
酸素が欲しいから、口を開くのですね
ゼー ゼー
ハー ハー
ファイト

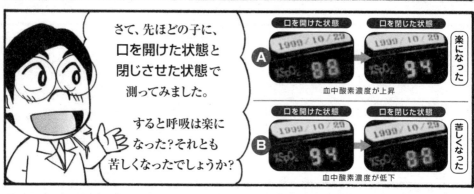

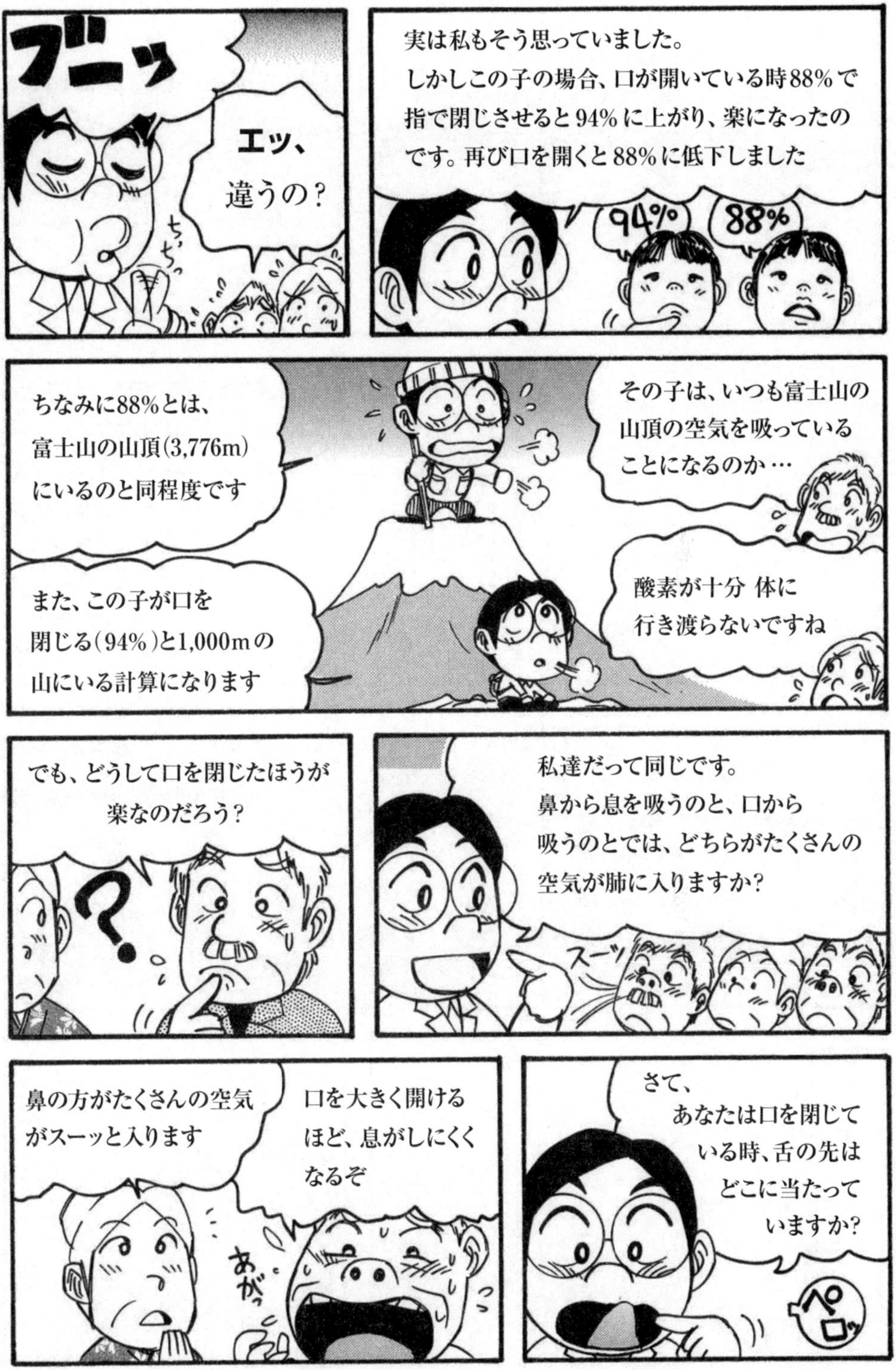
ブニッ
エッ、違うの？
ちっちっ
実は私もそう思っていました。しかしこの子の場合、口が開いている時88％で指で閉じさせると94％に上がり、楽になったのです。再び口を開くと88％に低下しました
94％
88％
ちなみに88％とは、富士山の山頂(3,776m)にいるのと同程度です
また、この子が口を閉じる(94％)と1,000mの山にいる計算になります
その子は、いつも富士山の山頂の空気を吸っていることになるのか…
酸素が十分 体に行き渡らないですね
でも、どうして口を閉じたほうが楽なのだろう？
私達だって同じです。鼻から息を吸うのと、口から吸うのとでは、どちらがたくさんの空気が肺に入りますか？
スーッ
鼻の方がたくさんの空気がスーッと入ります
口を大きく開けるほど、息がしにくくなるぞ
あがっ
さて、あなたは口を閉じている時、舌の先はどこに当たっていますか？
ペロッ

次のページへ

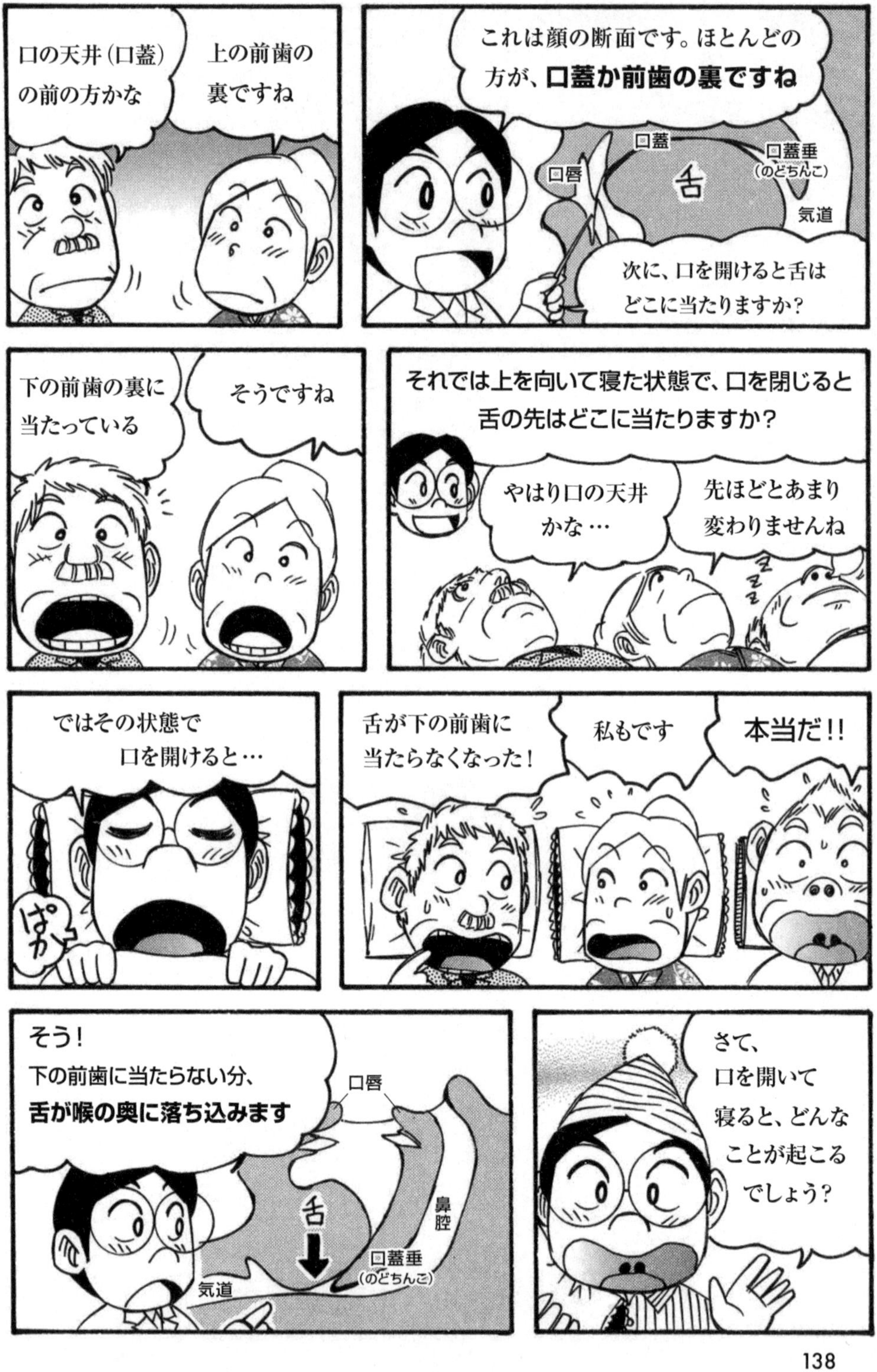

口の天井（口蓋）の前の方かな
上の前歯の裏ですね
これは顔の断面です。ほとんどの方が、**口蓋か前歯の裏ですね**
口蓋
口唇
口蓋垂（のどちんこ）
舌
気道
次に、口を開けると舌はどこに当たりますか？
下の前歯の裏に当たっている
そうですね
それでは上を向いて寝た状態で、口を閉じると舌の先はどこに当たりますか？
やはり口の天井かな…
先ほどとあまり変わりませんね
ZZZ
ではその状態で口を開けると…
ぱかっ
舌が下の前歯に当たらなくなった！
私もです
本当だ!!
そう！
下の前歯に当たらない分、
舌が喉の奥に落ち込みます
口唇
鼻腔
舌
口蓋垂（のどちんこ）
気道
さて、口を開いて寝ると、どんなことが起こるでしょう？

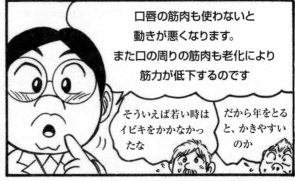

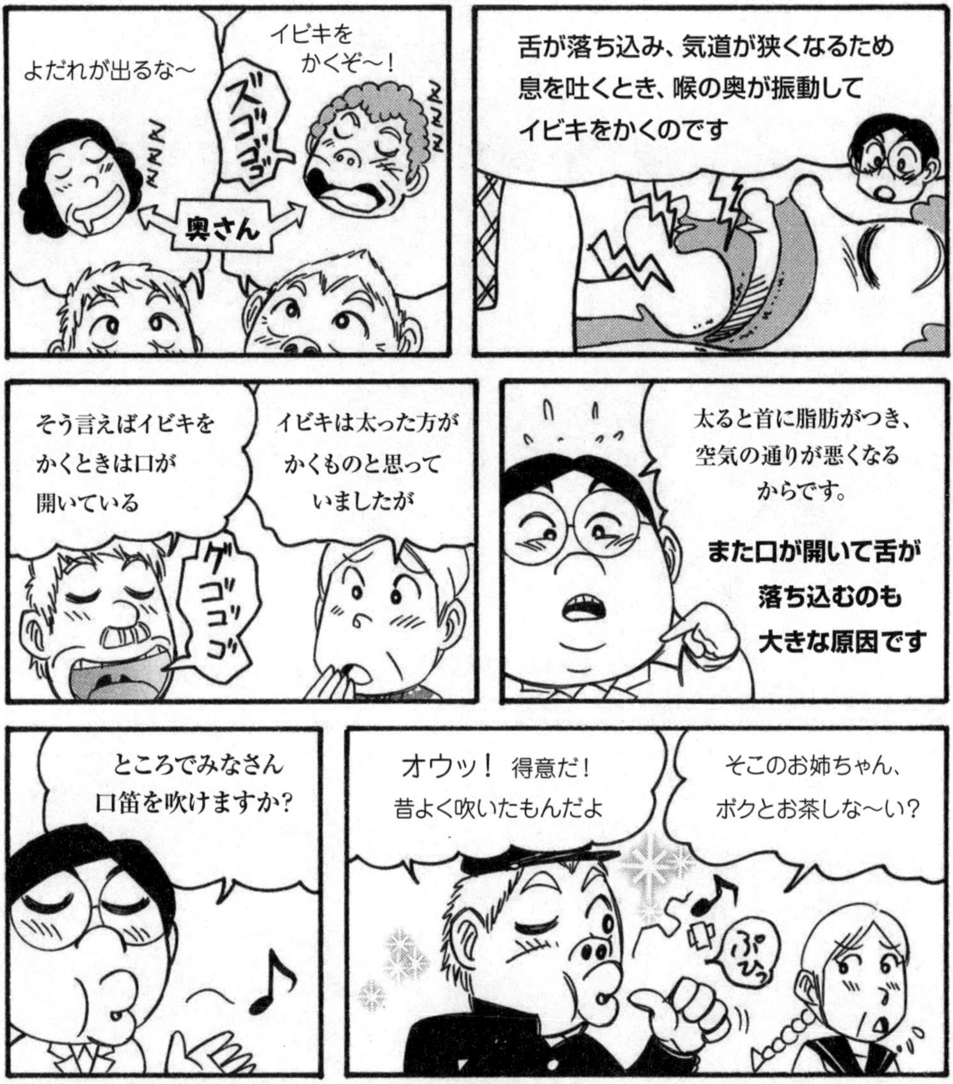
よだれが出るな～
イビキをかくぞ～！
ズゴゴゴ
ZZZ
ZZZ
奥さん
舌が落ち込み、気道が狭くなるため息を吐くとき、喉の奥が振動してイビキをかくのです
そう言えばイビキをかくときは口が開いている
イビキは太った方がかくものと思っていましたが
ゲゴゴッゴ
太ると首に脂肪がつき、空気の通りが悪くなるからです。
また口が開いて舌が落ち込むのも大きな原因です
ところでみなさん口笛を吹けますか？
オウッ！ 得意だ！ 昔よく吹いたもんだよ
そこのお姉ちゃん、ボクとお茶しな～い？
ぷひっ
あれ？ 昔は上手に吹けたのに…
ぷふっ
ぱひっ
口唇の筋肉も使わないと動きが悪くなります。また口の周りの筋肉も老化により筋力が低下するのです
そういえば若い時はイビキをかかなかったな
だから年をとると、かきやすいのか

次のページへ

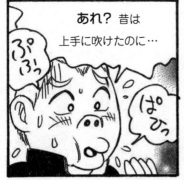

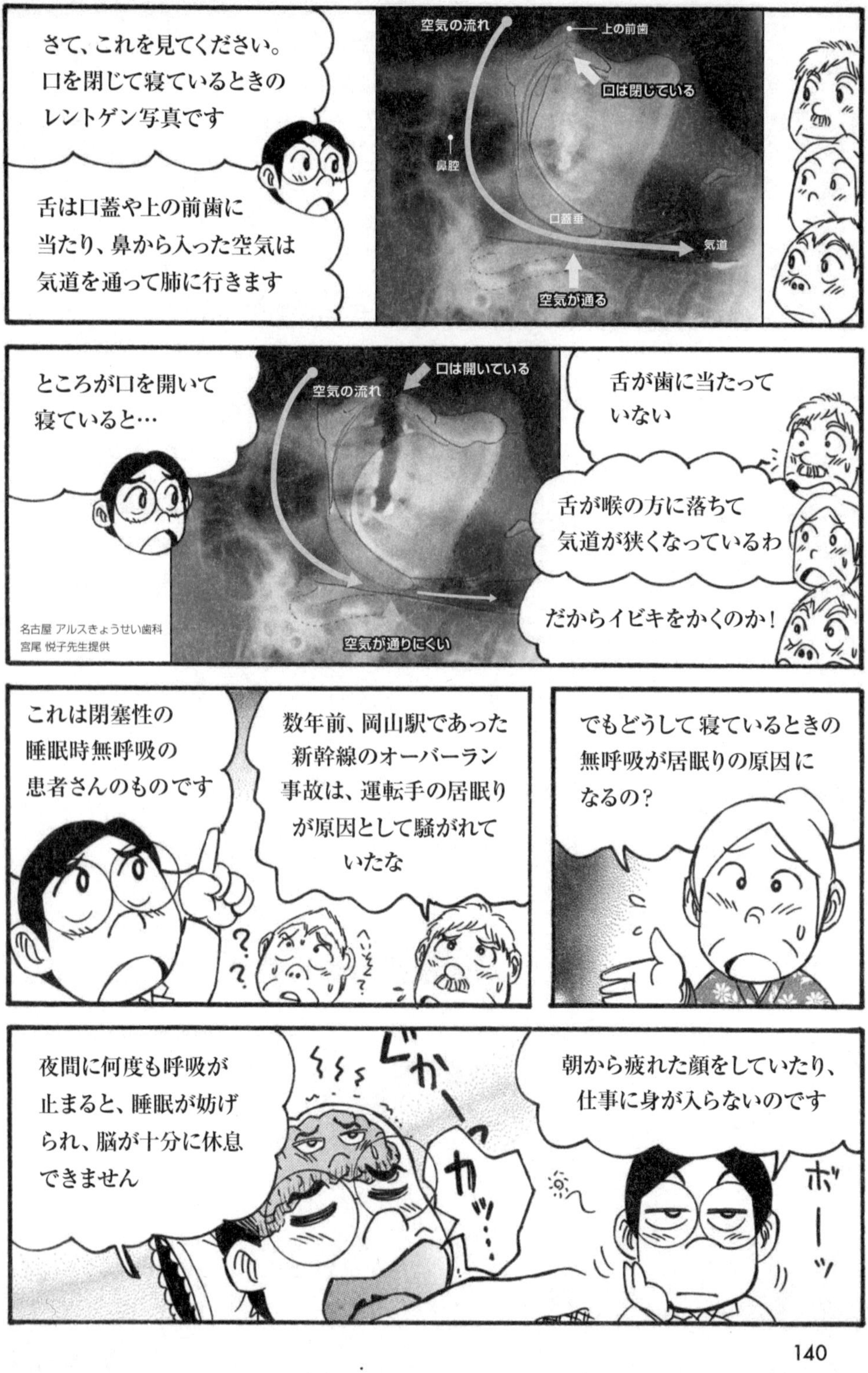
さて、これを見てください。口を閉じて寝ているときのレントゲン写真です
舌は口蓋や上の前歯に当たり、鼻から入った空気は気道を通って肺に行きます
空気の流れ
上の前歯
口は閉じている
鼻腔
口蓋垂
気道
空気が通る
ところが口を開いて寝ていると…
空気の流れ
口は開いている
空気が通りにくい
名古屋 アルスきょうせい歯科
宮尾 悦子先生提供
舌が歯に当たっていない
舌が喉の方に落ちて気道が狭くなっているわ
だからイビキをかくのか！
これは閉塞性の睡眠時無呼吸の患者さんのものです
数年前、岡山駅であった新幹線のオーバーラン事故は、運転手の居眠りが原因として騒がれていたな
でもどうして寝ているときの無呼吸が居眠りの原因になるの？
夜間に何度も呼吸が止まると、睡眠が妨げられ、脳が十分に休息できません
朝から疲れた顔をしていたり、仕事に身が入らないのです
ボーッ

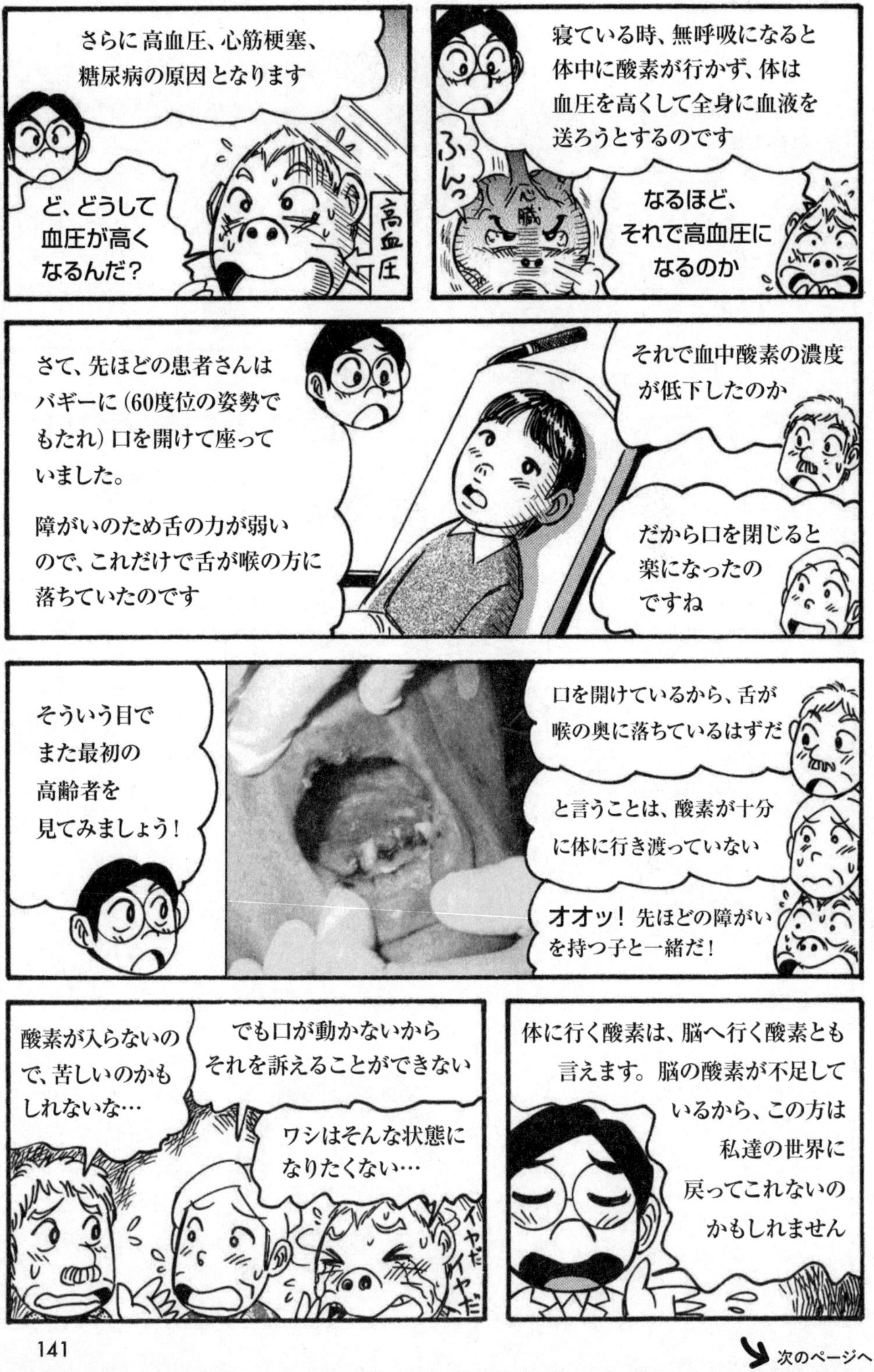

さらに高血圧、心筋梗塞、糖尿病の原因となります
ど、どうして血圧が高くなるんだ？
高血圧
寝ている時、無呼吸になると体中に酸素が行かず、体は血圧を高くして全身に血液を送ろうとするのです
ふんっ
心臓
なるほど、それで高血圧になるのか
さて、先ほどの患者さんはバギーに（60度位の姿勢でもたれ）口を開けて座っていました。
障がいのため舌の力が弱いので、これだけで舌が喉の方に落ちていたのです
それで血中酸素の濃度が低下したのか
だから口を閉じると楽になったのですね
そういう目でまた最初の高齢者を見てみましょう！
口を開けているから、舌が喉の奥に落ちているはずだ
と言うことは、酸素が十分に体に行き渡っていない
オオッ！ 先ほどの障がいを持つ子と一緒だ！
酸素が入らないので、苦しいのかもしれないな…
でも口が動かないからそれを訴えることができない
ワシはそんな状態になりたくない…
イヤだイヤだ
体に行く酸素は、脳へ行く酸素とも言えます。脳の酸素が不足しているから、この方は私達の世界に戻ってこれないのかもしれません

次のページへ

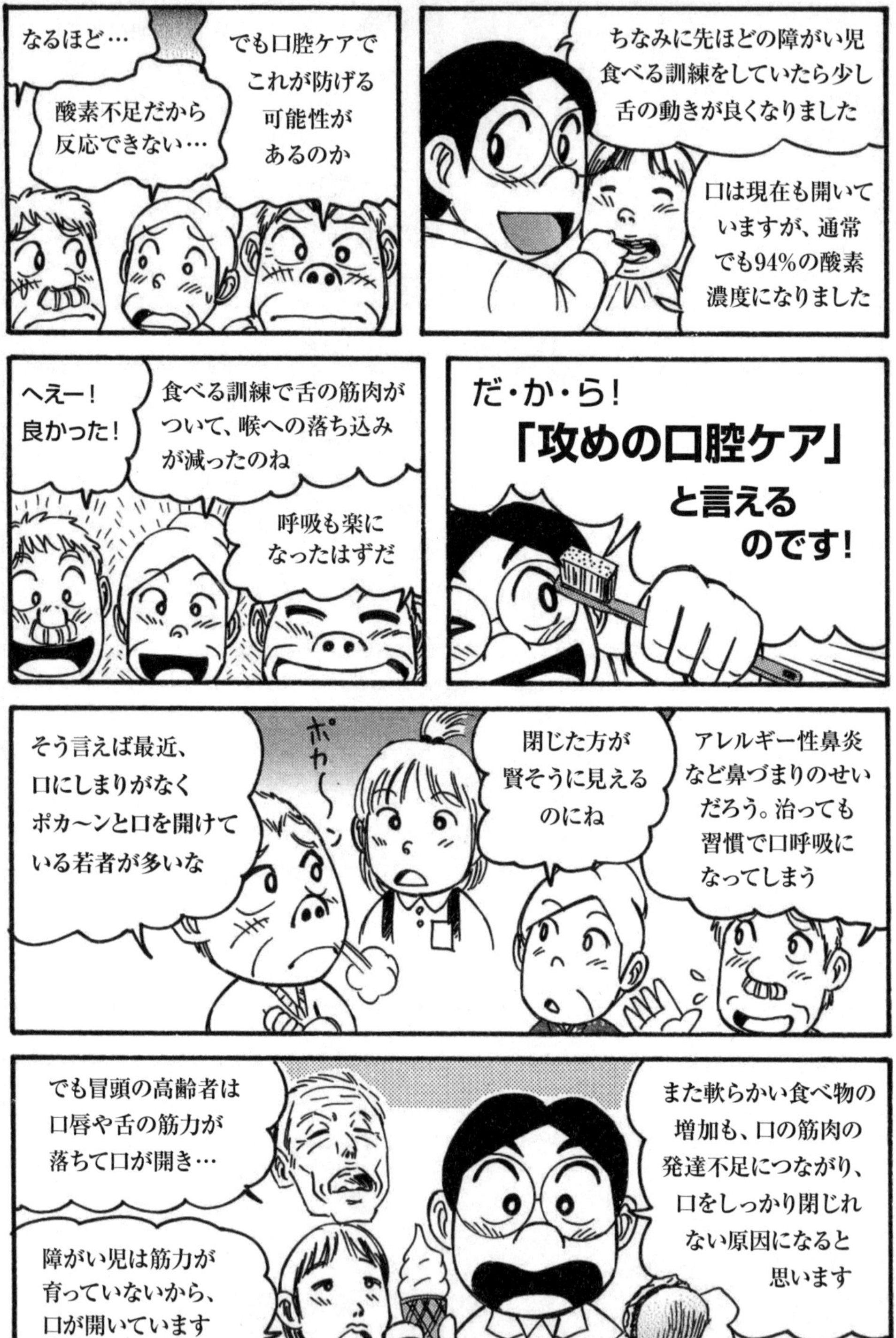
なるほど…
酸素不足だから反応できない…
でも口腔ケアでこれが防げる可能性があるのか
ちなみに先ほどの障がい児食べる訓練をしていたら少し舌の動きが良くなりました
口は現在も開いていますが、通常でも94%の酸素濃度になりました
へえー！良かった！
食べる訓練で舌の筋肉がついて、喉への落ち込みが減ったのね
呼吸も楽になったはずだ
だ・か・ら！
「攻めの口腔ケア」
と言えるのです！
そう言えば最近、口にしまりがなくポカ〜ンと口を開けている若者が多いな
ポカ〜ン
閉じた方が賢そうに見えるのにね
アレルギー性鼻炎など鼻づまりのせいだろう。治っても習慣で口呼吸になってしまう
でも冒頭の高齢者は口唇や舌の筋力が落ちて口が開き…
障がい児は筋力が育っていないから、口が開いています
また軟らかい食べ物の増加も、口の筋肉の発達不足につながり、口をしっかり閉じれない原因になると思います

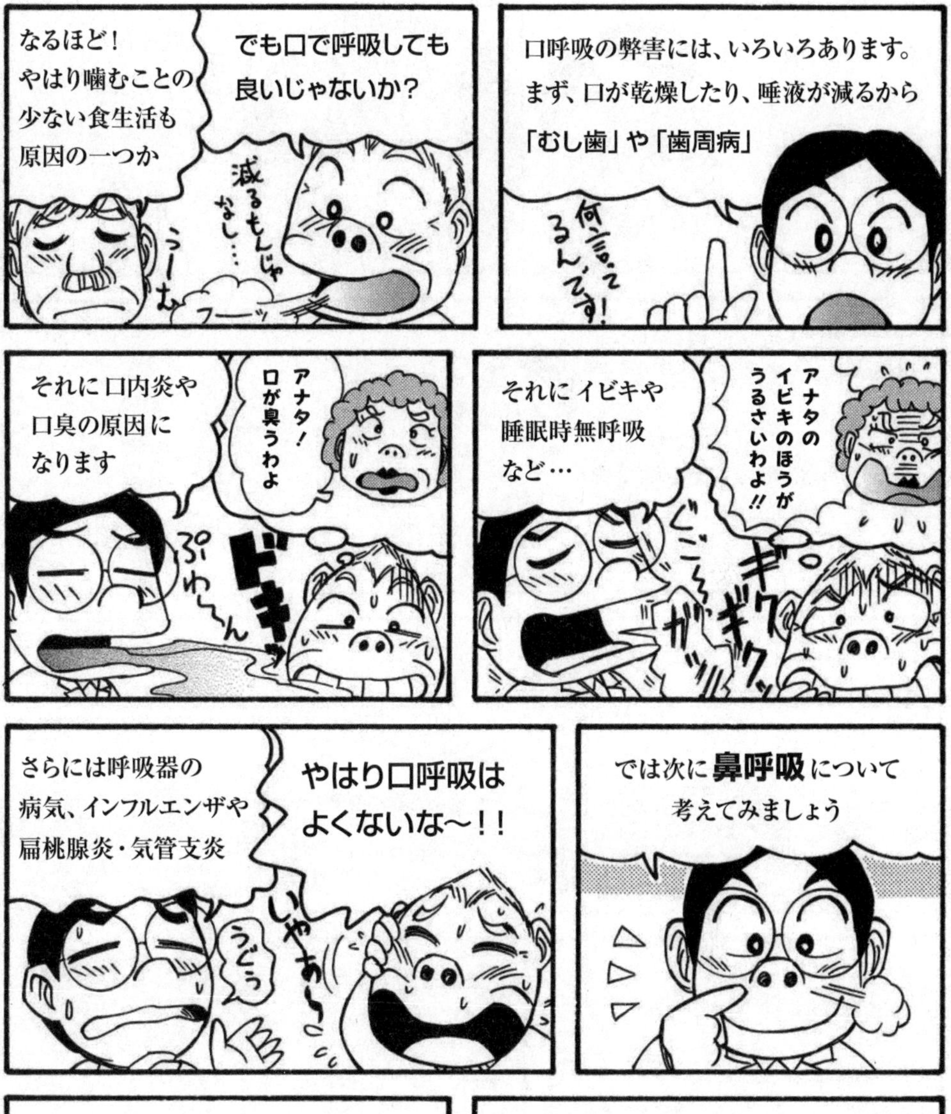

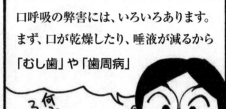

なるほど！
やはり噛むことの
少ない食生活も
原因の一つか
でも口で呼吸しても
良いじゃないか？
うーむ
減るもんじゃなし…
フーッ
口呼吸の弊害には、いろいろあります。
まず、口が乾燥したり、唾液が減るから
「むし歯」や「歯周病」
何言ってるんですっ！
それに口内炎や
口臭の原因に
なります
アナタ！
口が臭うわよ
ぷわ〜ん
ドキッ
それにイビキや
睡眠時無呼吸
など…
アナタの
イビキのほうが
うるさいわよ!!
ごご〜
ガッ
ギクギクッ
さらには呼吸器の
病気、インフルエンザや
扁桃腺炎・気管支炎
やはり口呼吸は
よくないな〜！！
うぐっ
いやあ〜
では次に鼻呼吸について
考えてみましょう
鼻は、1日 約14,000ℓもの空気が出入り
します。ドラム缶 約70本にもなります
ひゃ〜
そこには塵や埃、細菌やウイルス、有害物質
などが含まれます。鼻はこれらの体への
侵入を防ぐフィルターの役目をしています
鼻は肺の
防衛基地
ですね

次のページへ

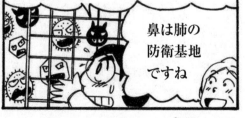

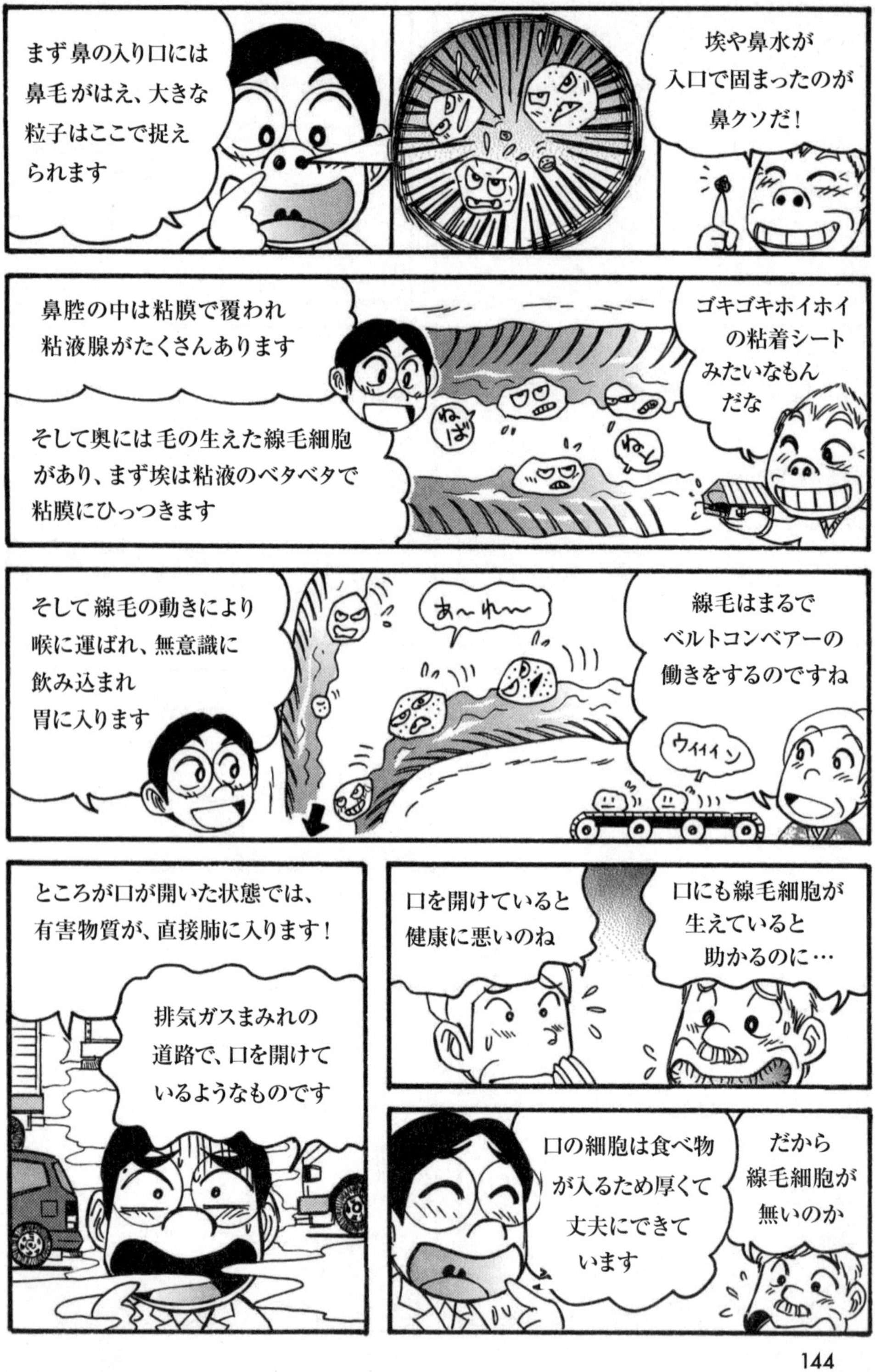

まず鼻の入り口には
鼻毛がはえ、大きな
粒子はここで捉え
られます
埃や鼻水が
入口で固まったのが
鼻クソだ！
鼻腔の中は粘膜で覆われ
粘液腺がたくさんあります
そして奥には毛の生えた線毛細胞
があり、まず埃は粘液のベタベタで
粘膜にひっつきます
ねば
ねと
ゴキゴキホイホイ
の粘着シート
みたいなもん
だな
そして線毛の動きにより
喉に運ばれ、無意識に
飲み込まれ
胃に入ります
あ〜れ〜
線毛はまるで
ベルトコンベアーの
働きをするのですね
ウィィイン
ところが口が開いた状態では、
有害物質が、直接肺に入ります！
排気ガスまみれの
道路で、口を開けて
いるようなものです
口を開けていると
健康に悪いのね
口にも線毛細胞が
生えていると
助かるのに…
口の細胞は食べ物
が入るため厚くて
丈夫にできて
います
だから
線毛細胞が
無いのか

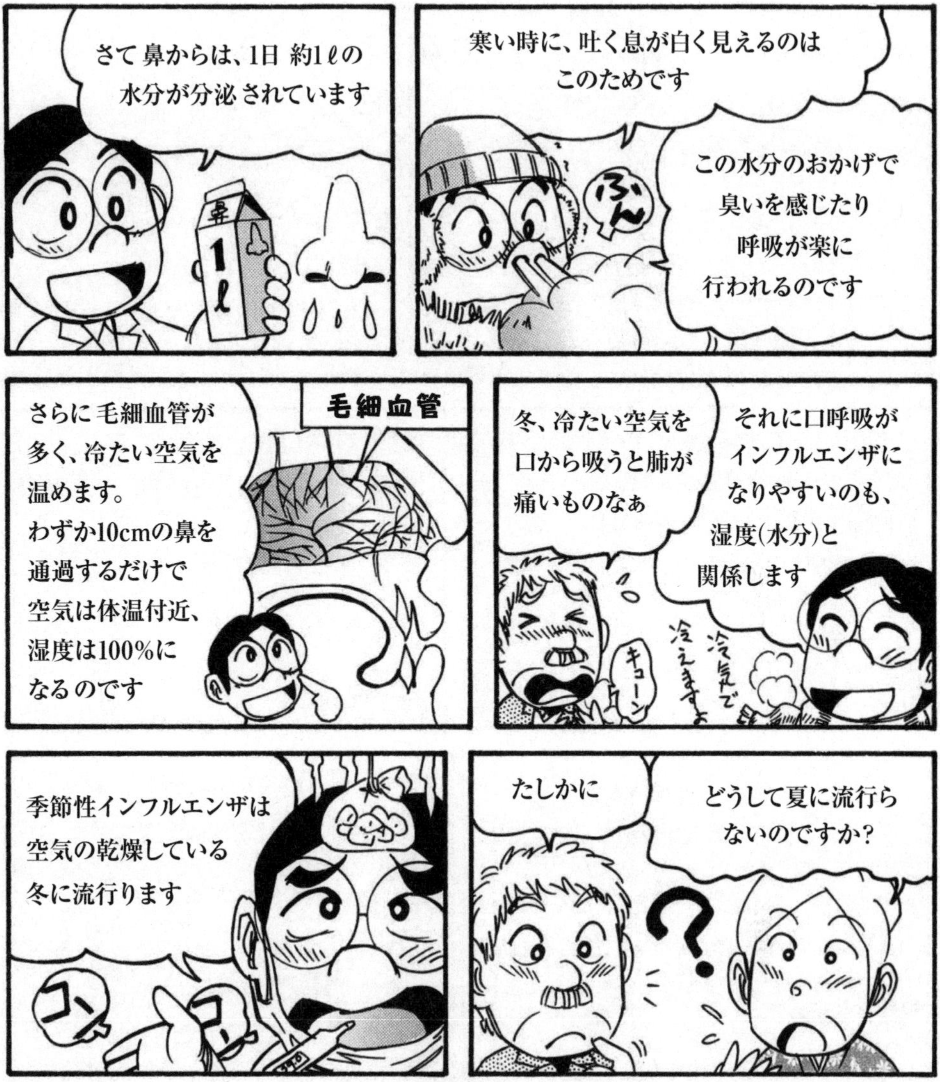

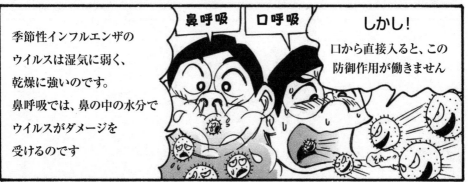

さて 鼻からは、1日 約1ℓの
水分が分泌 されています
1ℓ
寒い時に、吐く息が白く見えるのは
このためです
ふん
この水分のおかげで
臭いを感じたり
呼吸が楽に
行われるのです
さらに毛細血管が
多く、冷たい空気を
温めます。
わずか10cmの鼻を
通過するだけで
空気は体温付近、
湿度は100%に
なるのです
毛細血管
冬、冷たい空気を
口から吸うと肺が
痛いものなぁ
キョーン
冷気で
冷えますよ
それに口呼吸が
インフルエンザに
なりやすいのも、
湿度(水分)と
関係します
季節性インフルエンザは
空気の乾燥している
冬に流行ります
コン
コン
たしかに
どうして夏に流行ら
ないのですか?
?
季節性インフルエンザの
ウイルスは湿気に弱く、
乾燥に強いのです。
鼻呼吸では、鼻の中の水分で
ウイルスがダメージを
受けるのです
鼻呼吸
口呼吸
しかし!
口から直接入ると、この
防御作用が働きません

次のページへ

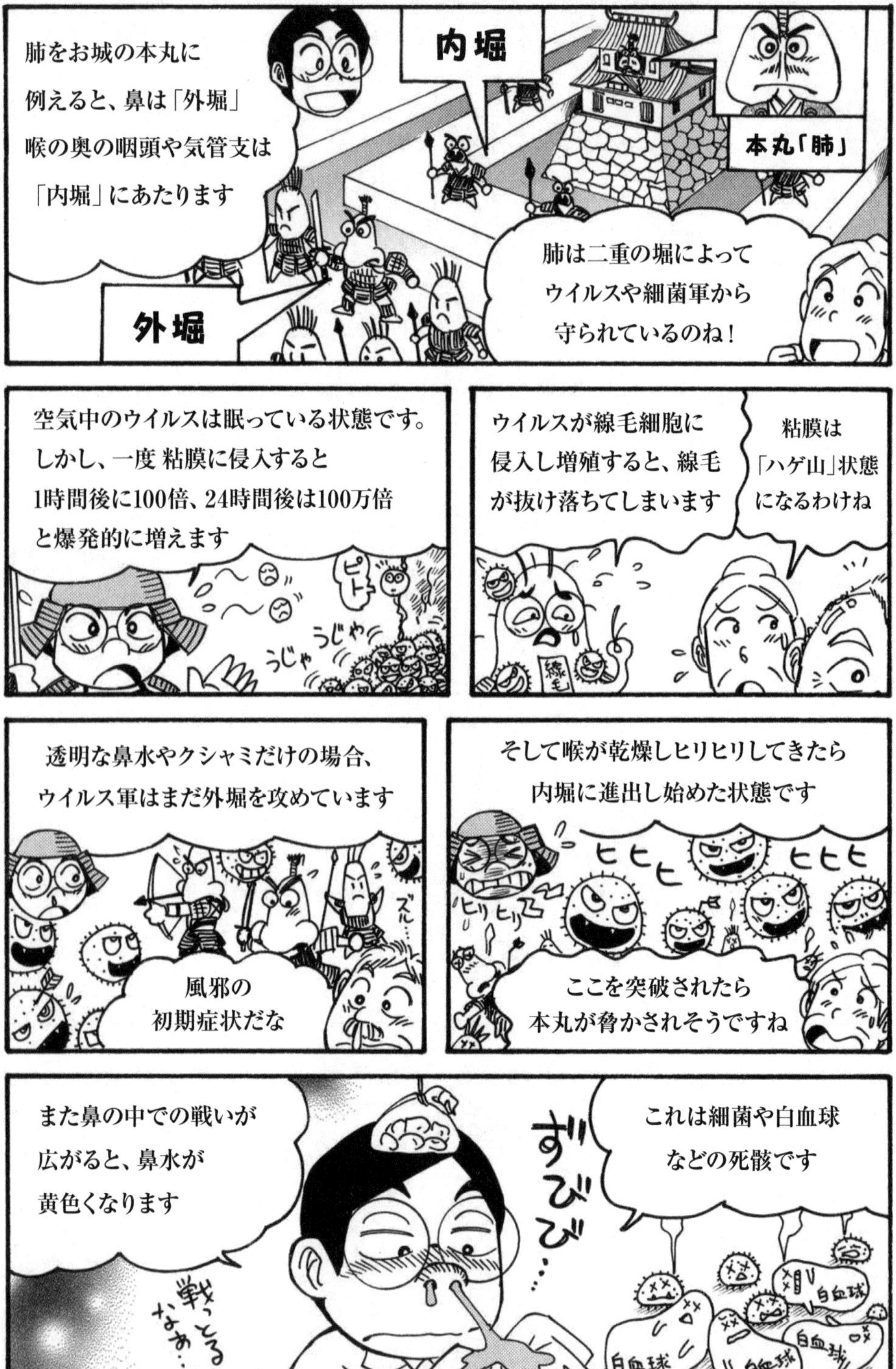
肺をお城の本丸に例えると、鼻は「外堀」喉の奥の咽頭や気管支は「内堀」にあたります
内堀
本丸「肺」
外堀
肺は二重の堀によってウイルスや細菌軍から守られているのね！
空気中のウイルスは眠っている状態です。しかし、一度 粘膜に侵入すると1時間後に100倍、24時間後は100万倍と爆発的に増えます
ピト
うじゃ うじゃ
ウイルスが線毛細胞に侵入し増殖すると、線毛が抜け落ちてしまいます
粘膜は「ハゲ山」状態になるわけね
線毛
透明な鼻水やクシャミだけの場合、ウイルス軍はまだ外堀を攻めています
ズル…
風邪の初期症状だな
そして喉が乾燥しヒリヒリしてきたら内堀に進出し始めた状態です
ヒヒヒ
ヒヒヒ
ヒリヒリ
ここを突破されたら本丸が脅かされそうですね
また鼻の中での戦いが広がると、鼻水が黄色くなります
ずびび…
これは細菌や白血球などの死骸です
戦っとるなあ…
白血球
白血球
白血球
白血球

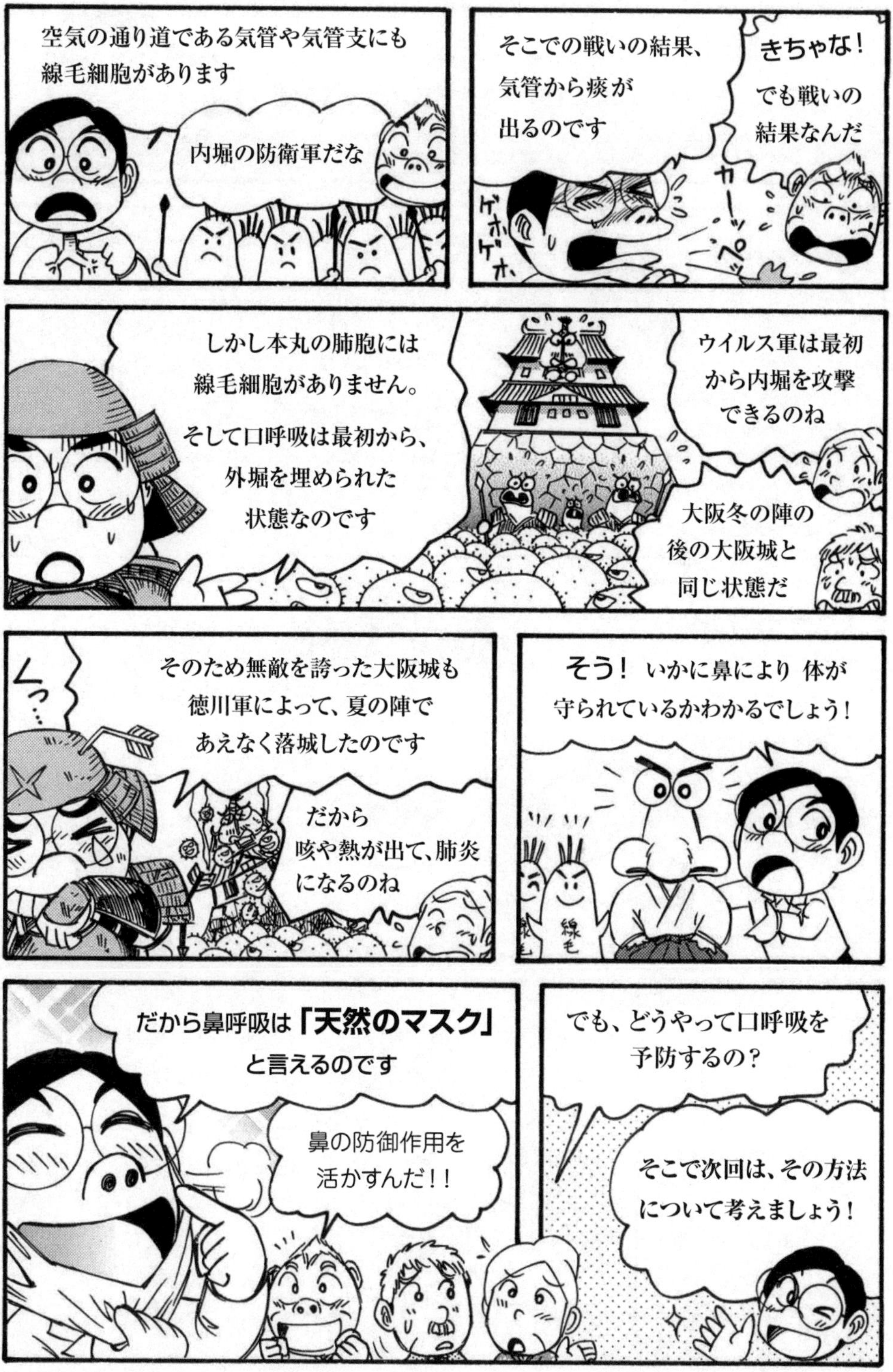
空気の通り道である気管や気管支にも
線毛細胞があります
内堀の防衛軍だな
そこでの戦いの結果、
気管から痰が
出るのです
ゲホゲホ
カーッ
ペッ
きちゃな！
でも戦いの
結果なんだ
しかし本丸の肺胞には
線毛細胞がありません。
そして口呼吸は最初から、
外堀を埋められた
状態なのです
ウイルス軍は最初
から内堀を攻撃
できるのね
大阪冬の陣の
後の大阪城と
同じ状態だ
くっ…
そのため無敵を誇った大阪城も
徳川軍によって、夏の陣で
あえなく落城したのです
だから
咳や熱が出て、肺炎
になるのね
そう！ いかに鼻により 体が
守られているかわかるでしょう！
線毛
だから鼻呼吸は「天然のマスク」
と言えるのです
鼻の防御作用を
活かすんだ！！
でも、どうやって口呼吸を
予防するの？
そこで次回は、その方法
について考えましょう！

コマの進行は左から右へ。以下161ページまで同じ

ふしぎ・ふしぎ噛むことと健康

第33話　〜口を閉じて病気を予防する〜 あいうべ体操

国立モンゴル医科大学 客員教授（前 岡山大学病院 小児歯科 講師）岡崎 好秀　　イラスト　勝西 則行
特別ゲスト：福岡市 みらいクリニック 院長 内科医　今井 一彰 先生

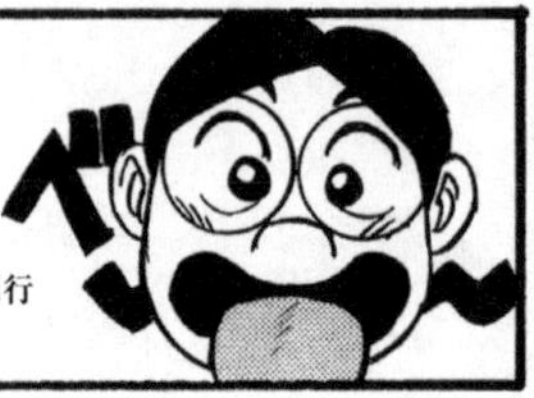
べ〜

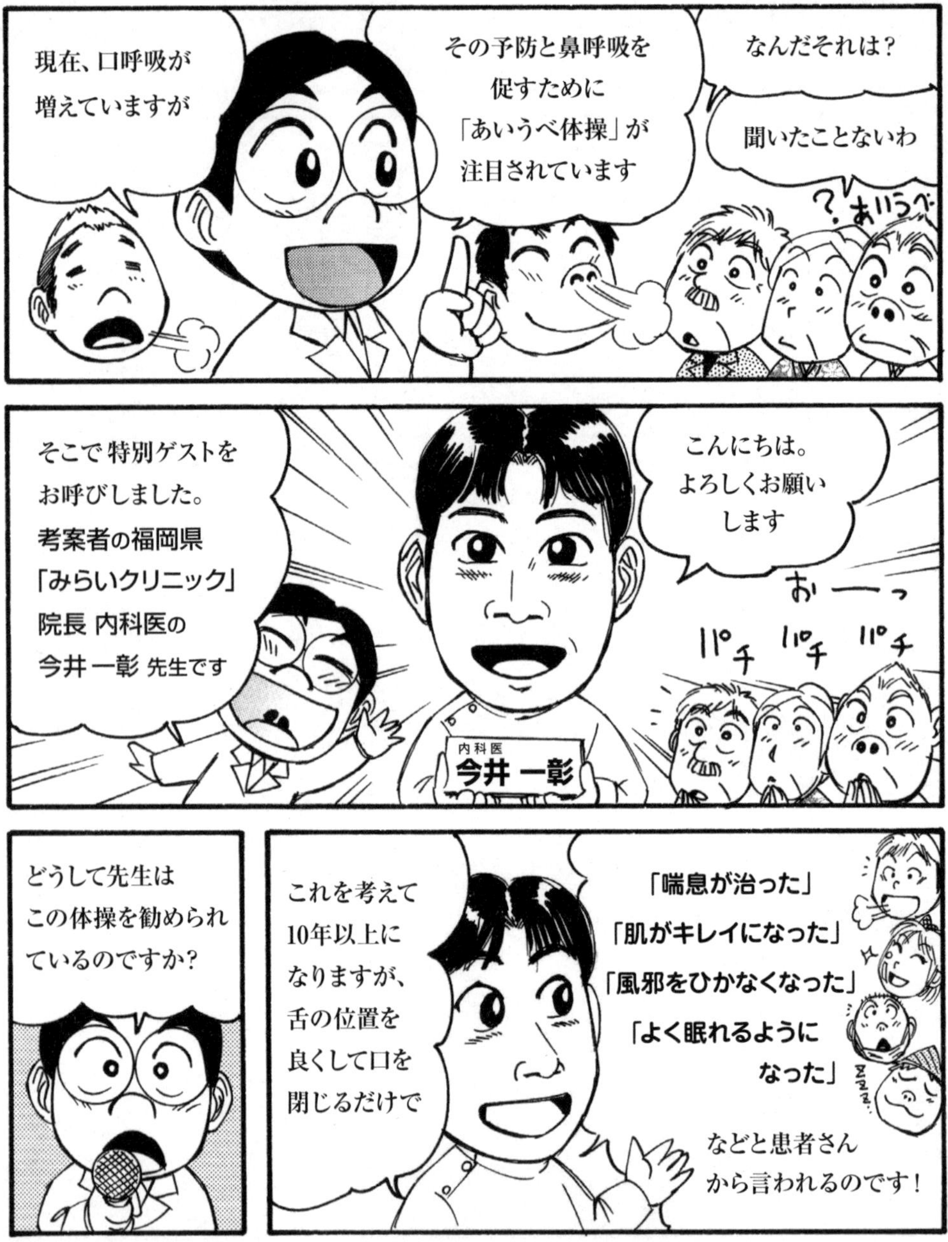
現在、口呼吸が増えていますが
その予防と鼻呼吸を促すために「あいうべ体操」が注目されています
なんだそれは？
聞いたことないわ
？あいうべ
そこで特別ゲストをお呼びしました。考案者の福岡県「みらいクリニック」院長 内科医の今井 一彰 先生です
こんにちは。よろしくお願いします
おーっ
パチ パチ パチ
内科医
今井 一彰
どうして先生はこの体操を勧められているのですか？
これを考えて10年以上になりますが、舌の位置を良くして口を閉じるだけで
「喘息が治った」
「肌がキレイになった」
「風邪をひかなくなった」
「よく眠れるようになった」
などと患者さんから言われるのです！

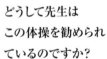

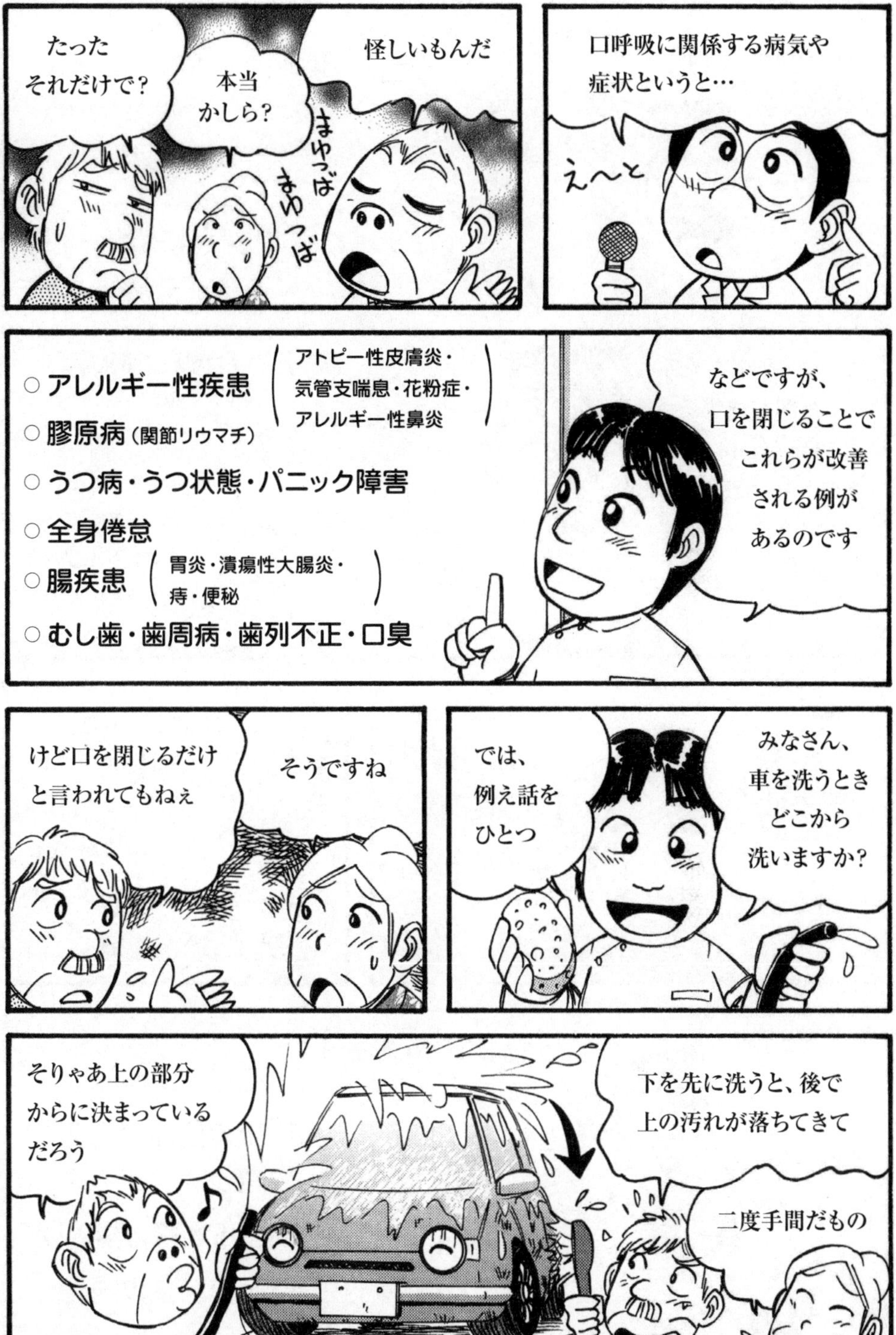
たった
それだけで?
本当
かしらで?
怪しいもんだ
まゆっぱ
まゆっぱ
口呼吸に関係する病気や
症状というと…
え〜と
○ アレルギー性疾患（アトピー性皮膚炎・気管支喘息・花粉症・アレルギー性鼻炎）
○ 膠原病（関節リウマチ）
○ うつ病・うつ状態・パニック障害
○ 全身倦怠
○ 腸疾患（胃炎・潰瘍性大腸炎・痔・便秘）
○ むし歯・歯周病・歯列不正・口臭
などですが、
口を閉じることで
これらが改善
される例が
あるのです
けど口を閉じるだけ
と言われてもねぇ
そうですね
では、
例え話を
ひとつ
みなさん、
車を洗うとき
どこから
洗いますか?
そりゃあ上の部分
からに決まっている
だろう
下を先に洗うと、後で
上の汚れが落ちてきて
二度手間だもの

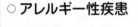

次のページへ

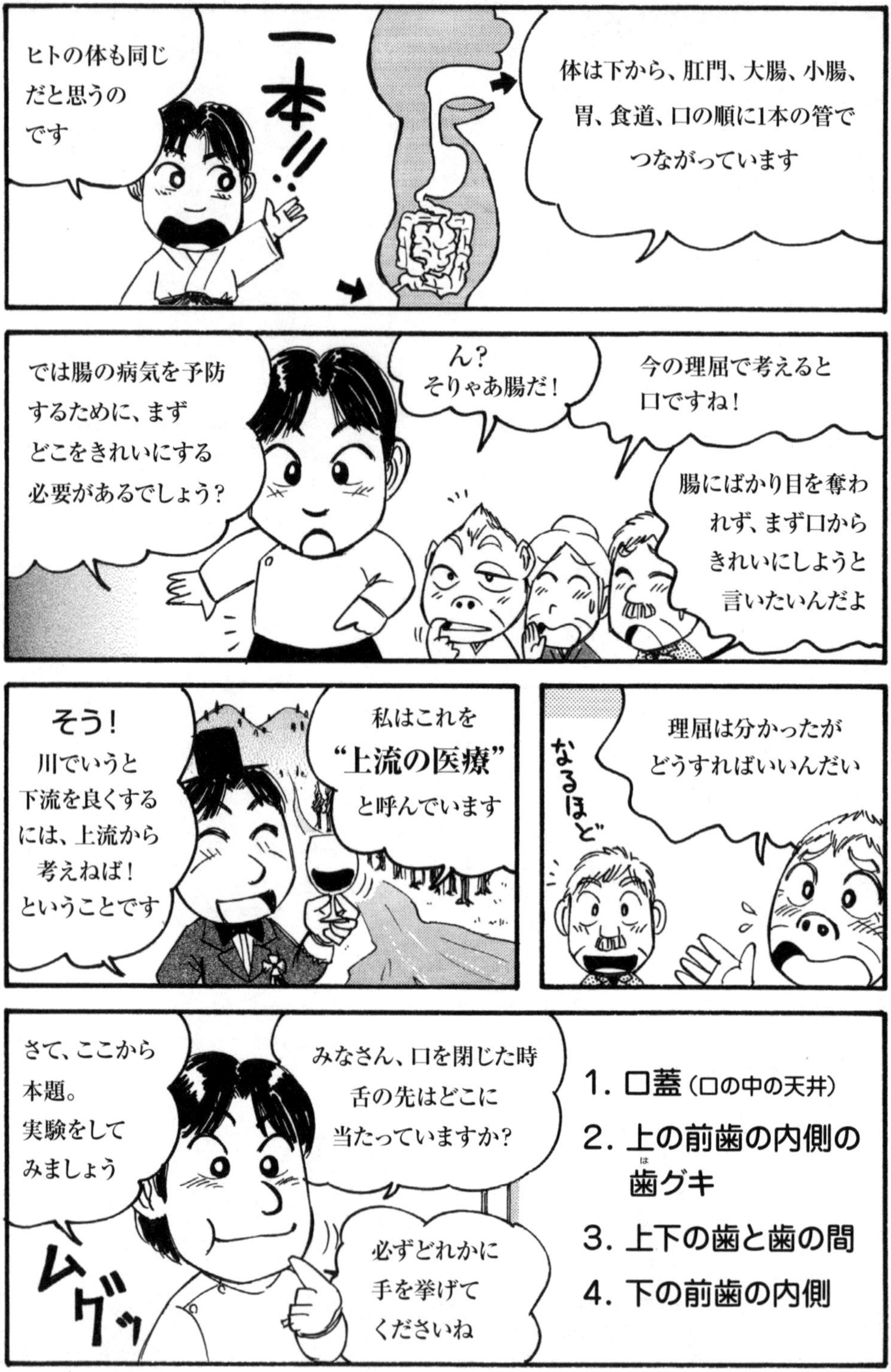
ヒトの体も同じだと思うのです
一本!!
体は下から、肛門、大腸、小腸、胃、食道、口の順に1本の管でつながっています
では腸の病気を予防するために、まずどこをきれいにする必要があるでしょう？
ん？そりゃあ腸だ！
今の理屈で考えると口ですね！
腸にばかり目を奪われず、まず口からきれいにしようと言いたいんだよ
そう！川でいうと下流を良くするには、上流から考えねば！ということです
私はこれを“上流の医療”と呼んでいます
なるほど
理屈は分かったがどうすればいいんだい
さて、ここから本題。実験をしてみましょう
みなさん、口を閉じた時舌の先はどこに当たっていますか？
必ずどれかに手を挙げてくださいね
ムグッ
1. 口蓋（口の中の天井）
2. 上の前歯の内側の歯《は》グキ
3. 上下の歯と歯の間
4. 下の前歯の内側

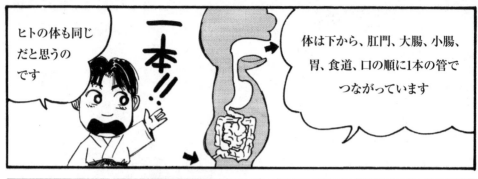

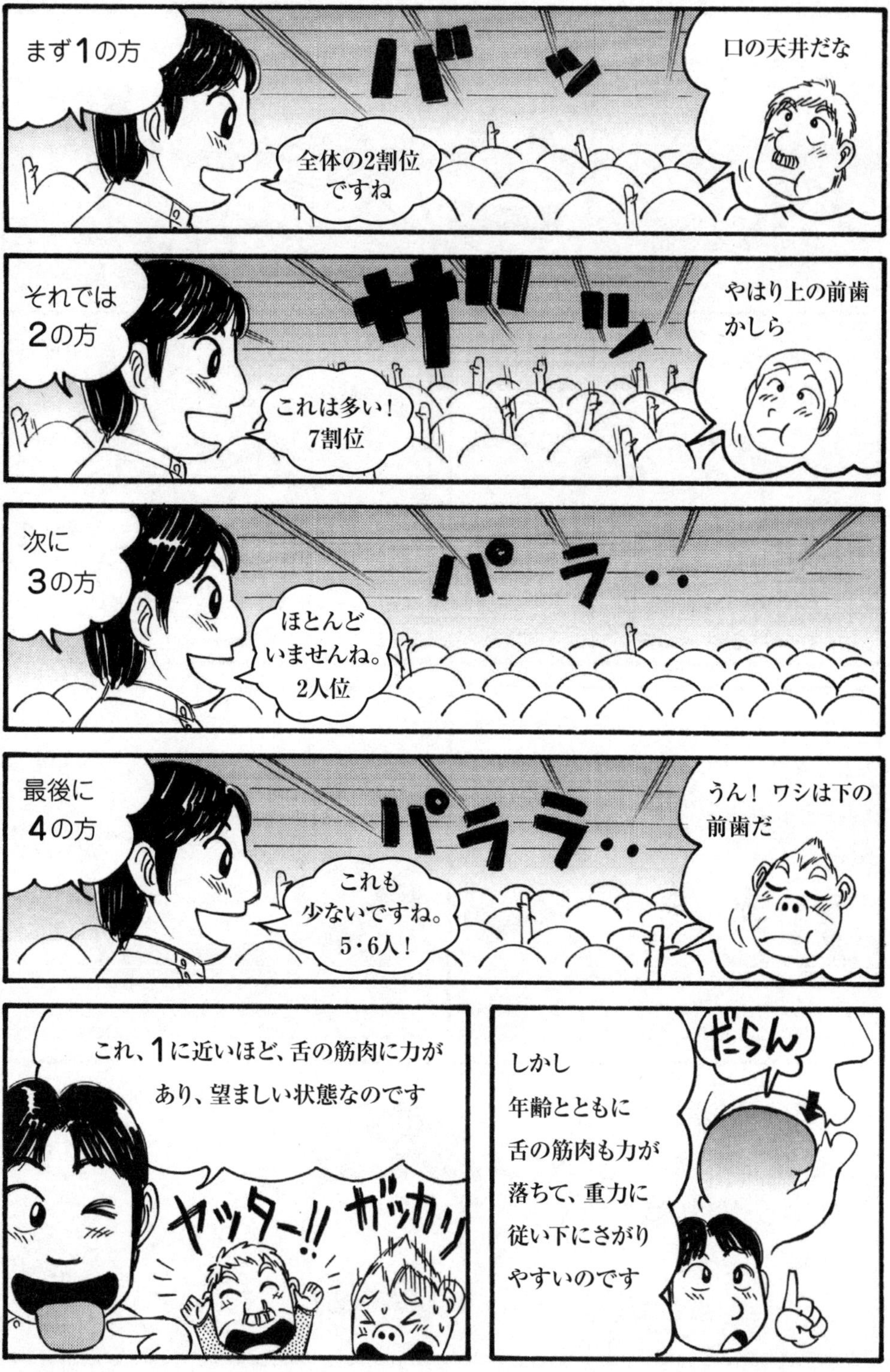
まず1の方
バッ
全体の2割位ですね
口の天井だな
それでは2の方
ザバッ
これは多い！7割位
やはり上の前歯かしら
次に3の方
パラ‥
ほとんどいませんね。2人位
最後に4の方
パララ‥
これも少ないですね。5・6人！
うん！ ワシは下の前歯だ
これ、1に近いほど、舌の筋肉に力があり、望ましい状態なのです
ヤッター!!
ガッカリ
しかし
年齢とともに
舌の筋肉も力が
落ちて、重力に
従い下にさがり
やすいのです
だらん

次のページへ

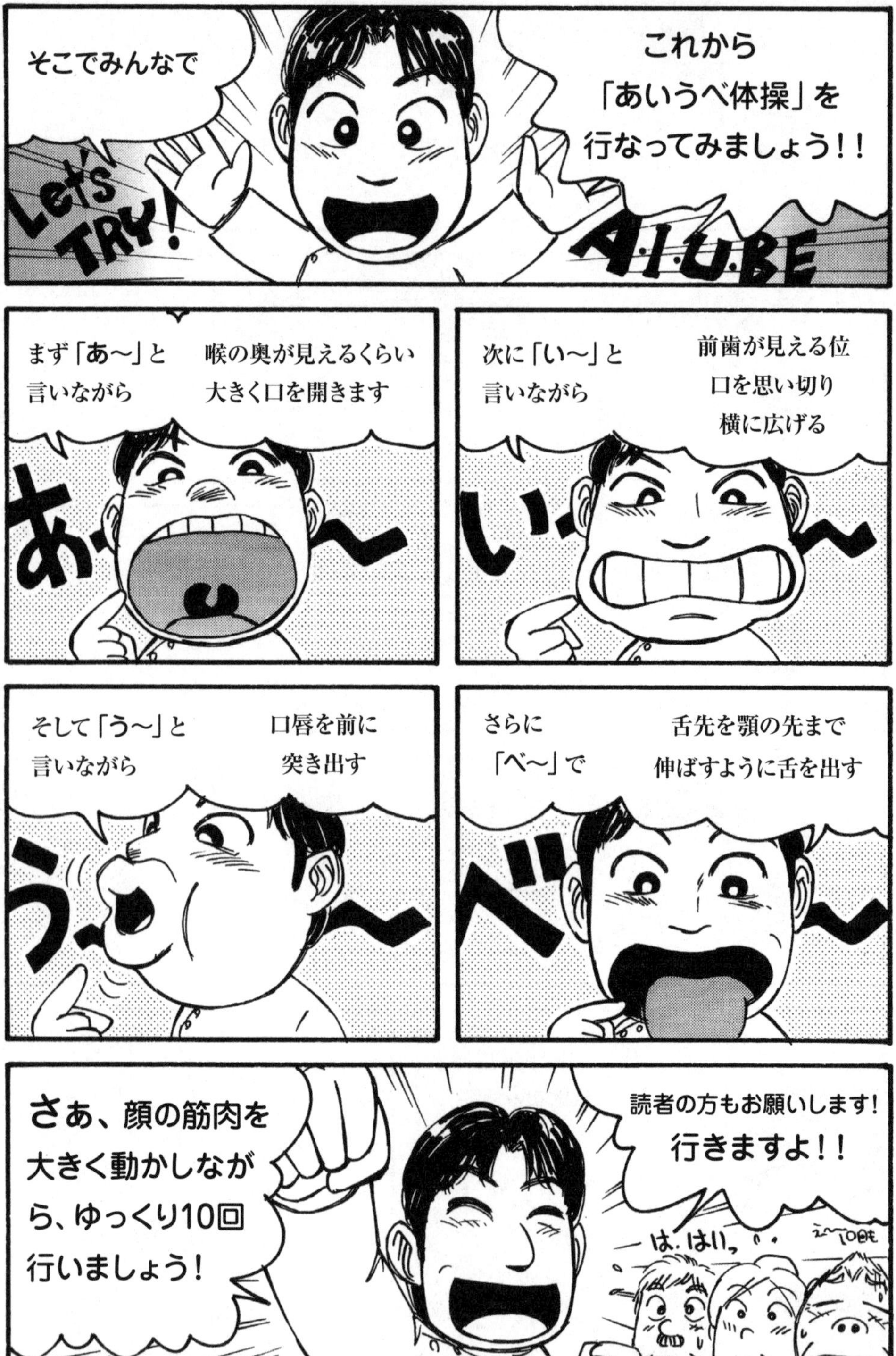
そこでみんなで
これから「あいうべ体操」を行なってみましょう！！
Let's TRY!
A・I・U・BE
まず「あ〜」と言いながら
喉の奥が見えるくらい大きく口を開きます
あ〜
次に「い〜」と言いながら
前歯が見える位口を思い切り横に広げる
い〜
そして「う〜」と言いながら
口唇を前に突き出す
う〜
さらに「べ〜」で
舌先を顎の先まで伸ばすように舌を出す
べ〜
さあ、顔の筋肉を大きく動かしながら、ゆっくり10回行いましょう！
読者の方もお願いします！
行きますよ！！
は、はいっ
え〜10回も

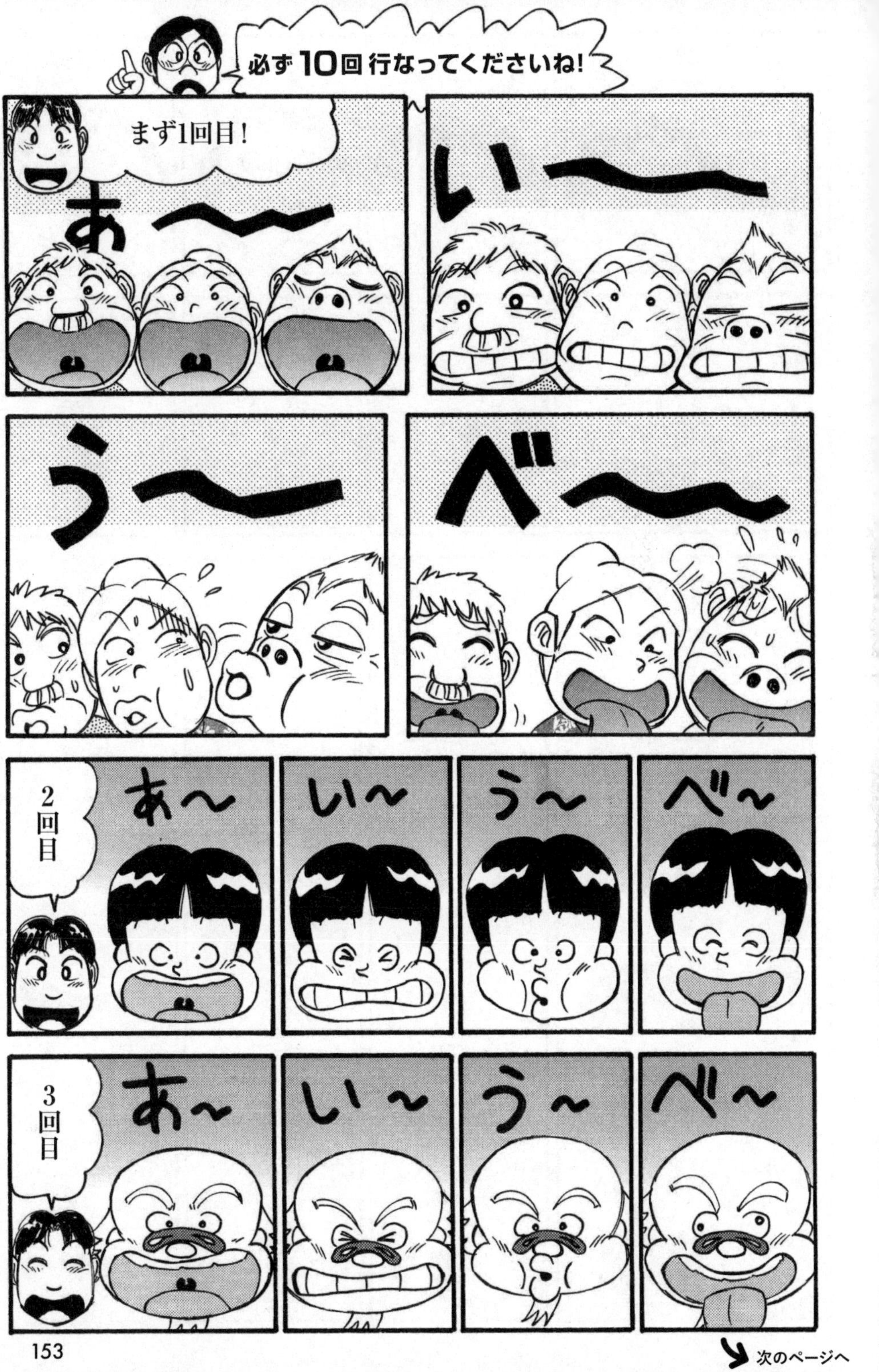

次のページへ

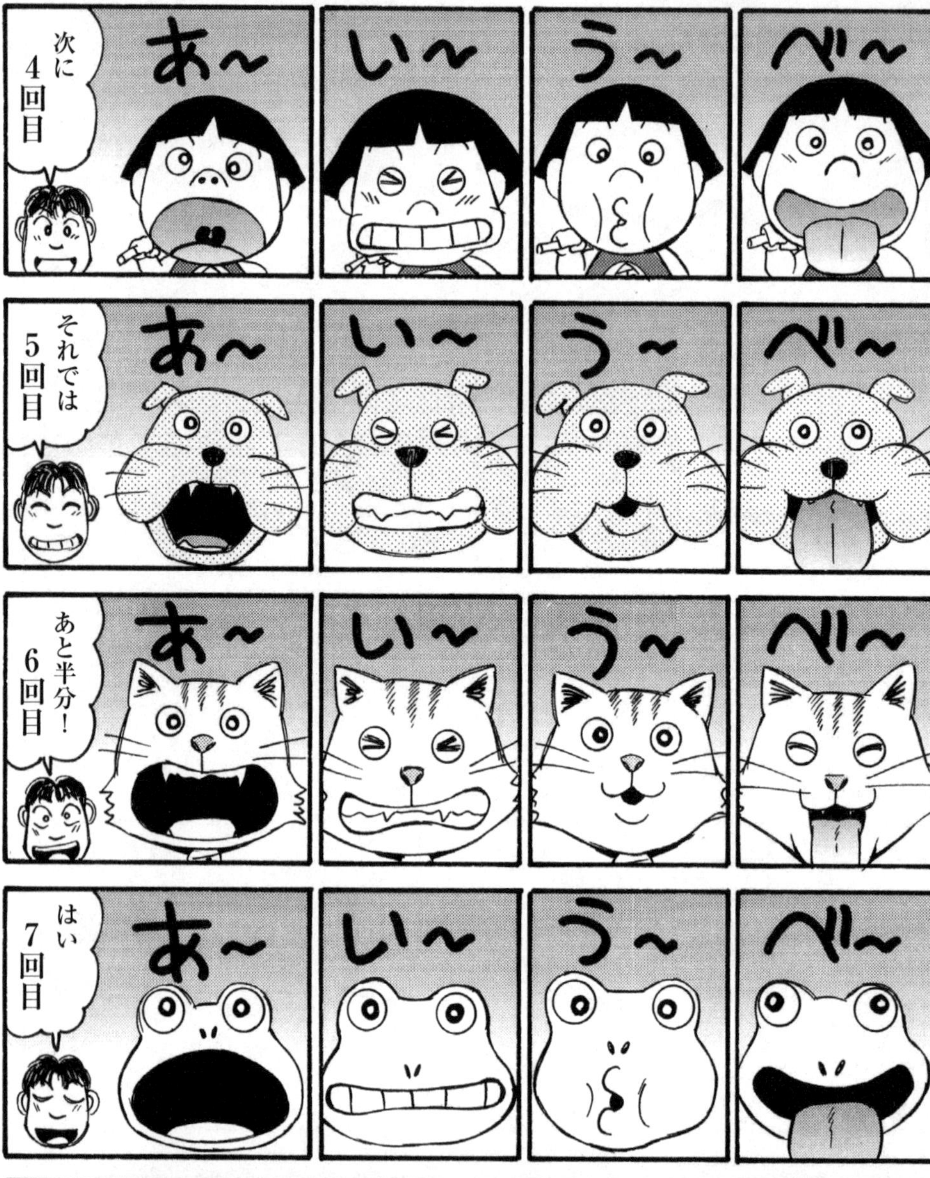
次に4回目
あ〜
い〜
う〜
べ〜
それでは5回目
あ〜
い〜
う〜
べ〜
あと半分！6回目
あ〜
い〜
う〜
べ〜
はい7回目
あ〜
い〜
う〜
べ〜
あと3回！8回目
あ〜
い〜
う〜
べ〜

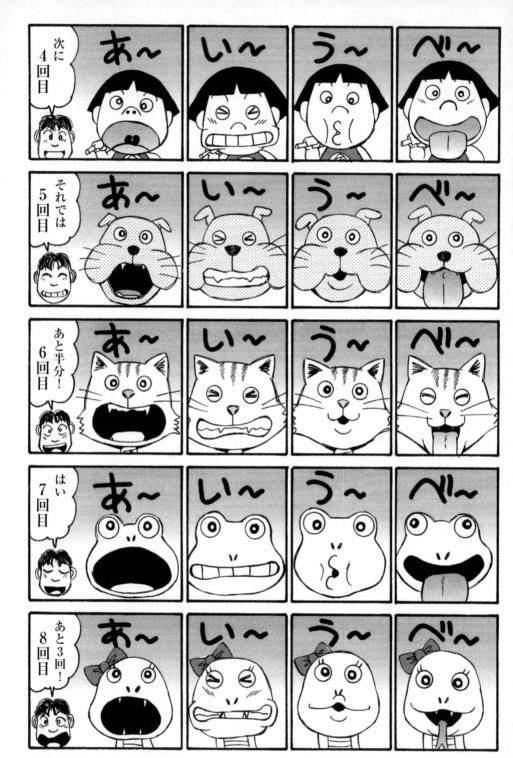

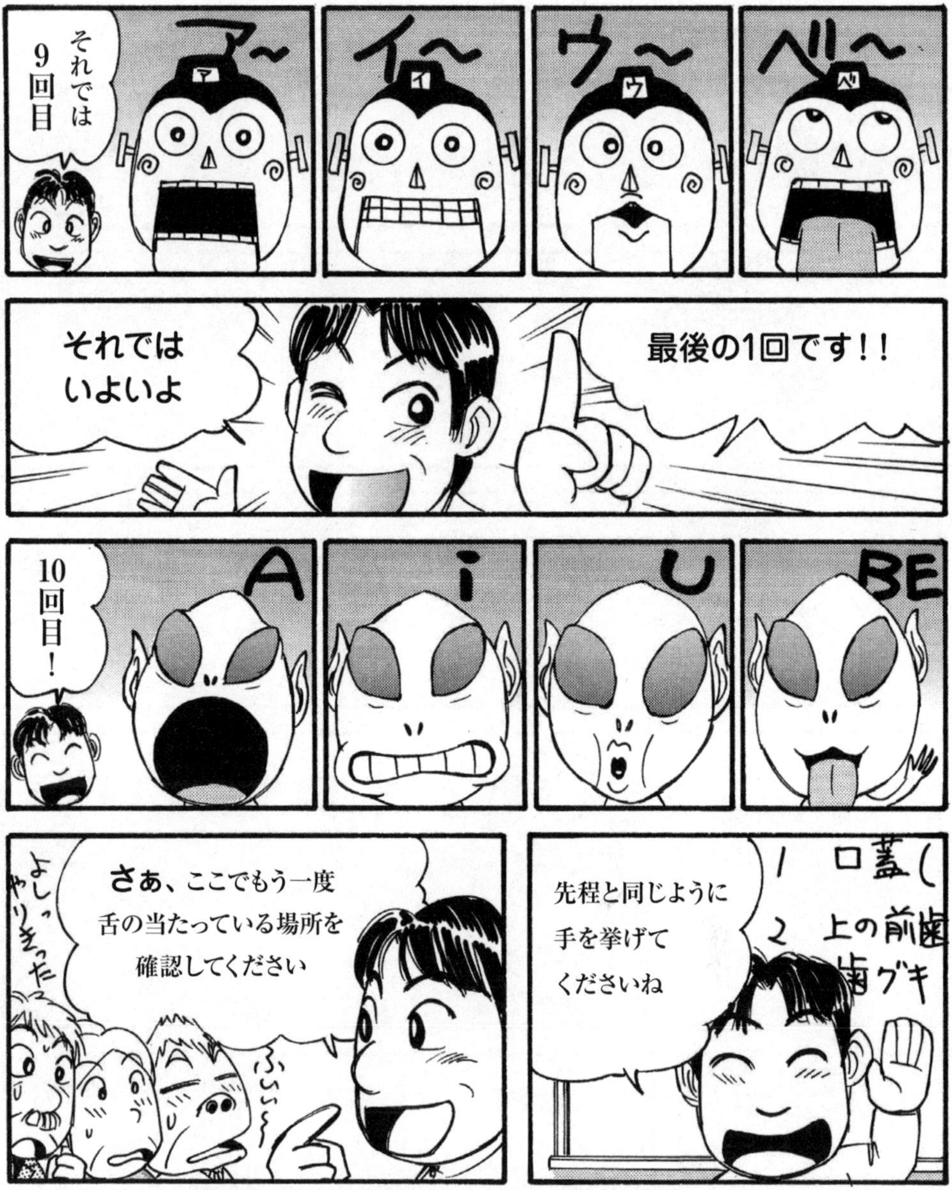
それでは9回目
ア〜
イ〜
ウ〜
べ〜
それではいよいよ
最後の1回です!!
10回目!
A
i
U
BE
さあ、ここでもう一度舌の当たっている場所を確認してください
よしっやりきった
ふふふ〜
先程と同じように手を挙げてくださいね
1 口蓋
2 上の前歯 歯グキ
まず1の口蓋の方
ドッ
口蓋だ!
ほとんどの方が1になりました

次のページへ

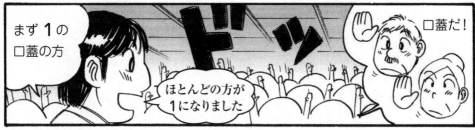

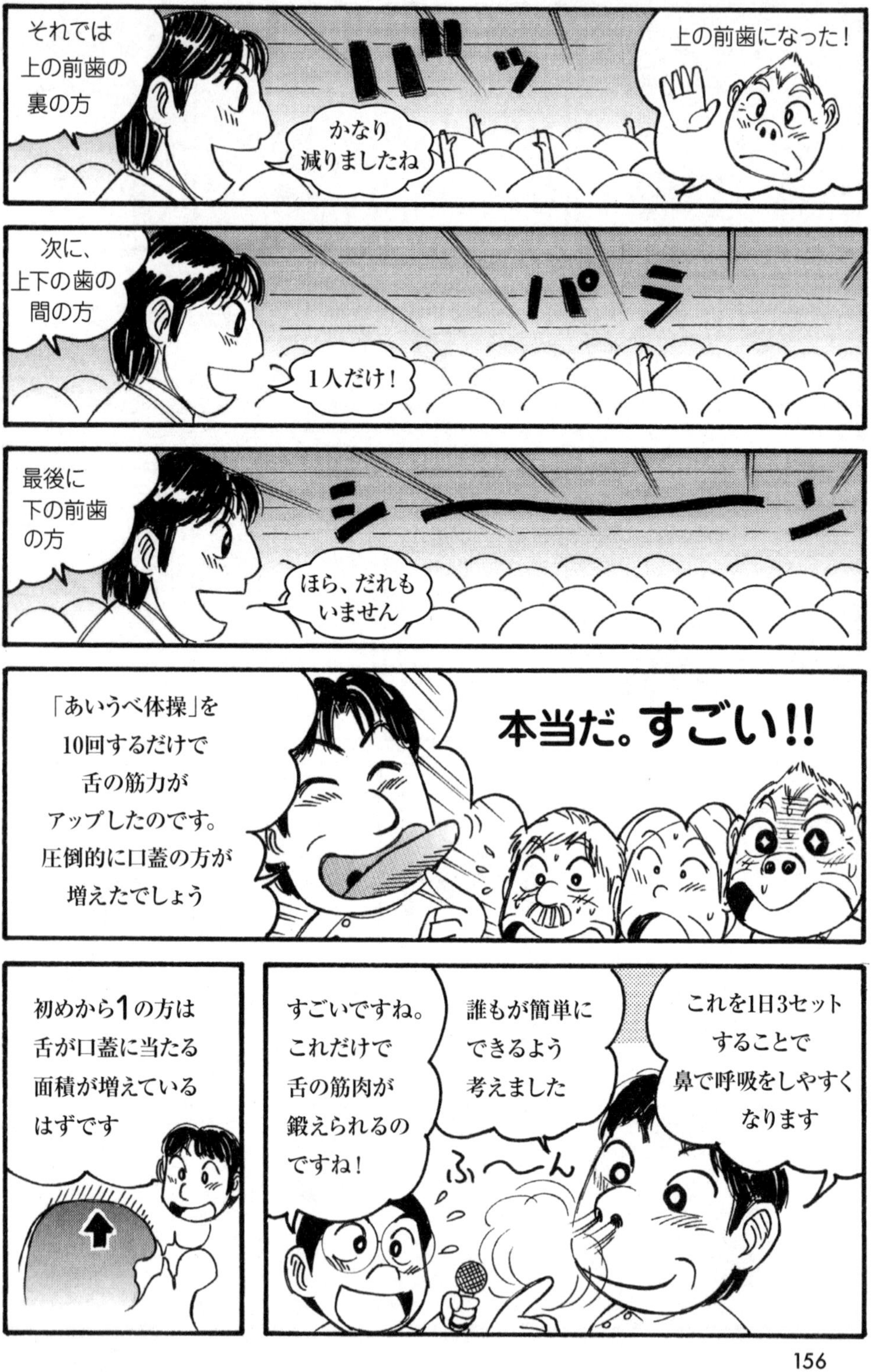

それでは
上の前歯の
裏の方
バッ
かなり
減りましたね
上の前歯になった！
次に、
上下の歯の
間の方
パラ
1人だけ！
最後に
下の前歯
の方
シーーーン
ほら、だれも
いません
「あいうべ体操」を
10回するだけで
舌の筋力が
アップしたのです。
圧倒的に口蓋の方が
増えたでしょう
本当だ。すごい!!
初めから1の方は
舌が口蓋に当たる
面積が増えている
はずです
すごいですね。
これだけで
舌の筋肉が
鍛えられるの
ですね！
誰もが簡単に
できるよう
考えました
これを1日3セット
することで
鼻で呼吸をしやすく
なります
ふ〜ん

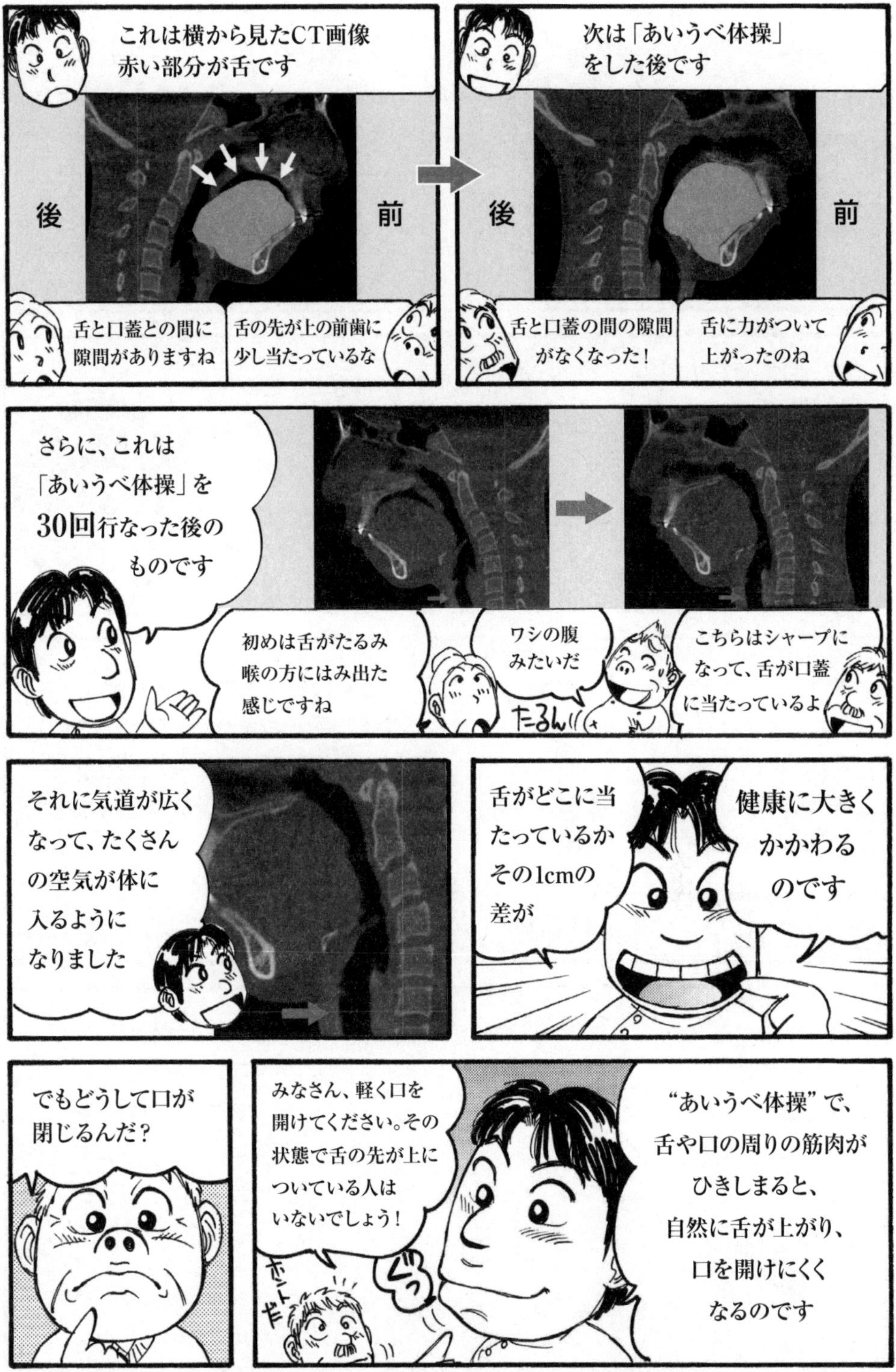
これは横から見たCT画像
赤い部分が舌です
後
前
舌と口蓋との間に隙間がありますね
舌の先が上の前歯に少し当たっているな
次は「あいうべ体操」をした後です
後
前
舌と口蓋の間の隙間がなくなった！
舌に力がついて上がったのね
さらに、これは「あいうべ体操」を30回行なった後のものです
初めは舌がたるみ喉の方にはみ出た感じですね
ワシの腹みたいだ
たるん
こちらはシャープになって、舌が口蓋に当たっているよ
それに気道が広くなって、たくさんの空気が体に入るようになりました
舌がどこに当たっているかその1cmの差が
健康に大きくかかわるのです
でもどうして口が閉じるんだ？
みなさん、軽く口を開けてください。その状態で舌の先が上についている人はいないでしょう！
ホントだ
ぐっ
“あいうべ体操”で、舌や口の周りの筋肉がひきしまると、自然に舌が上がり、口を開けにくくなるのです

CT画像提供：福岡県大野城市 はなだ歯科クリニック　花田真也先生

次のページへ

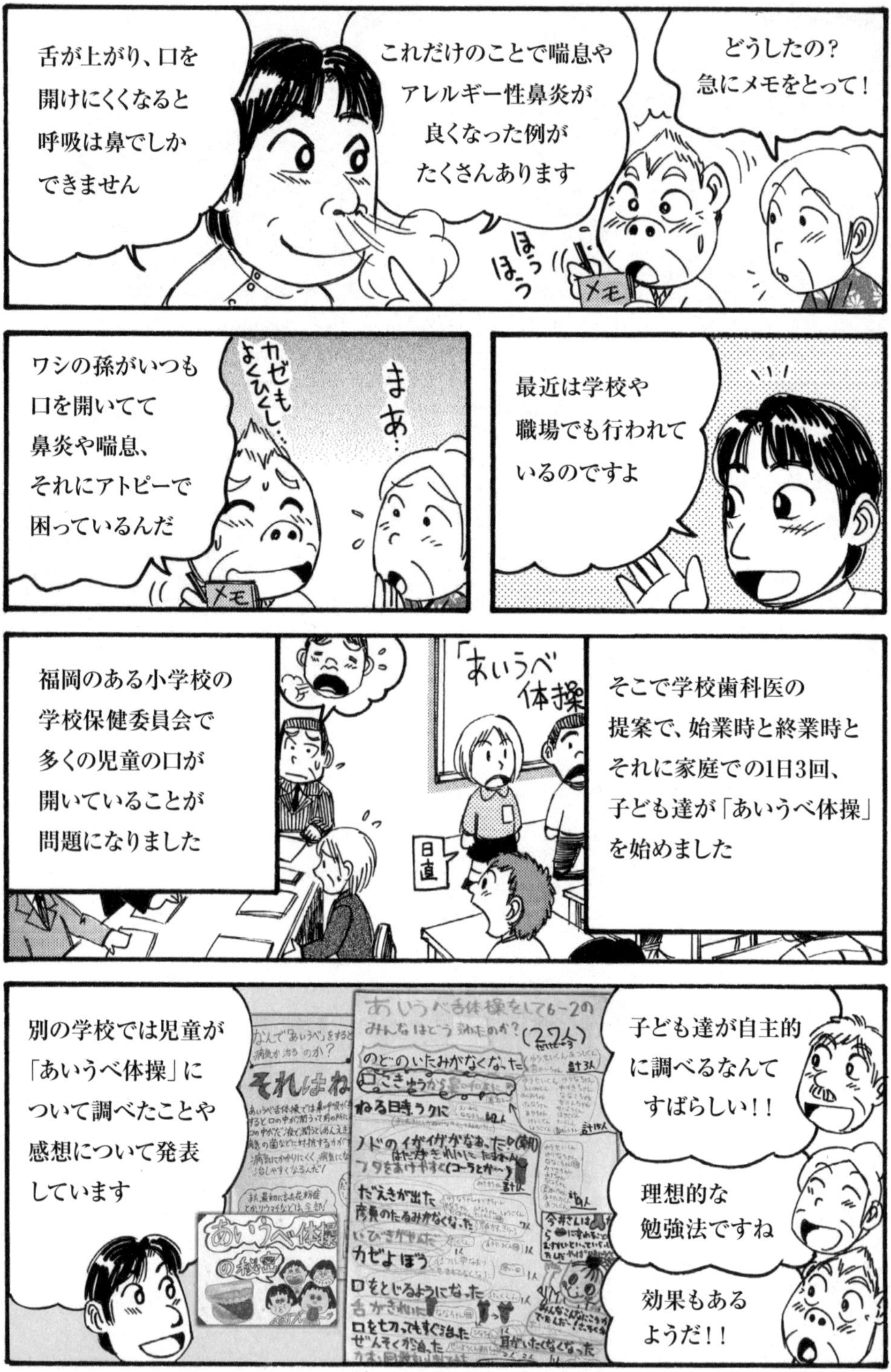

舌が上がり、口を開けにくくなると呼吸は鼻でしかできません
これだけのことで喘息やアレルギー性鼻炎が良くなった例がたくさんあります
どうしたの？急にメモをとって！
ほうほう
メモ
ワシの孫がいつも口を開いてて鼻炎や喘息、それにアトピーで困っているんだ
カゼもよくひくし…
まあ…
メモ
最近は学校や職場でも行われているのですよ
福岡のある小学校の学校保健委員会で多くの児童の口が開いていることが問題になりました
「あいうべ体操
日直
そこで学校歯科医の提案で、始業時と終業時とそれに家庭での1日3回、子ども達が「あいうべ体操」を始めました
別の学校では児童が「あいうべ体操」について調べたことや感想について発表しています
それはね
あいうべ体操をして6-2のみんなはどう効いたのか？
のどのいたみがなくなった
ねる時ラクに
カゼよぼう
あいうべ体操
子ども達が自主的に調べるなんてすばらしい！！
理想的な勉強法ですね
効果もあるようだ！！

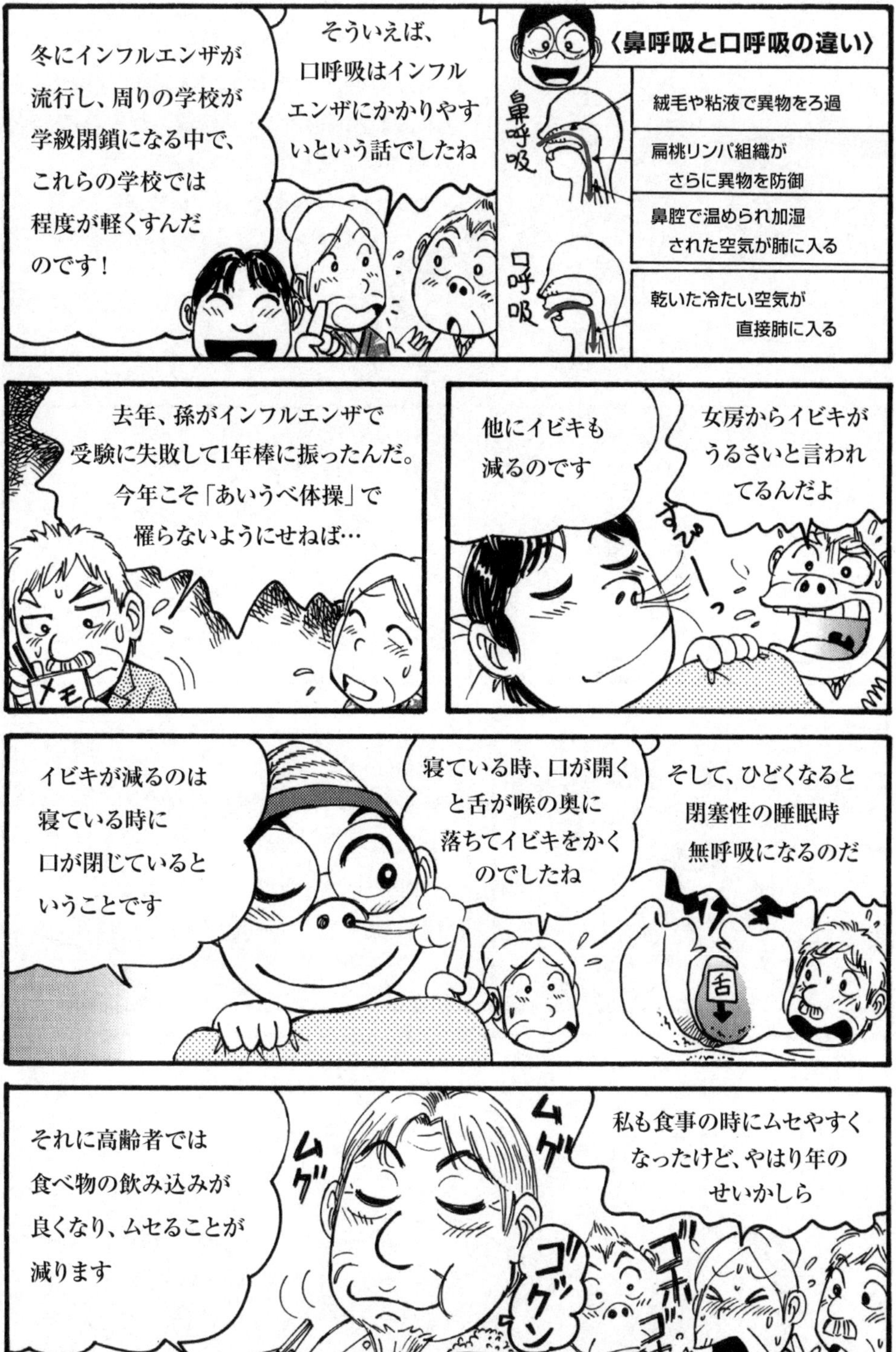

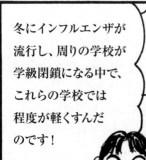

冬にインフルエンザが流行し、周りの学校が学級閉鎖になる中で、これらの学校では程度が軽くすんだのです！
そういえば、口呼吸はインフルエンザにかかりやすいという話でしたね
〈鼻呼吸と口呼吸の違い〉
鼻呼吸
絨毛や粘液で異物をろ過
扁桃リンパ組織がさらに異物を防御
鼻腔で温められ加湿された空気が肺に入る
口呼吸
乾いた冷たい空気が直接肺に入る
去年、孫がインフルエンザで受験に失敗して1年棒に振ったんだ。今年こそ「あいうべ体操」で罹らないようにせねば…
メモ
他にイビキも減るのです
女房からイビキがうるさいと言われてるんだよ
すぴーっ
イビキが減るのは寝ている時に口が閉じているということです
寝ている時、口が開くと舌が喉の奥に落ちてイビキをかくのでしたね
そして、ひどくなると閉塞性の睡眠時無呼吸になるのだ
舌
それに高齢者では食べ物の飲み込みが良くなり、ムセることが減ります
ムグ
ムグ
私も食事の時にムセやすくなったけど、やはり年のせいかしら
ゴックン
ゴホゴホ

次のページへ

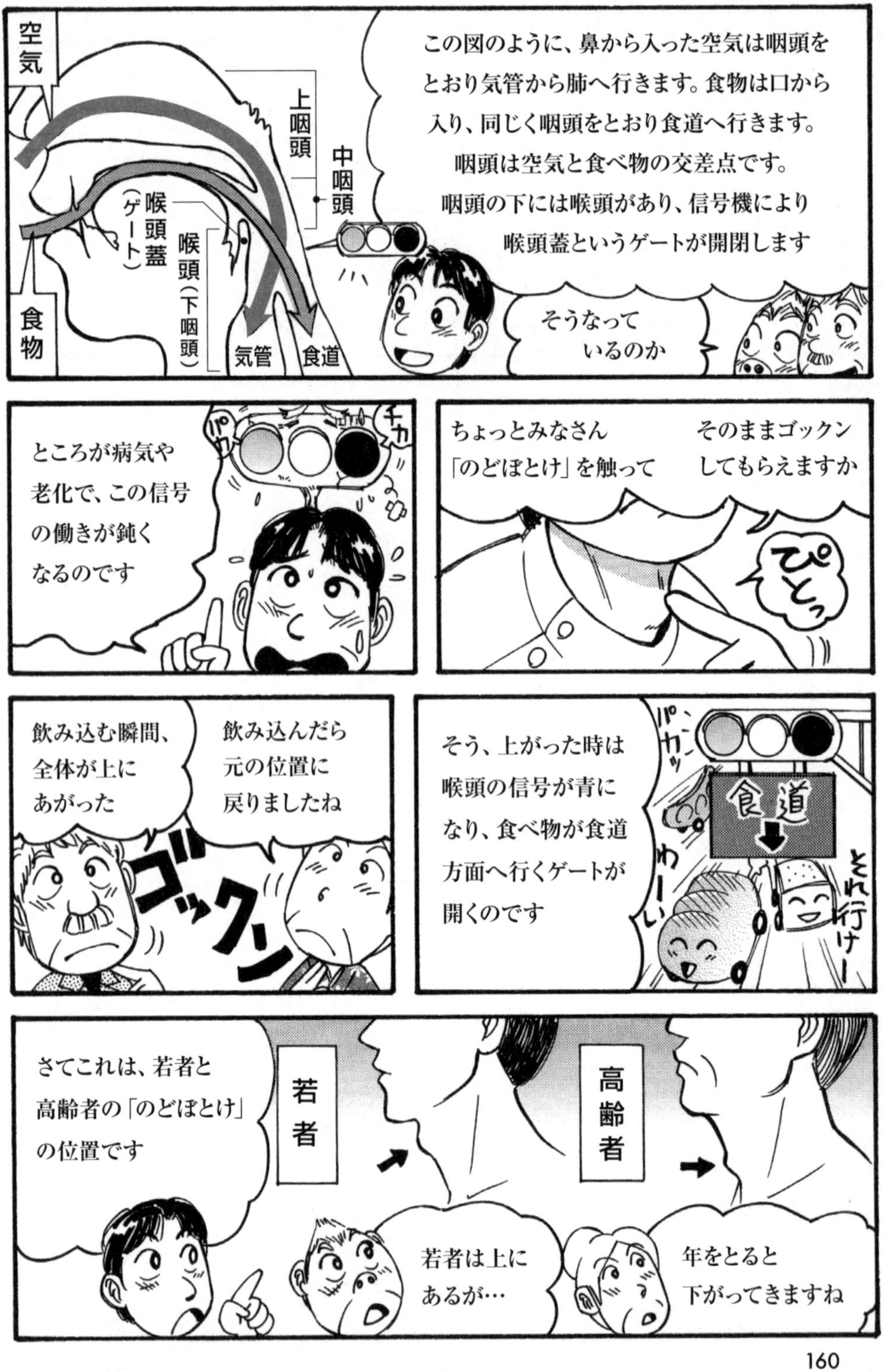
空気
食物
上咽頭
中咽頭
喉頭蓋（ゲート）
喉頭（下咽頭）
気管
食道
この図のように、鼻から入った空気は咽頭をとおり気管から肺へ行きます。食物は口から入り、同じく咽頭をとおり食道へ行きます。咽頭は空気と食べ物の交差点です。咽頭の下には喉頭があり、信号機により喉頭蓋というゲートが開閉します
そうなっているのか
ところが病気や老化で、この信号の働きが鈍くなるのです
パカ
チカ
ちょっとみなさん「のどぼとけ」を触って
そのままゴックンしてもらえますか
ぴとっ
飲み込む瞬間、全体が上にあがった
飲み込んだら元の位置に戻りましたね
ゴックン
そう、上がった時は喉頭の信号が青になり、食べ物が食道方面へ行くゲートが開くのです
パカッ
食道
わーい
それ行けー
さてこれは、若者と高齢者の「のどぼとけ」の位置です
若者
高齢者
若者は上にあるが…
年をとると下がってきますね

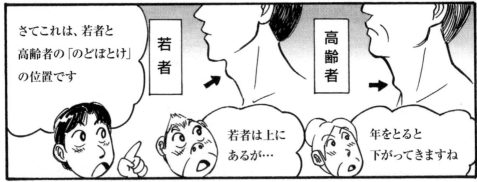

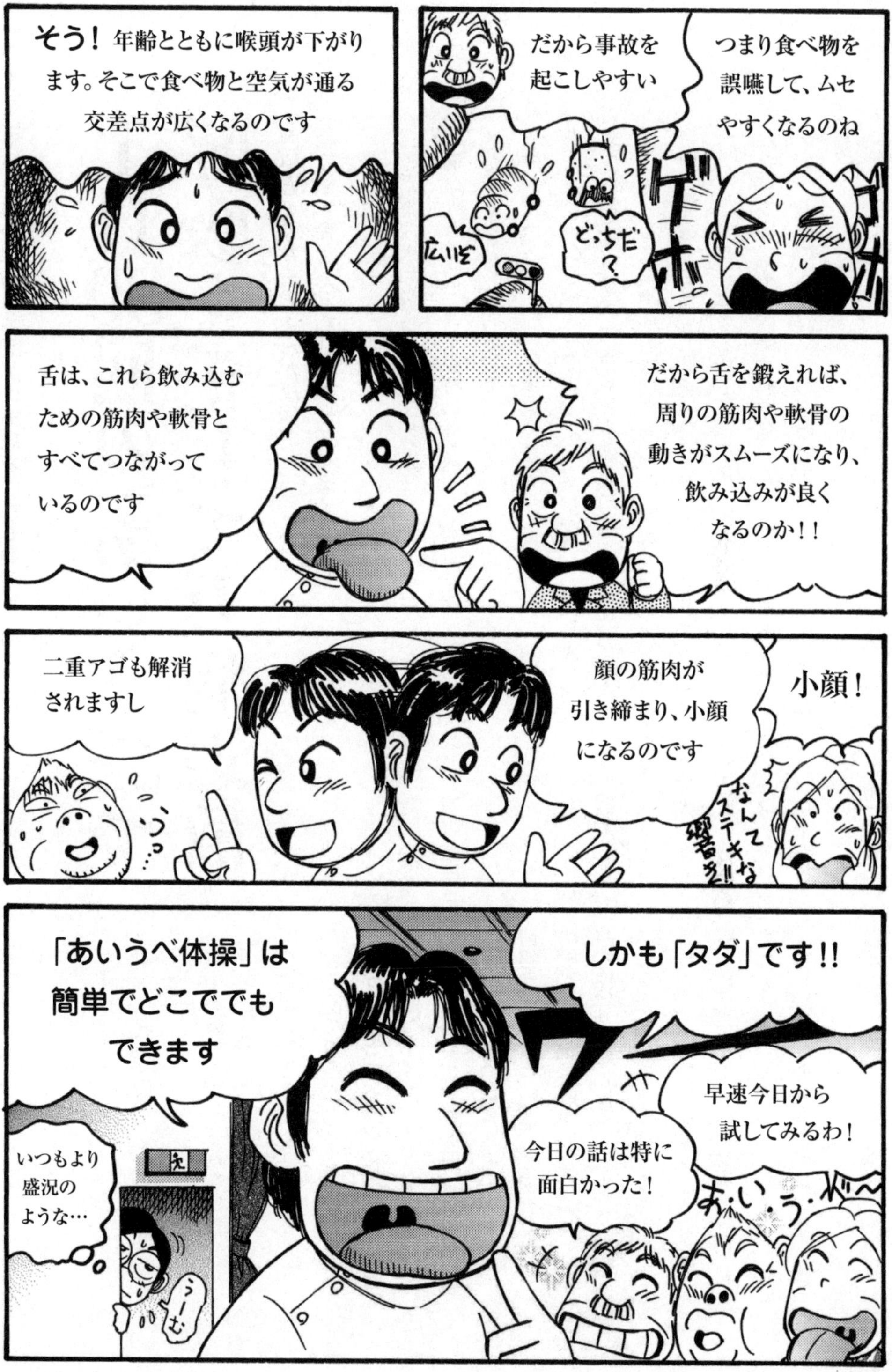

そう！年齢とともに喉頭が下がります。そこで食べ物と空気が通る交差点が広くなるのです
つまり食べ物を誤嚥して、ムセやすくなるのね
だから事故を起こしやすい
広いぞ
どっちだ？
舌は、これら飲み込むための筋肉や軟骨とすべてつながっているのです
だから舌を鍛えれば、周りの筋肉や軟骨の動きがスムーズになり、飲み込みが良くなるのか！！
二重アゴも解消されますし
うっ…
顔の筋肉が引き締まり、小顔になるのです
小顔！
なんてステキな響き!!
「あいうべ体操」は簡単でどこででもできます
しかも「タダ」です!!
早速今日から試してみるわ！
今日の話は特に面白かった！
あ・い・う・べ〜
いつもより盛況のような…
う〜む

1日30回の「あいうべ」で呼吸を正して万病退散

内科医・今井一彰さんが講演
第1回「命の入り口　心の出口セミナー」

口は食べ物の入り口であると同時に病の入り口でもある。特に噛む回数が減るなどして関連する口周りの筋肉が鍛えられず、動物本来の鼻呼吸でなく、口呼吸になる人が増えた現代は、その傾向が強くなるという。そうした口や鼻の大切さを広く市民に知ってもらうため、「食卓の向こう側」取材班が2010年6月26日、福岡県歯科医師会館で開いた第1回「命の入り口　心の出口セミナー」から、今井一彰医師（福岡市・みらいクリニック院長）の基調講演を再録する。

■〝上流医療〟目指し

「森は海の恋人」という言葉をご存じだろうか。海の幸カキは1日180リットルもの海水を吸ったり吐いたりして育つ。海が汚れるとおいしくならない。そこで東北の先達は、まず山に木を植えた。川上がきれいになれば川下、そして海がきれいになってカキが育つというわけだ。

血圧が高ければ降圧剤を処方するといったように、発症した病気に即して対処するのが、今の医療の現状だ。そして処置したことについては対価が支払われるが、予防に関しては基本的にそうなっていない。

予防医学の重要性が叫ばれて久しいが、これについて医者の方からの情報発信は少ない。検診、検査は行っても、その後は画一的な指導になりがちだ。

私たちが目指すのは、カキの話のような、〝下流医療〟から〝上流医療〟への転換。ヒトの体の場合、上流にあたるのが口や鼻だ。

特に呼吸は要注意だ。朝ご飯を抜

いても、息をしない人はいないように、ヒトは毎日、1・5キロの食べ物をとり、18キロの空気を体の中に取り入れる。つまり、どう呼吸するかは、食べること同様、大事なこと。そんな観点から「息育《そくいく》」について話をしたい。

■舌の位置こそ大事

私は花粉症の人を、お金持ちという意味で「鼻セレブ」と呼んでいる。理由は花粉症を治そうと、診療費、薬剤費、マスク、ティッシュ、ゴーグル代などに、多額のお金を使うから。でも、その多くは口体操「あいうべ」で改善する。

左側に並べた2枚のイラストを見比べてほしい。イラスト上は口呼吸の人で、イラスト下は治療して鼻呼吸になった人。あごからのどにかけてのラインの違いが分かると思う。

差は舌の位置にある。正常な舌は、口を閉じた状態で上あごにピタッとつく。目に見える部分はわずかだが、舌は筋肉（横紋筋）の塊。鍛えないと位置が下がる。これが万病の元となるのだ。

しゃべる仕事、妊婦、くちゃくちゃ食べる、年中風邪をひく、ため息をつく、激しい運動する、たばこを吸う人は舌が下がり、口呼吸になりやすい。事実、当院を受診する患者の90%以上が口で息をしている。

彼らは花粉症、ぜんそく、鼻炎だから、仕方なく口で息をしていると いうが、それは間違い。異物を除去するろ過装置のある鼻で息をせず、

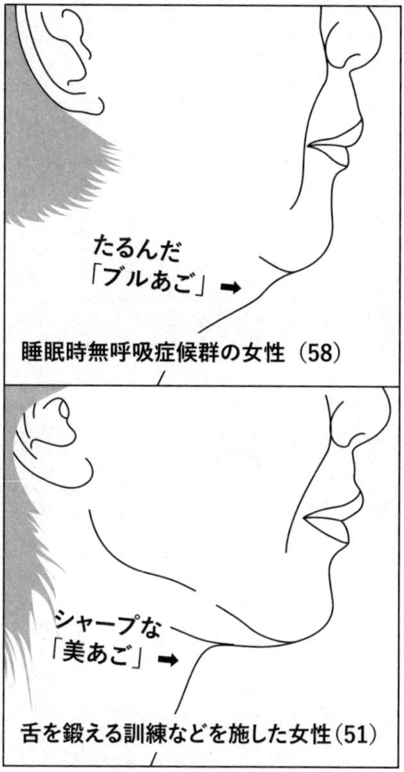

たるんだ
「ブルあご」➡
睡眠時無呼吸症候群の女性（58）
シャープな
「美あご」➡
舌を鍛える訓練などを施した女性（51）

太り気味の人は上のようなあごのラインをしたケースが多いが、問題は容姿だけではない（次ページ参照）

汚れた外気をそのまま肺に入れるから、口腔粘膜が乾燥して、病気になったと考えられる。

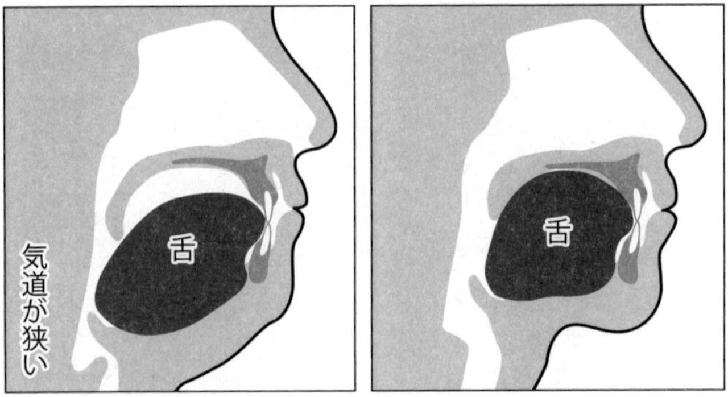

2人の女性の断面図。左の睡眠時無呼吸の女性は舌が落ち込んだためにあごのラインがたるみ、気道が狭くなっている

私がこれに気付いたのは、診察室を訪れる患者が発する病気のにおいがきっかけだ。口臭や体臭は、体の中で炎症が起きている一つの現れといえる。それを引き起こす原因がなくなれば、病気は改善するのではと、口腔の機能に着目し、「あいうべ」を考案した。

誰でも今すぐにできて、費用はかからない上に副作用もない。日本の医療費総額は34兆円※で、うち8兆円が薬代。無駄な薬を使う量が減れば、未来への借金も減る。口呼吸を鼻呼吸に変えること。誰でも、いつでも、どこでもできる「あいうべ」一つで、社会が変わるのだ。

※2019年度は44兆円

■健康生活の一歩に

もちろん、口は閉じていて、口呼吸もしていない。舌の位置もいい。それでも病気になる人がいる。

そんな人は、「病巣感染」を疑った方がよい。

病巣感染とは、体の一部に、細菌が慢性的に存在し、軽い炎症を起こしているところから、二次的な病気が起こってしまうこと。病巣自体はあまり症状を示さないが、病巣とまったく関係なさそうな臓器に障害が出ることが多いのだ。

その代表が歯周病。単なる口の病のように見えて、実はがん、糖尿病、メタボなど、さまざまな疾患を悪化させる要因となる。歯磨きの励行で、薬なしで糖尿病を治療させた研究も報告されている。だから私のところに来た患者にはまず、歯の徹底的な治療を指示することもある。

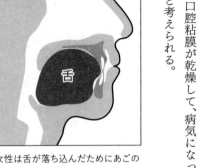

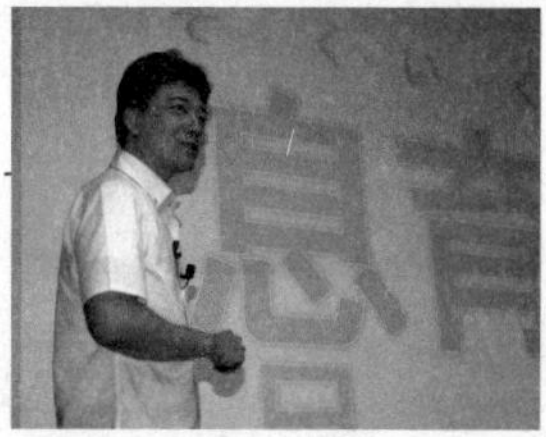

「今こそ息育という新たな概念を」と訴える今井一彰さん

口蓋垂《こうがいすい》（のどちんこ）の奥にあり、風邪をひくと痛くなる鼻咽腔《いんくう》も重要だ。ここをケアし、「あいうべ」をするだけで、40年以上アトピーで悩んでいた患者が治癒した症例もある＝巻末カラーページ参照。

そのほか、アトピー性皮膚炎、うつ病、潰瘍《かいよう》性大腸炎、気管支ぜんそく、花粉症、関節リウマチ…。こうした患者さんが、「あいうべ」を励行することで症状が改善した例は多数ある。

病める人が減り、なるべく薬を使わない医療こそが、私はこれから求められる医療だと思う。健康な生活を送る第一歩として、10回1セット、1日3セットを目標に試してみてはどうだろうか。

では皆でご一緒に。「あー、いー、うー、べー」

（2010年7月11日掲載）

1日の呼吸量は18キロ
1万ℓを吸い、1万ℓを吐く

NHKのホームページ「吸ったりはいたり：理科6年ふしぎ情報局：NHK for School」では、目に見える形で私たちの1日の呼吸量を明らかにしている＝動画はQRコード。

〈私たちは普段、およそ4秒に1回の割合で呼吸しています。1回分の呼吸の量はおよそ500ミリリットル、小さいペットボトル1本分です。つまり、1分間におよそペットボトル15本分を吸って、15本分を吐きだしていることになります。1時間では900本分。一日にすると、ペットボトル2万本分を吸って、2万本分を吐いている計算になります。運動をすると呼吸の回数は普段の5倍くらいに増えます。寝ている間の呼吸の回数は普段の半分、1分間に8回くらいです〉（HPより引用）

「1万リットルの空気は重さにして18キロ。ヒトが1日に食べる食物の量は1・5キロですから、この実験からもその大事さが分かるのではないでしょうか。それだけの量の空気を、そのまま口から取り込むか、フィルター機能のついた鼻から取り込むか。そこに運命の分かれ目があるのです」（今井一彰さん）

就寝時に「マウステープ」を
花粉症、皮膚病、夜間頻尿、糖尿病…
睡眠の質上がり、驚く効果続々

前日までなんともなかったのに、朝起きたらのどがヒリヒリして体がだるい——。空気が乾燥する季節に、そんな経験をした人は少なくないだろう。寝ている間の状態を自分で把握するのは難しいが、いびきをかくなど口を開けて寝る人にお勧めの対処法が、口にテープを貼って床に就くセルフケア「マウステープ」だ。

■早い人は1カ月程度で効果

「これまで300人以上にお勧めし、びっくりするぐらい、いろんな病気が改善しています」。笑顔でそう語るのは、長野県松本市の「なかじま歯科医院」の院長、中島潤子さん。

そんな患者の一人が、数年前から掌蹠膿疱症《しょうせきのうほう》に悩んでいた50代のAさんだ＝巻末カラーページ参照。歯の定期健診で通ってくる患者だったが、あるとき診察前の雑談で「いつも手が赤く腫れて指先にはひび割れがあり、ばんそうこうが手放せない」「あちこち病院を受診しても治癒せず、漢方も試したけど全く効果がない」。さらに続けて「いびきをかく」とも。

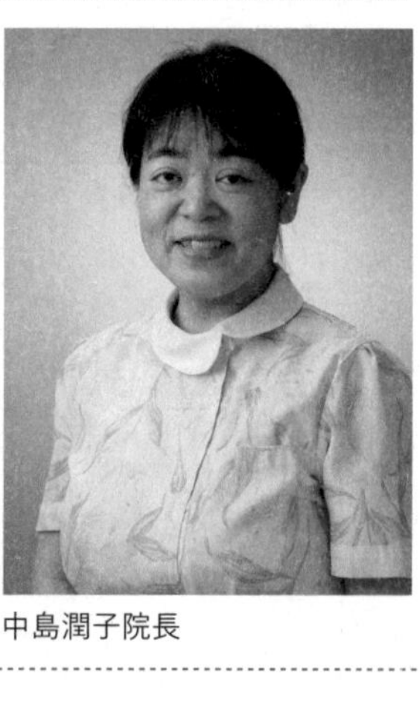

中島潤子院長

口呼吸を疑い、その観点で口の中を診た。すると、①鼻呼吸なら本来は上顎にピタッと付くはずの舌先が垂れて下の歯に接触し、舌に歯形がつく②歯茎が外気と直接触れて、前面の歯肉が腫れる③上手に歯磨きをしていても歯垢が付着しやすく歯に色が着きがち——など、口呼吸特有の特徴が確認できた。

そこで提案したのが、就寝時のマ

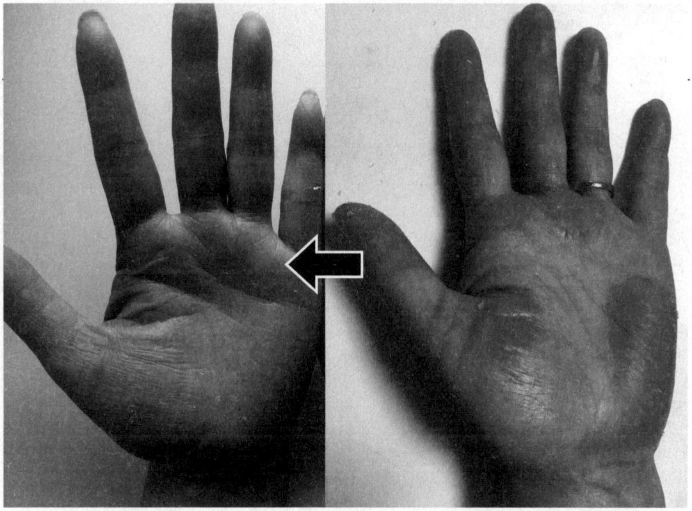

ウステープと「あいうべ体操」。
8カ月後、手足の症状は劇的に改善。見違えるほどきれいになり、治療薬も不要になった。

ほかに花粉症、鼻炎、口内炎、アトピー性皮膚炎、湿疹、頻脈、高血圧の改善例も。中島さんは「テープを貼るだけで、早い人は1カ月程度で効果が表れている」と言う。

■体内に酸素を供給

口を閉じて寝るだけで、なぜこんなにも改善するのか。あいうべ体操の提唱者で、口呼吸の概念を全国に発信している「みらいクリニック」（福岡市）の内科医、今井一彰さんはこう解説する。

まず、口腔内の乾燥が防げる。唾液がほとんど出ない就寝時、口を開けて呼吸していると、唾液が持つ防御機能に加え、細菌やウイルスなどの異物を排出する線毛の働きも弱まる。口を閉じていれば、それらが繁殖しやすい状況に陥るのを防げるわけだ。

睡眠の「質」も改善されるという。

クリニックで、睡眠時無呼吸を訴える患者11人にマウステープをして就寝するよう指示し、使用の前後を比較した。すると、平均30・5回（重症）で睡眠時無呼吸症候群と判断されるＡＨＩ（無呼吸指数）が、翌日は同12・2回（軽症）に減った。

「就寝中、体内に酸素が十分供給されるようになれば、それだけヒトの回復力が増すのは容易に想像がつく」と、今井さん。

■歯科の標準手法に

口腔外科が専門の中島さんがマウステープを診療に取り入れたのは、

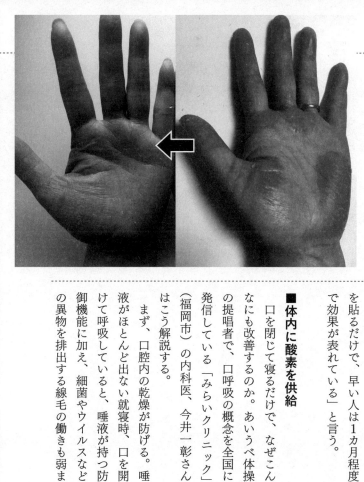

2017年、歯科関係者を対象にした今井さんの講演会で口呼吸の危険性と鼻呼吸の大事さを知ったから。大学の医局勤務などを経て、03年から地域で開業する中、歯科医師として最善の努力を重ねても、なかなか改善しない患者がいる。今井医師の言う口呼吸というキーワードでその疑問が氷解した。

まず、患者にはあいうべ体操を勧めた。1日30セット程度の簡単な体操だが、つい忘れてしまいがちになるし、筋力強化の効果はすぐには表れないから、習慣化するには少々ハードルがある。そこでアプローチの仕方を変え、ただ貼って寝るだけのマウステープから入ると、実行した翌日には「今朝は、起きた時に口の中が乾いていなかった」という喜びの声が続出。その上であいうべ体操を促すと、みな素直に受け入れ、さらに効果が上がるようになった。

歯科医師だから、時間をかけて患者にマウステープや、あいうべ体操を指導しても、診療報酬が得られるわけではない。だが「歯周病などの炎症症状は安定するし、歯の汚れを取る診療時間も短くなる。患者が喜び、社会的には医療費の節約にもなる。私はマウステープとあいうべ体操を、歯科治療のスタンダードにしたい」と中島さん。

副作用はなく、お金もほとんどかからない。今井さんは、中島さんの患者のような全国の症例を集めて本を刊行する準備を進めている。

（2021年2月10日掲載）

※書籍は、『世界一簡単な驚きの健康法 マウステーピング』（今井一彰・中島潤子著、あいうべ協会編集）で、幻冬舎から刊行されました。詳細は巻末で。

マウステープの貼り方

マウステープは縦に1本か2本貼るのが基本だ。口の全面を真横に覆うように張るのは、くしゃみをした際に口から空気が抜けずに耳を痛めてしまったり、吐いたりしたときに危険なので厳禁。

「口にテープを貼ったら息ができない」と不安がる人もいるが、息はちゃんと鼻でできるから大丈夫。長年、口呼吸をしていた人はテープに慣れるまで少し気になっても、慣れてくるとテープを貼って寝た方が、朝起きたとき、口やのどの乾き具合が違うことや、目覚めが良いことに気づくという。
テープは粘着力の強すぎないサージカルテープがお薦め。朝起きて、テープが剥がれていたら口呼吸をしているというサインだ。

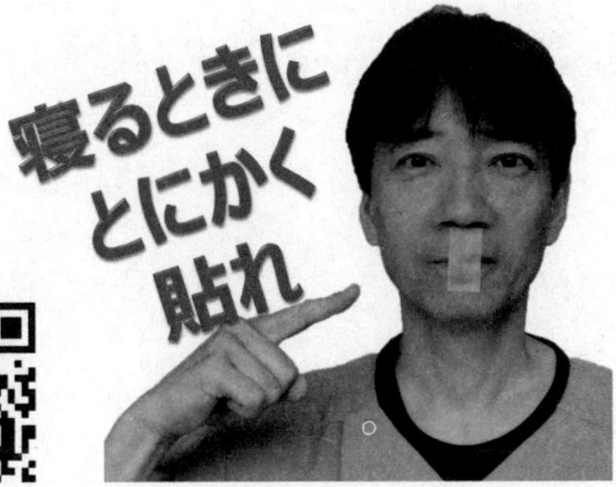

↑マウステープの効果を解説した今井先生の動画

新版に寄せて 潤子先生からのメッセージ

うちの歯科医院では2017~2023年春までの5年間で、約700人の方がマウステープをお使いです。「花粉症」の方は100人以上薬が必要なくなっていますし、「夜間頻尿」が改善する方も多く、こちらも100人以上で夜のトイレの回数が減って、睡眠の質が向上しています。

この3年で増えているのが「めまい」。耳鼻科や脳神経外科にかかっても、年齢のせいとか更年期とか言われ、原因もよく分からないことが多いのですが、それもマウステープによって30人以上改善しています。

口呼吸が鼻呼吸になって治ったということは、このめまいの原因はおそらく「慢性上咽頭炎」だったと思われます。

■糖尿病専門医も驚く結果

予備軍を合わせると、日本人の5人に1人いるといわれる「糖尿病」。その診断で使われる「HbA1c」（ヘモグロビンエーワンシー＝赤血球中のヘモグロビンが血中のブドウ糖と結合したものを示す値。治療目標は6・0未満）が下がる方も多いですね。

6・1→4・6まで下がった女性は、以前は身体を動かすのもだるくてきつかったのが、マウステープ後は血糖値が安定。併せて「夜間頻尿」も改善してよく眠れるようになり、身体がとても楽になったそうです。
マウステープを始めて3年。先日、2泊3日でお孫さんたちとディズニーリゾートに行き、「トータルで30キロ歩いてきた」とうれしそうに教えてくださいました。

血中酸素飽和度（SpO_2）

- **マウステープを使うと「酸素飽和度が上がり」「無呼吸」が減る**
- **日中の酸素飽和度は９６%～９９%**
- **睡眠時　９５%**
- **酸素飽和度が９０%より低下すると**

⇒脳や全身の臓器に十分な酸素が行きわたらなくなる

⇒酸素吸入や人工呼吸器が必要な状態

⇒寝ている時の口呼吸で酸素飽和度が低下する

なぜ、呼吸で「糖尿病」が改善するのでしょうか。
血中酸素飽和度が下がるとインスリンの働きが落ち、血糖値が上がります。でも、マウステープを使うと、体内に取り込める酸素が増えて、血中酸素飽和度が上がるためインスリンがしっかり働き、血糖値が下がるわけです。
睡眠中に低酸素状態が続く「睡眠時無呼吸症候群」の患者さんで糖尿病の合併率が高いのも、口呼吸が原因だと思います。
うちの歯科医院では、糖尿病の治療を受けている方には全員、マウステープをお使いいただいていて、ほとんどの患者さんでHbA1cが下がっています（暴飲暴食をされる方だけは下がっていません）
一般的に臨床ではHbA1cは上がることはあっても、下がることはなかなかないので、糖尿病専門のドクターからも驚かれています。

■夜間頻尿の回数が減る

40代以上の4500万人が、夜1回以上、トイレに起きているといわれるほど、多くの方が悩まされている夜間頻尿。「2時間おきに起きている」なんて方はざらにいます。夜間頻尿は老化のせいだとあきらめている方がほとんどなのですが、7回起きていたのが2回になったとか、起きても明け方だけになったとか、これもまたマウステープで改善しています。
　夜間頻尿も糖尿病同様、血中酸素飽和度と多くの関連があります。夜間、脳への酸素の供給が減ると、抗利尿ホルモンが抑制され、夜間頻尿を招きます。
　また、就寝時の脳の低酸素は認知症の引き金になるといわれます。なので私は診療の際、患者さんに夜のトイレの回数を聞いて、口呼吸で寝ているかどうかを確認しています。なぜなら夜間頻尿は、口呼吸で寝ていて低酸素になっているサイン。認知症予防のためにも改善しておく必要があると考えています。まあ、歯の治療に来て、夜のトイレの回数を尋ねられる歯科医院なんて聞いたことがないでしょうが、患者さんの健康を考えればこそです。
　夜間頻尿が改善すると同時に、血圧が下がったり、血糖値が安定した

寝ている間の酸素飽和度の変化　(大澤立志様提供)

63歳　男性、175㎝　67Kg

マウステープなし	マウステープあり
平均　SpO_2　95 %	平均　SpO_2　96 %
最低　SpO_2　86 %	最低　SpO_2　90 %
低下回数　52 回	低下回数　15 回

寝ている間の酸素飽和度の変化　(大澤立志様提供)

45歳　男性、182㎝　65Kg

マウステープなし	マウステープあり
平均　SpO_2　94 %	平均　SpO_2　96 %
最低　SpO_2　87 %	最低　SpO_2　92 %
低下回数　96 回	低下回数　2 回

りして、薬が減った方が何人もいらっしゃいます。そのなかに、「私の血圧は薬が効きにくい高血圧なのに、マウステープを使ったら血圧が下がった」という方がおられました。

普通、高血圧では、動脈硬化による高血圧を下げるための薬が処方されます。でもその高血圧の原因が、口呼吸から来る低酸素だったとしたら…。血圧を下げるメカニズムが違うのですから、薬が効かなかったのも当然ではないでしょうか。

睡眠時無呼吸症候群の患者さんの高血圧は薬が効きにくいので「治療抵抗性高血圧」と呼ばれるそうです。「いびきをかく」「口呼吸で寝ている」方もまた、睡眠時無呼吸症候群の患者さんと同じような低酸素状態が日々、身体の中で起こっているのです。なので「いびきをかく」「無呼吸のある」方にもマウステープを使っていただき、少しでも脳の低酸素状態を改善していただきたいと考えています。

睡眠時無呼吸症候群

- 寝ている時に口呼吸をすると、舌がのどの奥に落ち込み（舌根沈下）、気道をふさいで無呼吸が起きます。
- 身体に十分な酸素が入らない低酸素になり、高血圧、不整脈、心筋梗塞や脳梗塞を起こしやすくなります。
- マウステープで口を閉じると、舌が上がって気道が通りやすくなり、体に酸素が行きわたります。

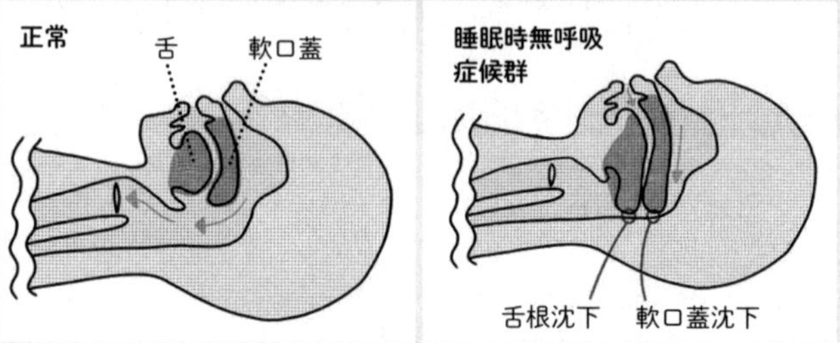

「下流医療」から「上流医療」へ

いびきの先には、睡眠時無呼吸症候群が待っている
＝＝＞症状が進むとCPAP(シーパップ)＝器械で空気を送り込む治療が必要に

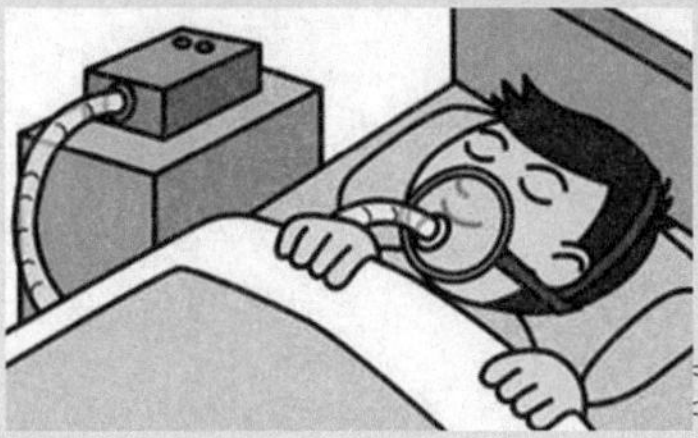

ところが・・
・口呼吸が無呼吸を起こしているのに
ＣＰＡＰのマスクの下で口呼吸
・せっかくＣＰＡＰをしているのに
無呼吸がある

ＣＰＡＰ装着中も
マウステープを！

CPAPにもマウステープを

・６０代　男性　CPAP使用

・マウステープを使うようになってから「一度も無呼吸が出ていない」と主治医に言われた

・５０代　男性　CPAP使用

・「ほとんど無呼吸が出ていない」と主治医に褒められた。
・「以前よりデータが良くなっている。
普通はこういうことはあり得ない」と言われたと。

CPAPを使っているのに、夜間頻尿（５回）

・５０代、男性　　高血圧、腹部動脈瘤、口腔乾燥

・2年前からCPAP、夜は５回トイレに起きる
・いつも疲れている
・CPAPは「鼻マスク」

・CPAPに加えて、マウステープ開始すると
・トイレの回数が、明け方1回に
・睡眠が良くなり、疲労感が改善
・血圧が改善

⇒腹部動脈瘤が縮小傾向に

■若年層や妊婦さんも気をつけて！

夜間頻尿と言われても、若い方は、まだそんな年齢じゃないから関係ないと思われるかもしれませんね。ところが若い方でも、寝ているとき無意識に口呼吸してしまうケースが多いのです。10人に8人は口呼吸をしているといわれる時代。夜間頻尿は年齢を問わず起きています。私の患者さんで一番小さい子は9歳でした。

最近では、幼児でいびきをかく子も増えています。成長期の子どもにとって、脳に十分な酸素が供給されるかどうかは、われわれ大人以上に重要なこと。親御さんにはぜひ、子どもさんの寝ている姿にも気を配っていただきたいですね。

妊娠すると夜間頻尿が増えるという関係もそうです。「妊婦さんは大きくなったおなかで膀胱が圧迫されるため、夜のトイレの回数が増える」というのがこれまでの〝常識〟でしたが、マウステープで改善したケースが2例ありました。そう。この2例はおなかの圧迫ではなく、口呼吸による低酸素が原因だったのです。

「よく眠れるようになった」「血圧が下がった」と妊婦さんからはたいそう喜ばれたのですが、妊婦さんが低酸素で寝ていたということは赤ちゃんにも十分な酸素が届いていないということ。また妊娠中に血圧が上がると、妊娠高血圧症候群へとつながりますので、マウステープで血圧が下がったということは、その予防になったとも言えます。このほかにも夜間頻尿が改善することで、睡眠が良くなり、睡眠導入剤がいらなくなったり、メンタルの不調が改善したりする方が何人もいらっしゃい

口呼吸からの症状を複数持っていた9歳の女の子

・夜、いびきをかく
・毎晩、必ず夜中の２時にトイレに行く（夜間頻尿）
・アトピー性皮膚炎がある　（皮膚症状）

マウステープ使用で

・いびきをかかなくなった
・夜、トイレに起きなくなった
・アトピー性皮膚炎が改善し、皮膚がきれいになった
⇒　成績が格段に上がった！

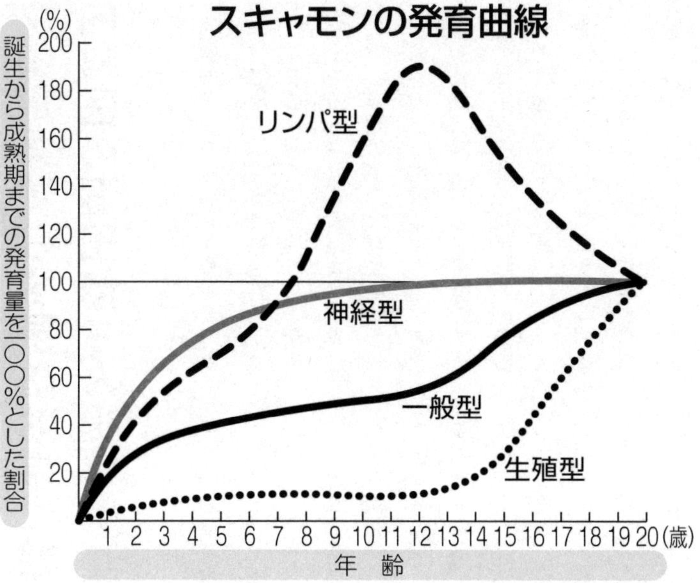
スキャモンの発育曲線
(%)
誕生から成熟期までの発育量を一〇〇%とした割合
200
180
160
140
120
100
80
60
40
20
リンパ型
神経型
一般型
生殖型
1 2 3 4 5 6 7 8 9 10 11 12 13 14 15 16 17 18 19 20 (歳)
年　齢

【スキャモンの発育曲線】人間の体の発育・発達の状況をリンパ型・神経型・一般型・生殖型に分け、どのパーツがどの時期に成長するのかを示した図。幼稚園〜小学校の間は、特に脳や神経などの器官が著しく発達し、5歳の頃までに大人の約80%、12歳ではほぼ100%ができあがる。だからこの時期は特に、睡眠時にも十分な酸素を脳に送りこむことが重要だといえる

ました。

マウステーピングはとても簡単なセルフケア。その効果を多くの方に知っていただき、健康で幸せな人生を過ごしていただきたいと願っています。

治療は医師しかできないが予防は素人でもできる

資料提供：なかじま歯科医院

1日1回「鼻うがい」をウイルス減らす予防効果に期待内科医の堀田修さん提唱

通常のインフルエンザの場合、ウイルスが体内に侵入して1～2日で発症するのに対し、平均5日の潜伏期間があるとされる新型コロナウイルス。この間に主要な感染経路の一つ、鼻やのどに付着したウイルスを減らせれば、感染リスクも低減できるのでは―。そうした予防的観点から、食塩水と簡単な器具でウイルスを洗い流す「みんなで鼻うがいプロジェクト」を提唱しているのが、内科医の堀田修さん（63）。認定NPO法人「日本病巣疾患研究会」理事長を務める堀田さんに、その効果とやり方を聞いた。

＊

のど風邪や鼻風邪など、いわゆる風邪の原因の80％は、コロナウイルスとライノウイルスの感染によるとされる。新型コロナウイルスの場合も、症状や感染力に違いはあるにしても、感染経路は従来のコロナウイルスと変わらず、のど風邪の症状と同じように現れる。

のどは、その部位によって鼻の奥の突き当たりにある上咽頭、口を開けた時に見える中咽頭、その下部の下咽頭に分かれる。特にウイルスや細菌が取り付きやすいのが、空気が滞留しやすく、内腔が細かい線毛でびっしり覆われた上咽頭。新型コロナのPCR検査をする際、上咽頭の粘膜に綿棒を当てて検体を採取するのは、そのためだ。

この上咽頭と鼻腔を、口腔内を洗

鼻うがいの効果

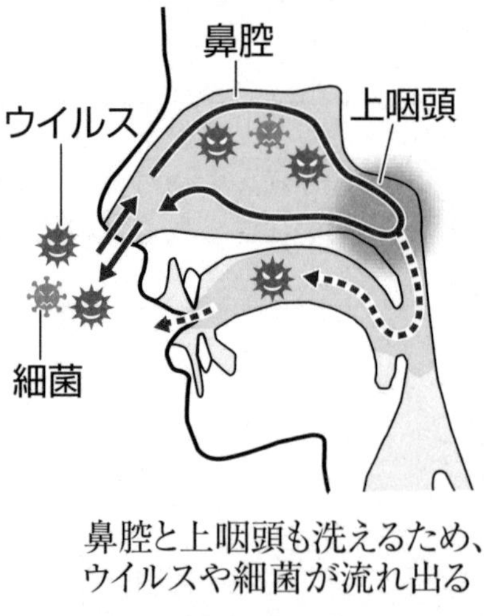

鼻腔と上咽頭も洗えるため、ウイルスや細菌が流れ出る

うガラガラうがいのように食塩水などで直接洗うのが鼻うがい。付着したウイルスや細菌を洗い流すとともに、食塩水に含まれる塩素イオンから抗ウイルス作用がある次亜塩素酸が産生されるなどして、鼻や上咽頭が持つ防御機能を回復させる効果が期待できる。

上咽頭周辺の構造

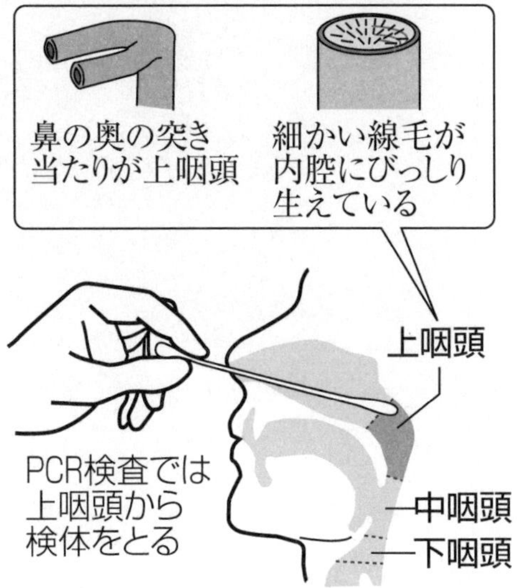
鼻の奥の突き当たりが上咽頭
細かい線毛が内腔にびっしり生えている
上咽頭
中咽頭
下咽頭
PCR検査では上咽頭から検体をとる

英エディンバラ大がウイルス性の風邪を発症してから48時間以内の患者を「食塩水で鼻うがいをした群」と「鼻うがいをしない群」に分けて調べた研究では、鼻うがい群の方が病気の期間が22%短く、家族への感染が35%少なかった。さらに新型ではないが、季節性コロナウイルスにかかった患者だけを見ると、鼻うがい群の方が3～4日、風邪の治りが早かった。

新型コロナに対する特効薬がまだ見つからない今、予防的な措置で家庭内の感染を防げれば、それは感染者増加による医療崩壊を防ぐことにもつながる。

また鼻うがいには、花粉症などのアレルギー鼻炎や慢性副鼻腔炎（蓄膿症）などでも症状が改善したという報告もある。①急性中耳炎②滲《しん》出《しゅっ》性中耳炎③声帯まひ④誤嚥《ごえん》を起こしやすい⑤膿性鼻汁が多い――などの症状のある人を除けば、1日1～2回の鼻うがいに副作用はない。

病気は、治すより、かからないことが一番。家族、そして社会を救うため、人混みから帰ったら、手洗いに加え、鼻うがいも習慣付けてもらえるよう願う。

インフルもこれで予防

本格的な鼻うがいの方法（陽圧式）

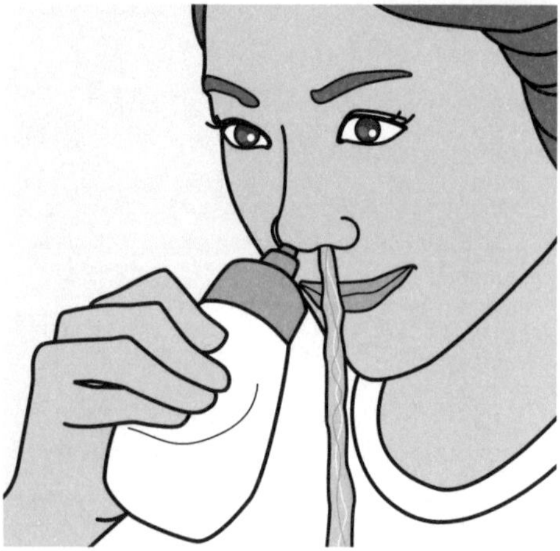

鼻うがいの動画はこのQRコードから

松本常圃さん

みらいクリニック

■自作できる洗浄器

鼻うがいのやり方は、食塩水を鼻ですすり込んで洗う陰圧式と、ボトルを握るなど圧力で食塩水を押し出して洗う陽圧式がある。陽圧式専用の器具もあるが、市販のスポイトを加工してドレッシングポットにはめ込んで簡単に自作できる。

【洗浄液】

食塩水は、塩分濃度が高い方が効果が増すという報告もあるが、海水（3・4％）のように高すぎると刺激が増す。生理食塩水（0・9％）程度の濃度＝水道水1リットルに対し食塩9グラム＝から始めると痛みはない。さらに重曹0・5グラムを入れると爽快感が加わる。温度は40度までの、いわゆる人肌程度で。手作りした食塩水は当日使い切ること。

※水道水は一度煮沸させたものを使うのがベスト

【陽圧鼻うがい】

少し前かがみになり、スポイトの先端を片方の鼻の穴に差し込んでから、食塩水を入れた容器をぎゅっと握ると、圧力で押し出された食塩水が反対側の穴から自然に出てくる。

この時、「エー」「アー」と声を出しながらやると、誤嚥を防ぎやすい。もし口に流れ出た食塩水を飲み込んでも大丈夫。胃酸でウイルスは死滅するから心配ない。

（2021年1月13日掲載）

鼻うがい容器の作り方

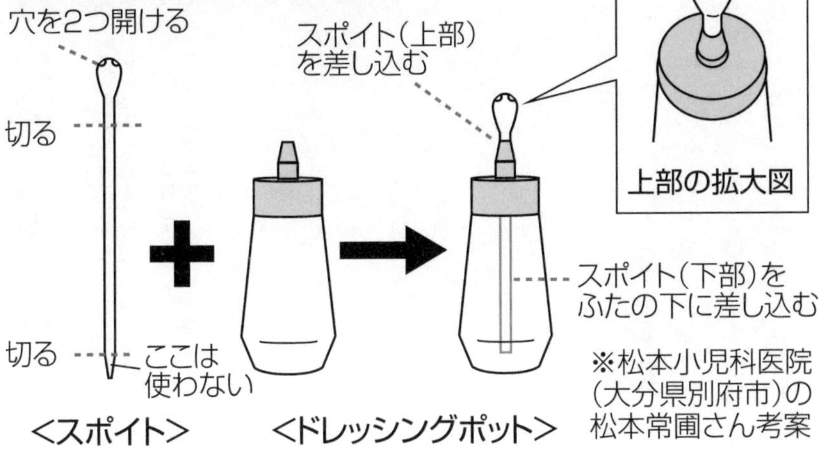
穴を2つ開ける
切る
切る
ここは
使わない
<スポイト>
スポイト（上部）
を差し込む
上部の拡大図
スポイト（下部）を
ふたの下に差し込む
<ドレッシングポット>
※松本小児科医院
（大分県別府市）の
松本常圃さん考案

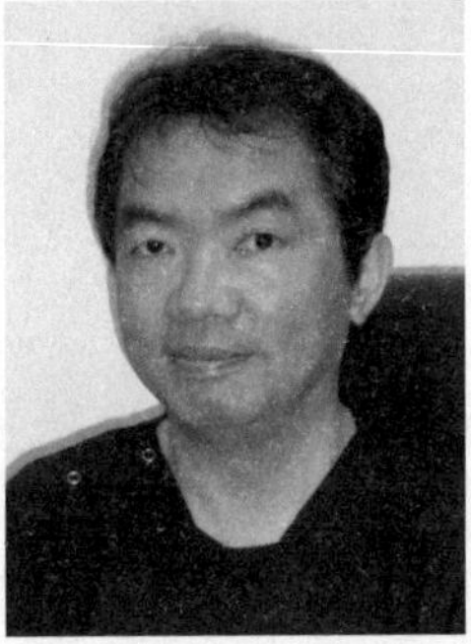

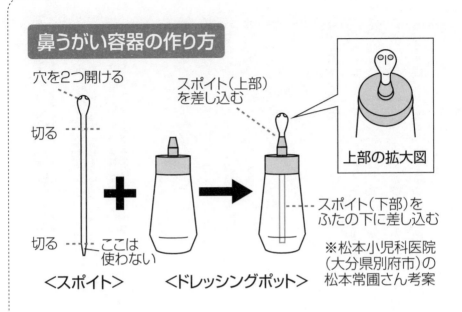

堀田修さん
1957年生まれ。IgA腎症の根治治療である扁摘《へんてき》パルス療法の第一人者で、多数の腎症患者の命を救った。「木を見て森も見る医療」がモットー。著書に「ウイルスを寄せつけない！ 痛くない鼻うがい」（KADOKAWA）など。仙台市の堀田修クリニック院長。

防げ口唇の老化 マスク生活にご用心
「あいうべ体操」「マウステープ」

すてきな口元はみんなの願い。日本人女性を対象に年代別に口元の形状変化を調べた「花王」（東京）の報告から、新型コロナ禍における口周りの大事さとアンチエイジングについて考えた。

■40代付近を境目に…

加齢に伴って唇は薄く、鼻の下が長くなって丸みを帯びる――。研究所が女性１３９人（16～78歳）の口元の特徴を調べた結論だ。１９９２年から23年にわたり、同一の13人を追跡調査した結果とも一致した。

10代と70代を比べると、10代ではプルンと反り返る鼻の下（白唇部《はくしん》）の下端が、70代ではストンと落ちている。この変化は40代付近が境目になるようだ。

原因は何か。

加齢とともに皮膚は薄くなり、皮下組織、筋肉、骨なども衰える。研究所は皮膚の弾力低下、口唇周辺の機能低下、筋肉下垂などの影響が考えられるという。

専門家は、皮膚を厚くする薬剤の塗布や注入治療などの対策もあるというが、機能低下については、運動

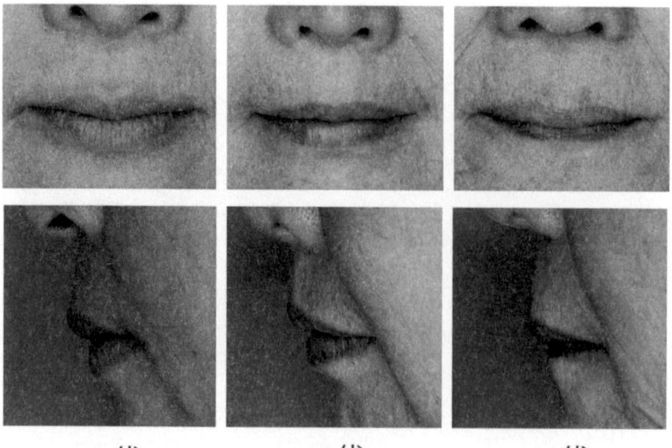

50代　60代　70代

で鍛えるように自助努力でなんとかならないものか。

■将来の〝見た目〟にも影響か？

2021年2月、菓子メーカー「ロッテ」が、コロナ禍で長引くマスク生活に警鐘を鳴らした。

「みらいクリニック」の内科医、今井一彰医師の監修の下、20～60代の男女400人を対象にした調査がそれ。マスクの習慣的着用により「集中力の低下」「肌荒れ」など、体の不調を訴えた人が3人に1人。「自分の表情を気にしなくなった」が37%、「口呼吸になっている」と感じる人が44%いた。

表情筋や咀嚼《そしゃく》筋などが複雑に絡み合うヒトの顔。それらは笑ったり、かんだりすることで連動するが、他人とのコミュニケーションの減少やうつ状態によって表情が乏しくなれば、動かない筋肉は衰え、誤嚥《ごえん》などにつながる。長時間のマスク着用に伴うこれらの症状を「マスクシンドローム」と呼ぶ今井医師が懸念するのが、口呼吸の常態化だ。

なぜか。

マスクですっぽり鼻と口を覆うと気道の抵抗が高まる。鼻呼吸だけでは空気が足りず、つい口呼吸になりがち。口呼吸は鼻呼吸より呼吸が浅くなり、のどは乾燥して口内環境も悪化する。

〝お口ポカン〟状態の子どもは3割いるという新潟大などの研究もあるが、幼児と児童を持つ親に聞くと6割以上が自分の子どもの口呼吸について「危機意識はない」と回答していた。

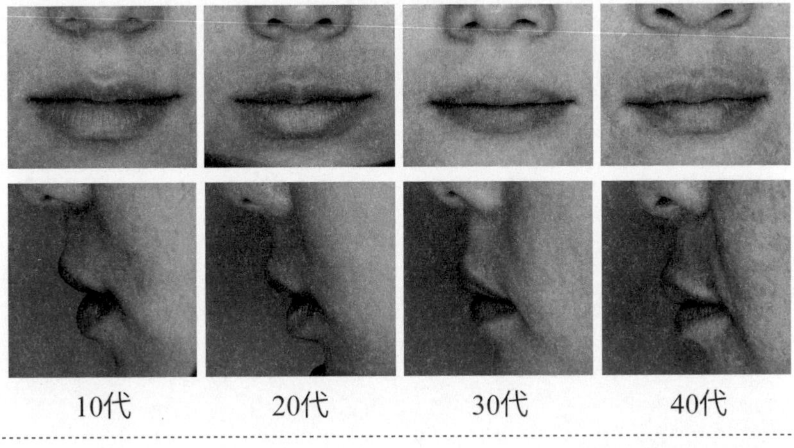

10代　20代　30代　40代

加齢に伴って変化する口元の形状。プルンと反り返っていた白唇部の下端は、ストンと落ちたようになっていく＝花王メイクアップ研究所提供かむ回数などの減少によって口元が緩む傾向にあったところに、マスク生活が〝標準〟となった現代の子どもたち。「このままだと健康面だけでなく、口呼吸から派生する歯並びの悪化や表情筋の衰えなどが原因で、将来の〝見た目〟にも影響する危険性が高まる」と今井医師は警告する。

■「実年齢マイナス10歳」目指し

「マスク生活が常態化してから、肌荒れを訴える人が増えた」。そう証言するのは、これまで延べ15万人以上の診療に関わった長崎県島原市の前田医院美容皮膚科の大仁田亜紀医師だ。

マスクで口呼吸が増える→口周りの湿度上昇→顔全体に皮脂分泌が上昇し、皮膚バリアー機能の低下→ニキビなどの増加――がその理由。また口周りの筋肉の衰えから、開き気味の口を無理に閉じようとして、下顎に梅干し状のしわができる人も増えたという。

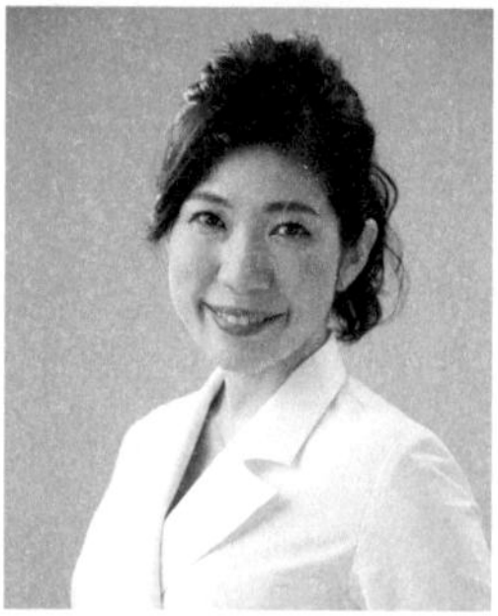

前田医院（長崎県島原市）美容皮膚科の医師、大仁田亜紀さん

口唇の形状変化という審美的要素に加え、健康も害しかねないマスク生活。「見た目は実年齢マイナス10歳が一番幸せ」をモットーに診療に当たる大仁田医師が勧めるのが「あいうべ体操」の励行。そして睡眠時の口呼吸を改善する、口に医療用テープを張って寝る「マウステープ」だ。

大仁田医師は「口唇の乾燥、口唇炎、口が渇くといった症状を訴える患者の大半は口呼吸。健康、美容の両面から、かむことも含め、口周りの筋肉を鍛え、鼻呼吸を意識した生活をしてほしい」と呼び掛ける。

（2021年9月8日掲載）

被災地での歯科保健活動㊤
防げ肺炎アウトブレイク
主役は歯科衛生士　福岡・太田秀人医師の報告

2017年7月の九州北部豪雨から、まもなく3年。毎年のように発生する〝想定外〟の事態に、われわれはどう備えるか。福岡県歯科医師会などの要請に自ら手を挙げ、11年東日本大震災や16年熊本地震、九州北部豪雨の被災地で歯科保健活動に従事した「おおた歯科クリニック」（同県太宰府市）の太田秀人院長（51）と考えた。

＊

11年3月11日、テレビから流れる津波被災地の映像を見て、いてもたってもいられなくなったという太田さん。クリニックを1週間休診し、歯科医師4人、歯科衛生士2人で構成する福岡・埼玉合同チームの一員として、同年5月15～22日、宮城県南三陸町の避難所や施設などを巡回することになった。

未曽有の災害とはいえ、発災から2カ月後の派遣。支援活動の仕組みは既に整っていると思っていたのが第1の誤算だった。

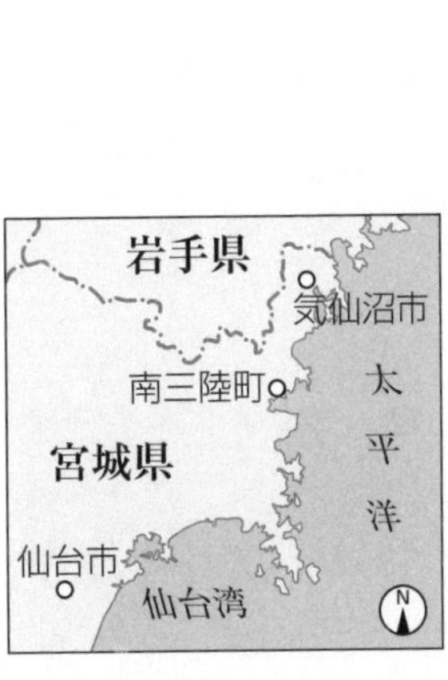

岩手県
気仙沼市
南三陸町
太平洋
宮城県
仙台市
仙台湾
N

仙台市にある、受け入れ先の宮城県歯科医師会は「地理的に遠い南三陸町や気仙沼市は状況を把握しきれていない。とにかく行って、現地コーディネーターの指示に従って」。

現地に着くと、確かに行政機能は崩壊状態。外部からの支援チーム同士が連携して活動する態勢はない。自宅を流されながらも、コーディネーターを務めた地元歯科衛生士、阿部夕さんのネットワークを頼りに、毎朝その日の訪問ルートが決まるような状況だった。

第2の誤算は、持ち運び型の診療機材があれば、日常の訪問歯科診療と同様、むし歯の処置や義歯の作成などは十分にできると思っていたこと。被災地では電源やきれいな水が確保できないなど、歯科治療の前提となる条件が整っていなかったこともしばしばだった。

■歯科衛生士が大活躍

入れ歯を失ったり、歯の痛みがあったりすると、食事がとれず体力が落ち、感染症などにかかりやすくなる。当初、歯科医師としての腕を振るおうと意気込んでいた太田さんだったが、災害慢性期（発災の1～3カ月後）はそうしたニーズはわずか。むしろ存在感を発揮したのは歯科衛生士だった。

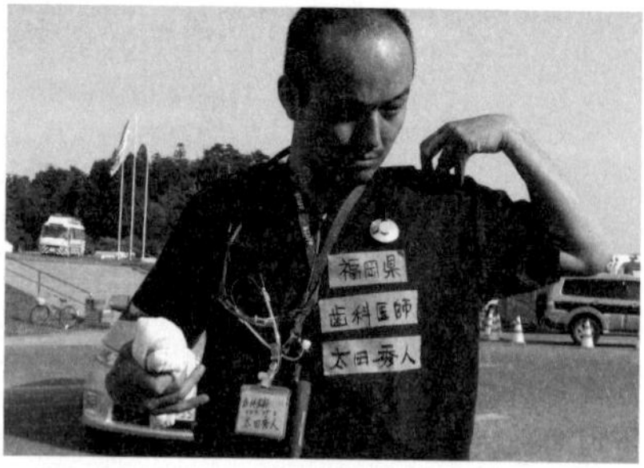

歯科医師としての腕を振るおうと張り切って被災地入りした太田さんだったが…

福岡の歯科衛生士、鍬本房枝さんは、口腔用の保湿ジェルを大量に配布した。過疎化が進む南三陸町には高齢者が多い。水も不足しているだろうから義歯も汚れる。ストレスの多い避難生活では唾液も減り、口の中も乾燥するだろう――。そんな読みだった。

太田さんら歯科医師も被災者にジェルの有効性を口頭で伝え、使うよう指導した。一方、歯科衛生士たちは、その場できちんと使い方を説明。場合によっては手書きの説明書を渡すなどして、相手に伝わる努力をしていた。

いくら良いものでも、使ってもらわねば役には立たない。「生活に寄り添う歯科衛生士の姿勢に、改めてその役割の大きさを認識した」と太田さんは振り返る。

「口の汚れが健康被害につながるのではないか…」。歯科衛生士の懸念は的中していた。後の調査で、気仙沼市で発災後、高齢者を中心に肺炎患者が急増する「肺炎アウトブレイク」が起き、多数の災害関連死が発生していたことが明らかになったのだ。

■すでに阪神・淡路大震災で

「過去に学んでおけば、肺炎アウトブレイクの多くは防げたかもしれません」

太田さんの言う過去とは1995年の阪神・淡路大震災。災害関連死した919人の約24%の死因が肺炎で、その多くは誤嚥性肺炎ではないかと推測されていた。

なぜ肺炎か?。その理由は99年、英国の一流医学雑誌ランセットに掲載された「特別養護老人ホームにおける肺炎発症率が、口腔ケアにより約40%低下した」という、歯科医師米山武義さんらの論文によって確たるものになる。

それを知った一部の歯科関係者は、2004年の新潟県中越地震の折、避難所や仮設住宅などで、組織的に中長期的な歯科保健活動を展開。災害関連死に占める肺炎の割合を約15%にとどめることに貢献した。

「中越地震時の成果は一部では知られていたが、医療の〝常識〟にはなっていなかった。私も含め、まだ災害は自分には関係ないところで起きる、人ごとだったからかもしれません」

太田さんが現地に行くことで再認識した、被災地における口腔ケアの重要性と歯科衛生士の役割。その体験は、それから5年後の熊本地震で生かされることになる。

(2020年7月1日掲載)

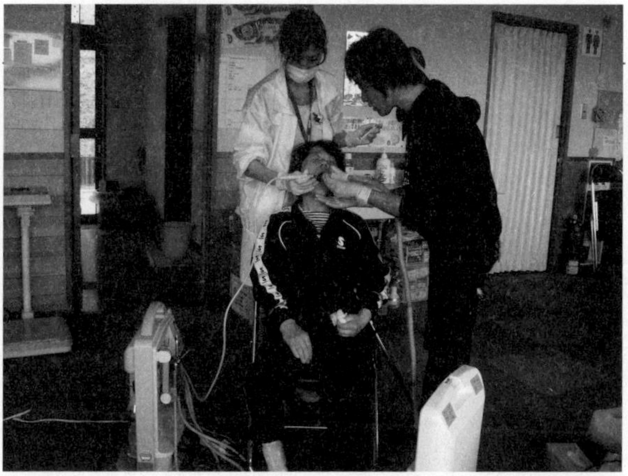

被災地での診療風景。家を失った地元の歯科衛生士(阿部夕さん)=右=は、普段着で診療に当たっている(宮城県南三陸町)

避難袋に歯ブラシを

【肺炎アウトブレイク】
肺炎、被災後に急増
死亡例は8・9倍に
宮城・気仙沼市立病院調査

　内科医大東《だいとう》久佳医師が宮城県気仙沼市立病院など震災後も患者受け入れが可能だった市内3病院について、1週間ごとの人口10万人当たりの肺炎発生率を震災の前後で比較したところ、震災後は入院患者数が5・7倍、死亡事例が8・9倍に急増。インフルエンザなど特定の病原体と関係はなく、65歳以上の高齢者を中心に3カ月に渡って肺炎患者が増加していた＝グラフ。

　大東医師は原因を①震災直後、飲用水の確保も難しく、平常の口腔《こうくう》ケアが行えなかった②生活環境の急激な変化や十分な食事をとれなかったことで、高齢者の体力が低下した―と分析。発生直後は外科的医療のニーズが増えると想定されていたが、実際に求められたのは高齢者の慢性期疾患、肺炎など内科疾患への対応だったと振り返った。

　それを踏まえ、被災直後の水のない状況を想定し、避難所だけでなく介護施設でも口腔ケア用品を備蓄すること、平時から口腔ケアの地域ネットワークを構築しておくことの重要性を提言している。

1週間当たりの入院肺炎症例数(2010年3月1日~2011年6月30日)

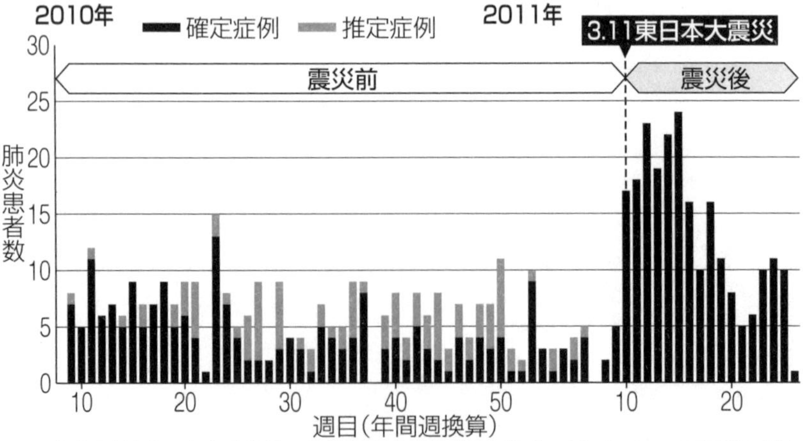

2010年
確定症例
推定症例
2011年
3.11東日本大震災
震災前
震災後
肺炎患者数
0
5
10
15
20
25
30
10
20
30
40
50
10
20
週目(年間週換算)

※大東久佳「東日本大震災後に気仙沼市内で発生した肺炎アウトブレイクの実態調査」より

被災地での歯科保健活動(下)
「食べる」を支え、関連死防ぐ

定期健診こそ最強の備え　福岡・太田秀人医師の報告

東日本大震災の被災地で歯科保健活動に携わりながらも、想定外の事態が続き不完全燃焼に終わった太田秀人さん。だが、そこで得た貴重な教訓は、その後の熊本地震、九州北部豪雨の被災地で生かされることになった。

＊

2011年3月11日に発生した震災支援で宮城県南三陸町に出向き、クリニックを1週間休診した太田さん。予約していた患者や自院のスタッフなどに迷惑をかけただけでなく、経営的には減収もこたえた。それでも「また次に何かあれば行く」と決めたのは、支援に入った南三陸町の介護施設で後日、肺炎によって尊い命が失われたのを後悔していたから。「自分にもっと知識があれば、災害関連死を防げたかもしれない…」という思いからだった。

「将来のことは誰にも分からない。今回、支援に来てくださった皆さんの地元でも備えておいてください」。太田さんは南三陸町を離れる際、被災者に言われたこの言葉が忘れられないという。この言葉を胸に刻んだ太田さんは、診療で忙しい日常を送りながらも東京などで開かれる災害研修にも時間を割き、手弁当で参加するなどして、その日に備えていた。

そして2016年4月14日、熊本地震が発生。福岡県歯科医師会の要請に太田さんは迷うことなく手を上げ、9日後には歯科保健医療チームのリーダーとして、熊本県の南阿蘇地区（南阿蘇村と高森町）に入った。

それから計2週間、地元歯科医師会やJMAT（日本医師会災害医療チーム）、保健師、管理栄養士、言語聴覚士など多職種の同志と協力。避難所や介護施設、在宅などの高齢者、障害者、妊婦など災害時要配慮者約2300人を対象に、口腔ケアや歯科治療をはじめ、むせずに飲み込めるかなどを指導する「食べる」支援に携わった。

歯科では、東日本大震災の際、被災者の状況を把握する調査票の様式がバラバラだった反省から、統一評価票が導入されていた。「おかげで熊本では、支援チームが入れ替わりながらも、刻々と変わる現場のニーズに的確に対応できた」

このシステムによって支援チーム

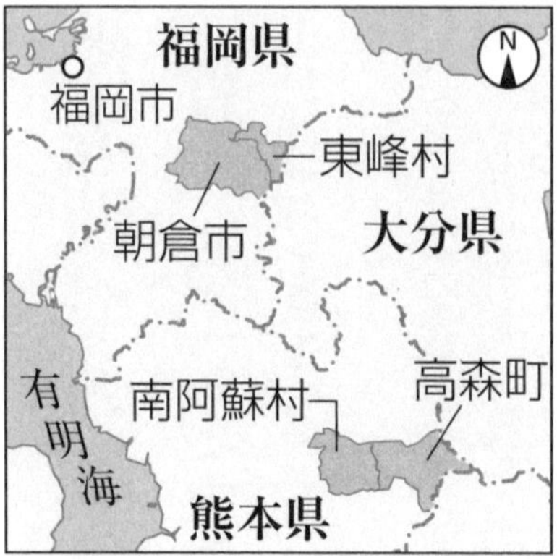
福岡県
福岡市
東峰村
朝倉市
大分県
有明海
南阿蘇村
高森町
熊本県
N

から地元関係者への引き継ぎも円滑に進み、南阿蘇地区での肺炎による災害関連死はゼロに抑えられた。

■「歯科はまだ撤退しないで」

17年7月の九州北部豪雨でも太田さんはすぐに現地へ。福岡県朝倉地区（朝倉市と東峰村）の15避難所（約１５００人）などを対象に、災害歯科コーディネーターとして自治体や歯科医師会、ＪＭＡＴなどと歯科保健活動に取り組んだ。

発災から2週間後。ＪＭＡＴなどが区切りを付けて撤収を決めた会議の後、太田さんは朝倉市と東峰村の保健師から呼び止められた。「歯科さんは、まだ撤退しないでほしい。今こそ住民のために口腔ケアの啓発が必要なんです」

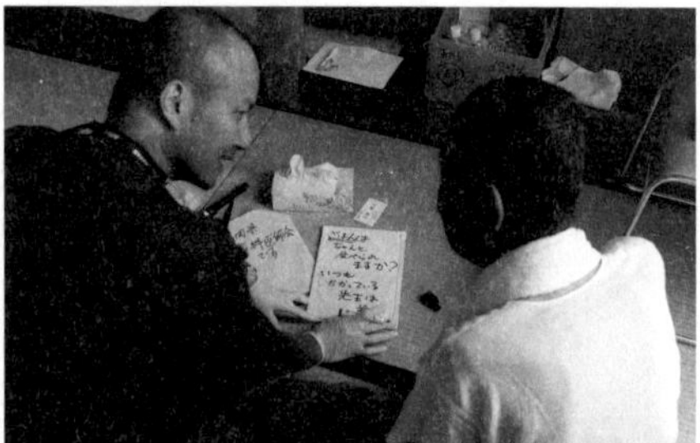
耳の不自由な被災者に筆談で聞き取りする太田さん

治療は医療者しかできないが、予防はやる気さえあれば資格無しでもできる。歯科衛生士を中心とした口腔ケア啓発活動は、歯科チームから被災地への贈り物。地元の保健師2人の言葉は、歯科の重要性が今後さらに増すという認識が関係者に浸透した証しと言えた。

歯科チームは保健師や管理栄養士

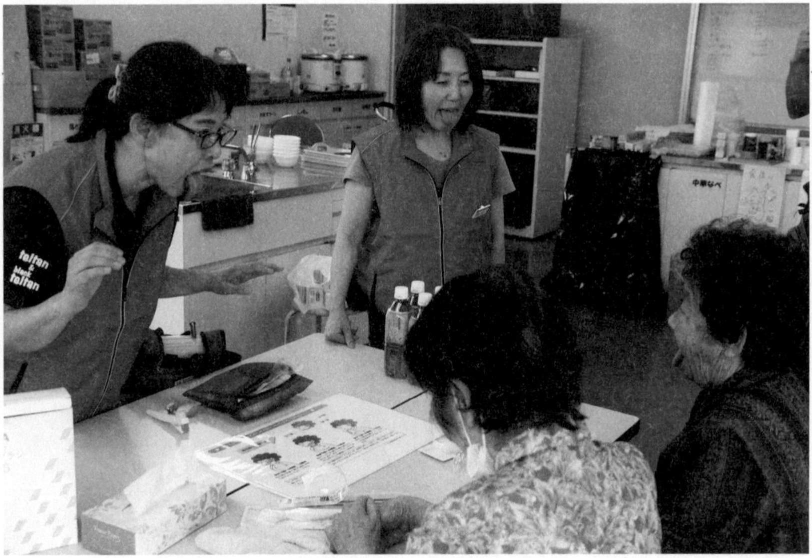

避難者にあいうべ体操を指導する歯科衛生士（福岡県朝倉市）

などと一緒に全身の健康支援活動も展開した。その一つが熱中症対策の支援物資として届けられたスポーツドリンクなど飲料の糖分が招きがちな肥満やむし歯の増加を防ぐ啓発だ。結果、朝倉市と東峰村でも肺炎による災害関連死は出なかった。

■**避難袋に歯ブラシを**

今年の梅雨も九州は、また豪雨に襲われた。太田さんは過去3度の被災地支援体験を踏まえ「口は命の入り口だが、避難生活でケアを怠れば、肺炎などにつながる病の入り口になる恐れがある。避難袋にはぜひ歯ブラシを1本、入れておいて」と助言する。

歯が悪くても平常時なら軟らかい食べ物で対処できるが、緊急時は、そうはいかないことが多い。避難所などで、出された食事をとれない人から衰弱し、重症化したという報告もある。

「生き延びた後は、食べることが生きること」と語る太田さん。「日頃から何でもかんで食べられる歯や義歯の状態を保つことは、非常時への最強の備え。半年に1度、定期的にかかりつけの歯科医院に通い、不調が顕在化する前にチェックしておいてください。口の中に〝想定外〟があってはいけませんから」

（2020年7月15日掲載）

あとがき

2003年、西日本新聞社が始めた長期連載「食卓の向こう側」。読者の反応に応え、連載をまとめたブックレット（小冊子）を刊行すると、幸運にも全国各地に広がり、東京在住の漫画家、魚戸おさむさんの手にも渡りました。

06年、取材班の電話が鳴りました。

「はい。西日本新聞食卓の向こう側取材班です」

「あの〜、東京の漫画家で魚戸って言うんですが、なんか自分にもできることがあれば、協力させてもらえないかなと思って…」

取材班が最も訴えたかったのは、新聞も本も読まない若い層。「漫画なら彼ら、彼女らも読んでくれるのでは…」。

それから十数年。魚戸先生のお声かけから1年後、完成したのが「食卓の向こう側コミック編①」でした。改訂版を出そうという機運が。ミャンマーで歯ブラシ1本からの健口活動を展開される歯科医師、松本敏秀さんの「治療は医師しかできないが、予防は素人でもできる」という名言を具現化した、おカネをかけずに健康になるための提案をプラスしたこの新版が出来上がった次第です。

「ところで旧版のコミック編は①とあるけど、②はどうなったの？」

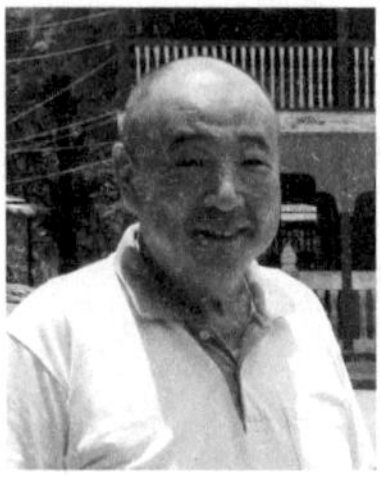
松本敏秀さん

いい質問です。

「命を書く記者になる！」という決意の下、「良質な問題提起と実効ある提案」を探し、取材を重ねるまりもと水城。このあと2人は、長崎県の菌ちゃん先生や、香川県の小さな小学校でデッカイ可能性を秘めた取り組みを行う校長先生と出会い、紙面で紹介していくことになります。さて、それはどんな提案なのか。ぜひ、続編に期待してください（笑）。

さて、食卓の向こう側を企画して20年。なかなか時代は思うようには変わらず、むしろ後退しているのではないかと感じることも多々ありますが、山形県長井市のお百姓、菅野芳秀さんは、こんな表現で励ましてくださいました。

「人生の終わりを迎えようとする熟した柿の実は、もう先はないと落ち込んでいる。だが、柿のタネはどうだろう。芽を出し、根を張り、自らの時代をつくる希望に満ちあふれているんじゃないか」

私たちは、次代を担う「柿のタネ」に何を残してやれるでしょうか。時代を嘆く前に、自分に何ができるかを考えたい。あきらめたらそこで試合終了。皆さん、手を取り合って前に進んでいきましょう。またどこかでお会いしましょう。ご縁に感謝です。

2023年初夏

チーム「食卓の向こう側」佐藤　弘

渡邉　美穂

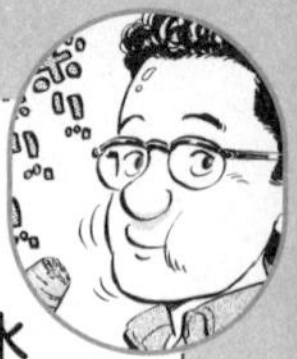

水城一角からクイズです!

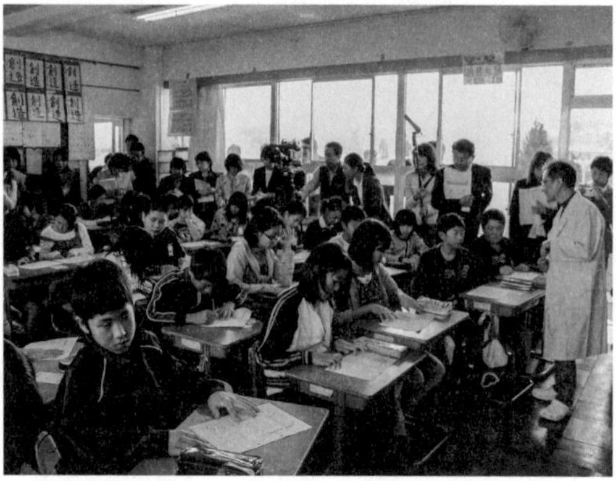

Q ある県の歯科保健大会に行った私は、研究指定校になって2年目という小学校で6年生の授業の様子(右の写真)を見て、なんか変だな、と思いました。それは何だったでしょうか?

むし歯のなりたち、歯によい食べ物、歯磨きの重要性…。そのクラスでは歯の大切さを伝えようと、先生も歯医者さんも一生懸命授業されていました。

ところが、その授業を聞いている子どもらの姿勢が悪い。靴のかかとを踏みつぶしている子もちらほら。これじゃ目は悪くなるし、体は歪む。

そして最も気になったのが、口をポカーンと開けて授業を聞いている子の多いこと。

A そう、口呼吸になっていたのです。ところが、先生は歯の大事さを教えることに一生懸命で、なかなかそうしたことには気づきません。

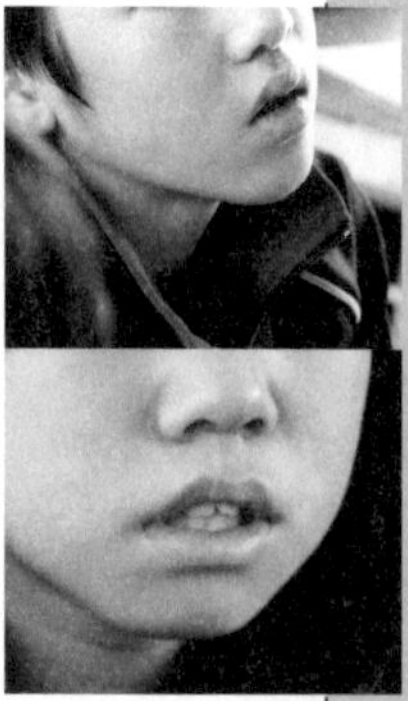

福岡に帰ってから、友人の小学校の先生にその話をしたら、「今まで子どもの目は見ていたけど、口は見ていなかった。あらためて数えてみたら、うちのクラスでは3分の2の子の口が開いていた」と言っていました。

皆さんも、電車やバスに乗ったら、さりげなく周囲の人たちの口に目を走らせてみてください。若い人の口の開きっぷりに驚いたあなたの口がポカーンと開くかも!?

【ポイント】

「見るまなざしがなければ、何も見えていないのと同じ」

あいうべ体操での改善例

● 40 代男性　尋常性乾癬

before　　　　6 カ月後

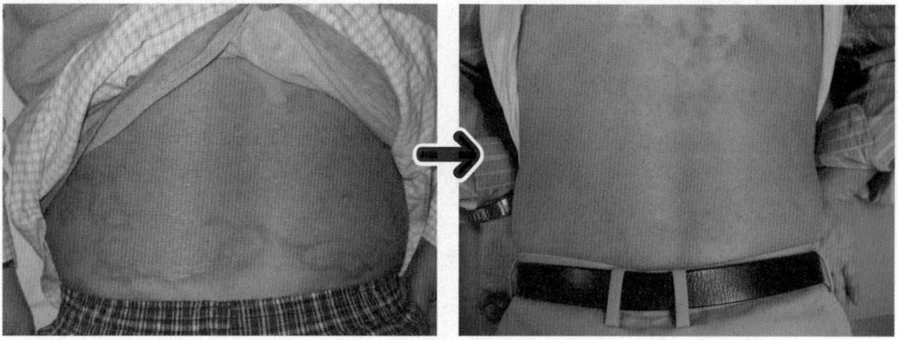

【今井先生より】半袖、半ズボンで街を歩くという夢をかなえた男性。

● 30 代男性　アトピー性皮膚炎

before

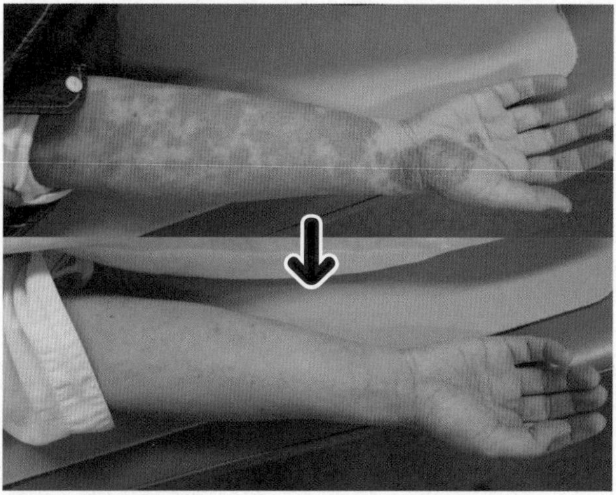

6 カ月後

【今井先生より】食事に気をつけても治らなかったという。
問題は呼吸の仕方にあった。

資料提供：みらいクリニック

あいうべ体操での改善例

●17 歳男性　アトピー性皮膚炎

before　　3 週間後

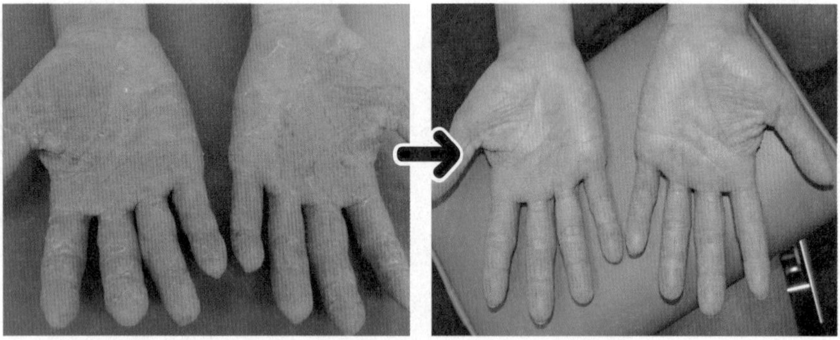

【今井先生より】それまで何もなかったのに、吹奏楽部に入ってから悪化したという。練習したあと、あいうべ体操をするよう指示したら改善した。

●30 代女性　アトピー性皮膚炎

before　　1 カ月後

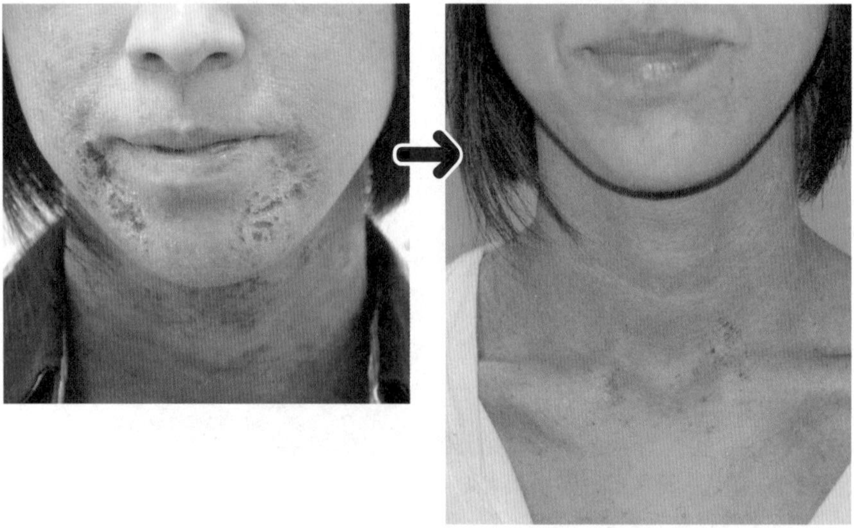

あいうべ体操での改善例

● 30 代女性　アトピー性皮膚炎

初診　　6 カ月後　　12 カ月後

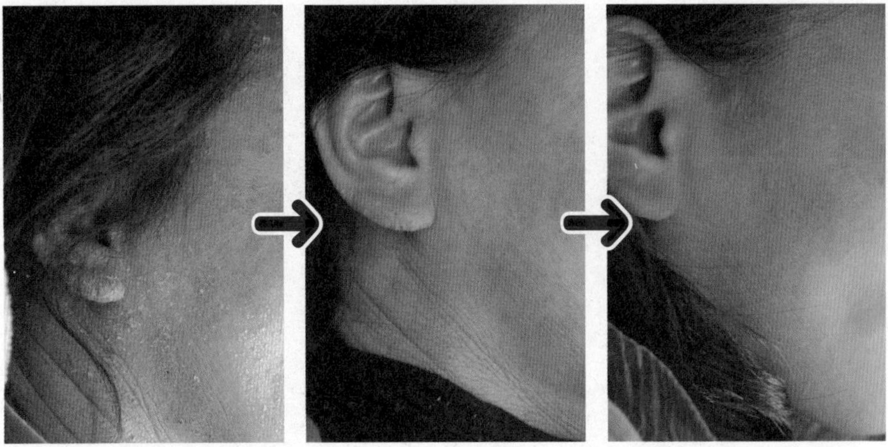

● 40 代男性　アトピー性皮膚炎

初診　　2 カ月後　　6 カ月後

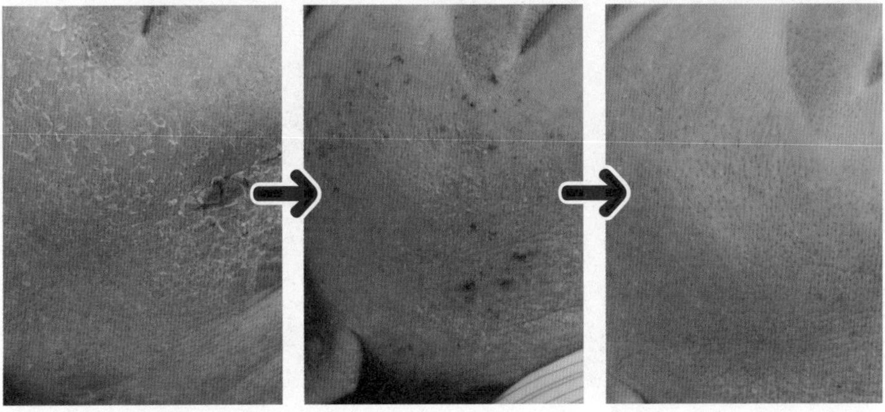

資料提供：みらいクリニック

マウステープ＆あいうべ体操での改善例

●12歳女児：アトピー性皮膚炎

before　　　　1カ月後

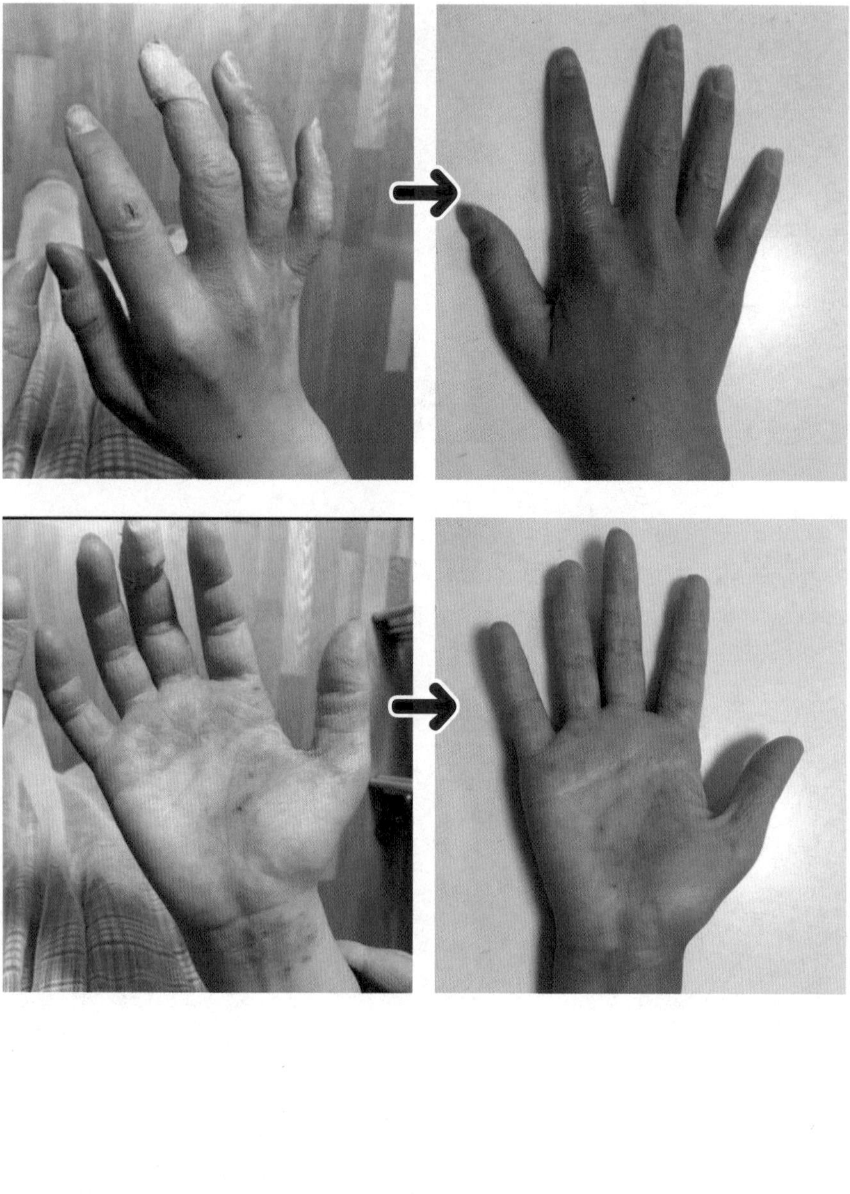

新聞で読者と社会を元気に

【潤子先生より】

初診のお子さんのことでお母さんから電話がありました。

「うちの子は小学校6年生なんですが、どこの病院や歯医者さんでも泣いてしまうんです。それでも治療をしてもらえますか？」。

そんなお子さんはたくさんいらっしゃるので、「無理な治療はしませんから、どうぞおいでください」とおこたえしました。

女の子はとても緊張していて、もうすぐ泣きそうな感じではありましたが、なんとか泣かずに治療をすることができました。治療が終わった時に、ふとその子の手を見るとバンドエイドがいくつも巻いてあり、手にひび割れが。

お母さんに「この手はアトピーですか？」とお伺いすると「そうなんです。保育園の時からアトピーが繰り返し出ていて、ひどくなるたびにステロイドの軟膏が出されていました。今が一番酷い時なので、明日、ステロイドをもらいにいくつもりです」とつらそうにおっしゃいました。

それならと、私がマウステープのことを話そうとしたその瞬間、「あの待合室に貼ってあった新聞に載っていたテープをやってみたいんですが…。さっき待っている時に娘とも話していたんです」。なんと患者さんの方から申し出てくれたのです。

こうなるとお勧めするのが容易になり、効果も出やすくなります。

この子にはあいうべ体操と、マウステープを併用していただくことになりました。

本当にかわいそうなぐらいの症状でしたが、始めて2週間ほどで、ほとんど症状はなくなりました。実はお母さんもアトピーがあり、おばあちゃんはむせやすさがあるため、家族ぐるみであいうべ体操とマウステープを始めたとのことでした。

この記事のコピーはたくさん用意してあり、必要な患者さんにお渡ししています。

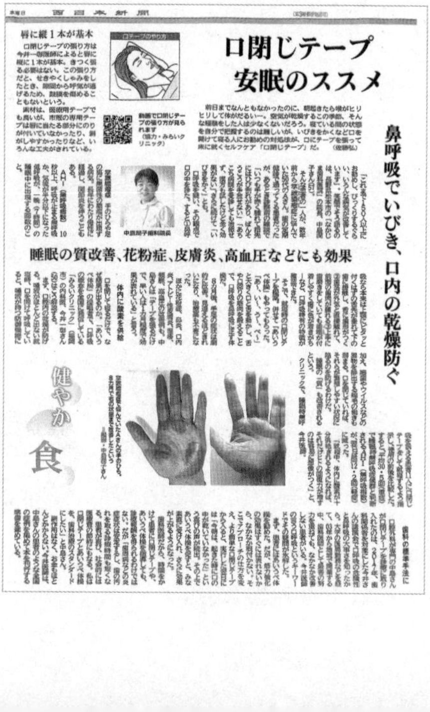
西日本新聞

口閉じテープ 安眠のススメ

鼻呼吸でいびき、口内の乾燥防ぐ

前日までなんともなかったのに、朝起きたら喉がヒリヒリして体がだるい—。空気が乾燥するこの季節、そんな経験をした人は少なくないだろう。寝ている間の状態を自分で把握するのは難しいが、いびきをかくなど口を開けて寝る人にお勧めの対処法が、口にテープを張って床に就くセルフケア「口閉じテープ」だ。（佐藤弘）

唇に縦1本が基本

口閉じテープの張り方は今井一彰医師によると唇に縦に1本が基本。きつく張る必要はない。この張り方だと、せきやくしゃみをしたとき、隙間から呼気が逃げるため、鼓膜を傷めることもないという。素材は、医療用テープでも良いが、市販の専用テープは唇に当たる部分にのりが付いていなかったり、剥がしやすかったりなど、いろんな工夫がされている。

動画で口閉じテープの張り方が見られます（協力・みらいクリニック）

中島潤子歯科院長

睡眠の質改善、花粉症、皮膚炎、高血圧などにも効果

健やか 食

資料提供：なかじま歯科医院

マウステープでの改善例

● 30代男性　アトピー性皮膚炎

before　　1カ月後

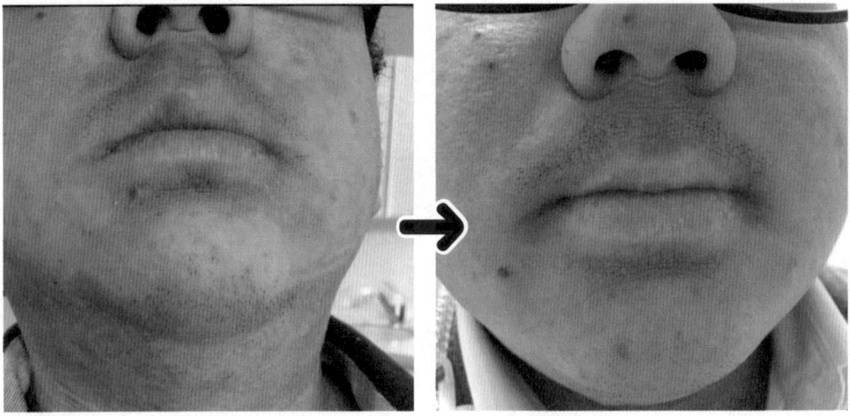

【潤子先生より】鼻呼吸をするために、舌が上顎に付くように意識してもらい、マウステープ1カ月で、ガザガサしていたお肌がツルツルになりました。もともと、皮膚科からの塗り薬を使っていましたが、テープを始めて2週間ほどでガサガサがなくなり、その後、薬は塗っていないそうです

● 60代男性　口元の湿疹、花粉症

before　　6カ月後

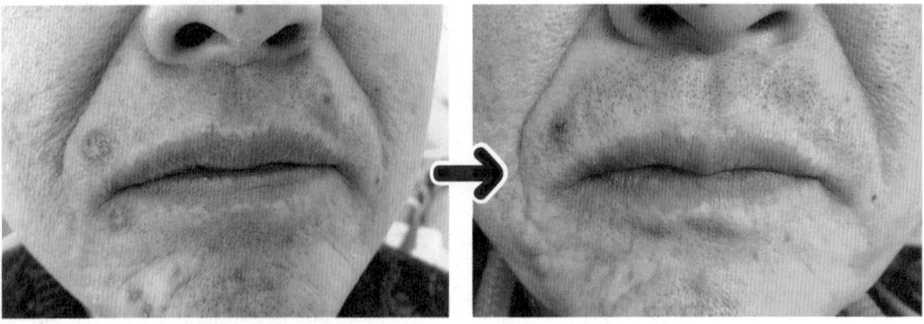

【潤子先生より】顔の皮膚、特にお口元にいくつもの湿疹ができていて、花粉症もありました。マウステープを使って半年ほどで湿疹は良くなり、皮膚もツルツルしてきれいになりました。それと同時に花粉症の症状も出なくなりました。

マウステープでの改善例

※掌蹠膿疱症：無菌性の膿がたまった膿疱と呼ばれる皮疹が、手のひらや足の裏に数多くみられる病気。長年にわたり慢性に経過し、関節炎などの症状を伴うこともある。

● 50 代女性　掌蹠膿疱症

before　　　　10 カ月後

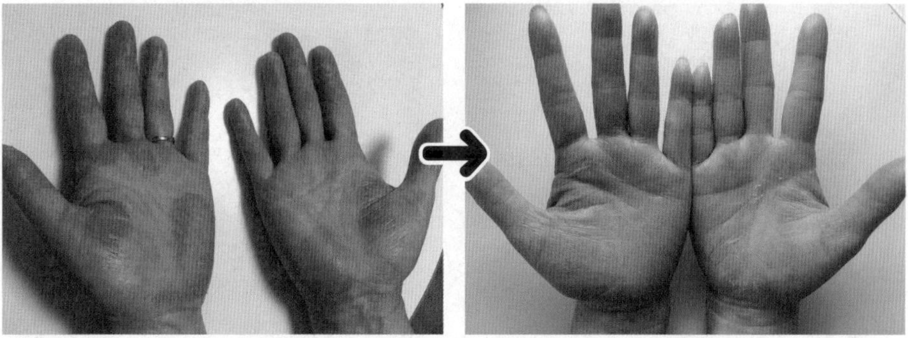

【潤子先生より】皮膚科の薬や漢方薬を試しても全く改善せず、いつも手が赤く腫れて指紋も消失。かかともガサガサして日常生活もつらい状態でした。歯のクリーニングで受診された折、歯肉の腫れや歯石が付きやすい状態から「口呼吸がある」と推察。あいうべ体操とマウステープを勧めたところ、薬の服用をやめたのにもかかわらず、10 カ月ほどで手足の症状が改善しました。

● 60 代女性　掌蹠膿疱症、花粉症、高血圧、糖尿病

before　　　　10 カ月後

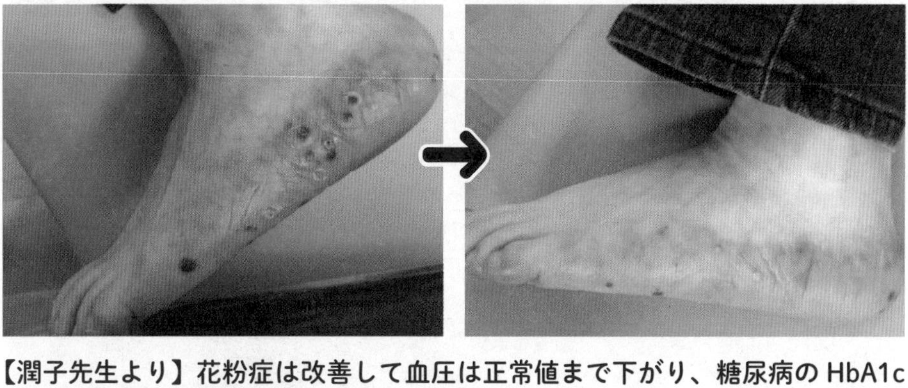

【潤子先生より】花粉症は改善して血圧は正常値まで下がり、糖尿病の HbA1c も 7.2 から 6.5 まで下降。皮膚科に通院しても変わらなかったという足の症状は、マウステープ 10 カ月でだいぶ良くなってきました。どの症状も口呼吸が原因で起きていたのです。

資料提供：なかじま歯科医院

マウステープでの改善例

● 60代男性　高血圧、不整脈（120回/分の頻脈）
いびき、無呼吸、アトピー性皮膚炎

before　　　　　　　　　　　　3カ月後

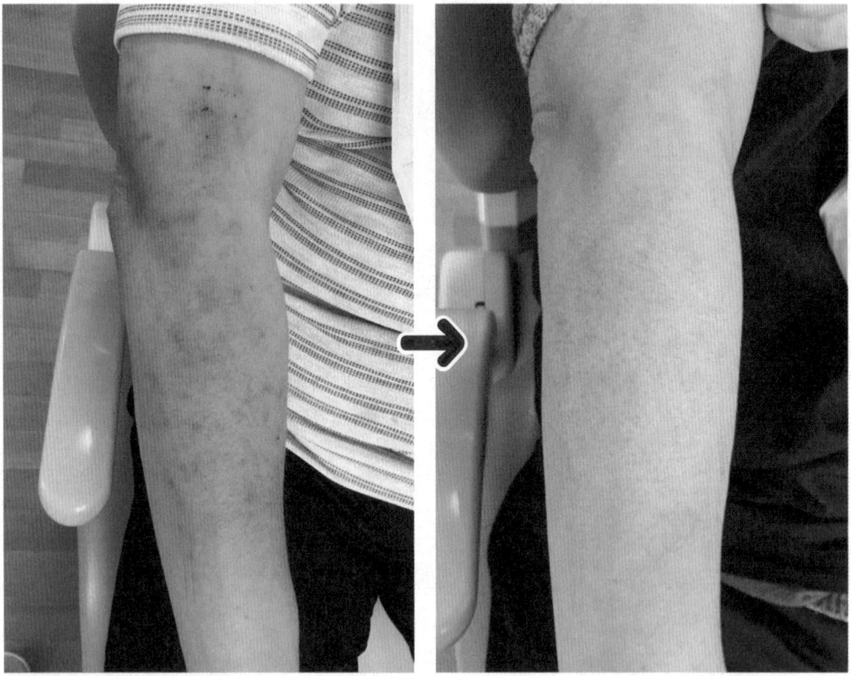

【潤子先生より】腕のアトピーはきれいになり、血圧は正常値になり安定。血圧は正常値になり安定。不整脈はなくなり、80回/分の正常値まで改善して循環器内科のドクターに驚かれました。

資料提供：なかじま歯科医院

column

あいうべ体操を習慣付けるには、お風呂で替え歌を歌いながらやるのが効果的です。

例えば、「森のくまさん」で、「♪あっいうべ、あっいうべ」と歌えば、1番だけで8回。4番まで歌えば32回。ダイナミックなアクションでやりたいときは、「キラキラ星」で、「♪あっあ、いっい、うっう、べ〜」と歌います。

大分県佐伯市の復興サポート食堂「志縁や」のご主人、柴田真佑さんは「千の風になって」に合わせて「あいうべ体操」を歌い上げるエンタティナーです。

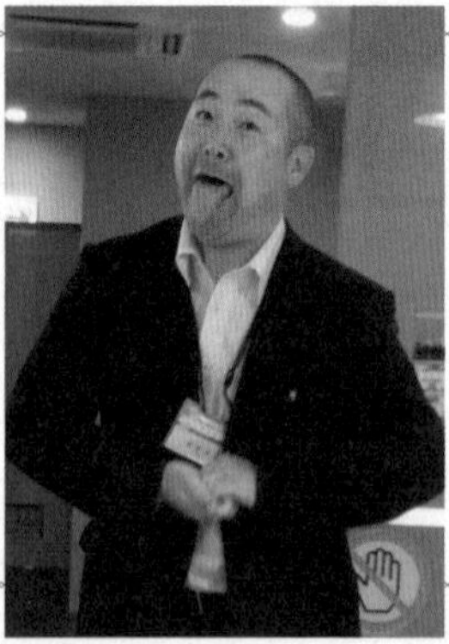

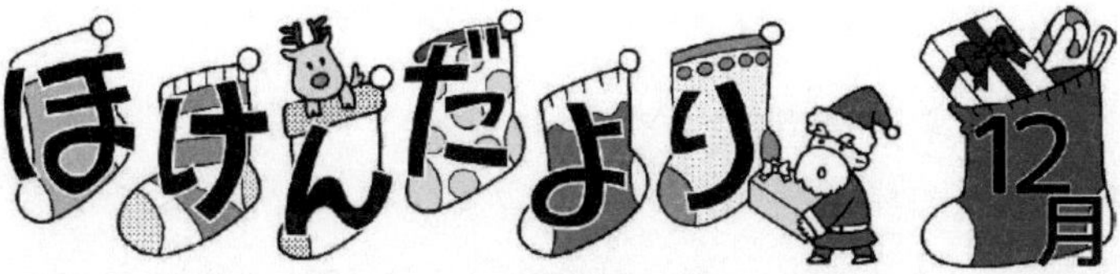

平成25年12月5日
北崎小学校保健室
担当：塚元依子

12月の保健目標：かぜを予防しよう！

おふろで10回！
家族もやろう！あいうべ体操

あ
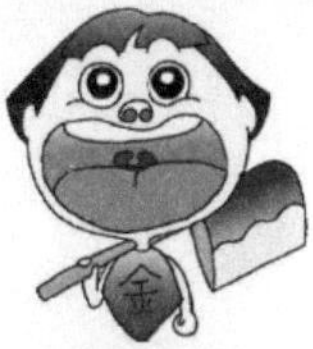

あっとおどろく　キセキがおきる！？

学校《がっこう》で取《と》り組《く》んでいるあいうべ体操《たいそう》
家族《かぞく》でやったら、さらなる効果《こうか》！

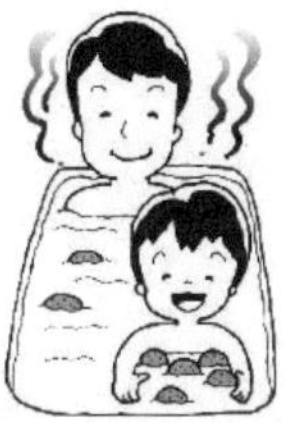

い
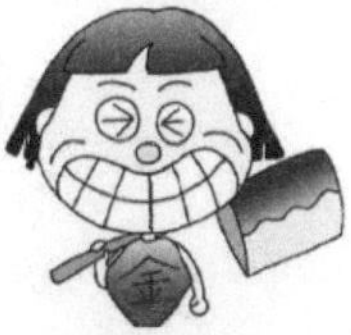

いちにち　目指《めざ》そう30回《かい》！

あさ、おきたら　10回《かい》
ゆっくり　おふろで　もう10回《かい》～！
できたら　寝《ね》るとき　また10回《かい》～！

う
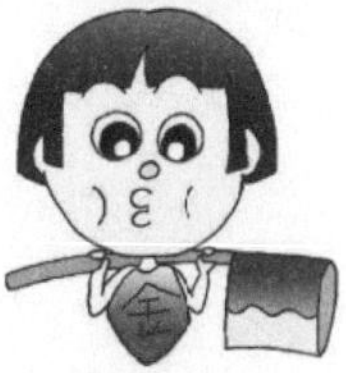

うわさのインフルエンザウィルスも

口《くち》を閉《と》じれば、ブロックアウト！
鼻《はな》の中《なか》で減《へ》らしちゃおう。

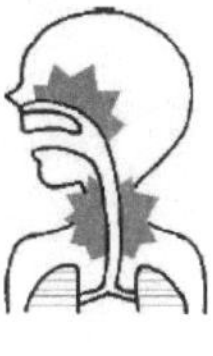

べ
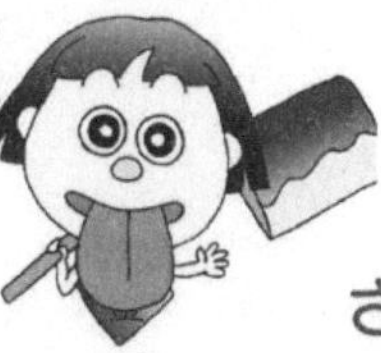

べろをのばして　鼻呼吸《はなこきゅう》！

お肌《はだ》や唇《くちびる》　カサカサも
かるくしようよ　この季節《きせつ》

さあ、北崎の　家族みんなでがんばろう！

※学校での取り組みを家庭から地域へと広げた福岡市立北崎小学校の保健便り

教育は最大のワクチン

漫画家・魚戸おさむさんの本

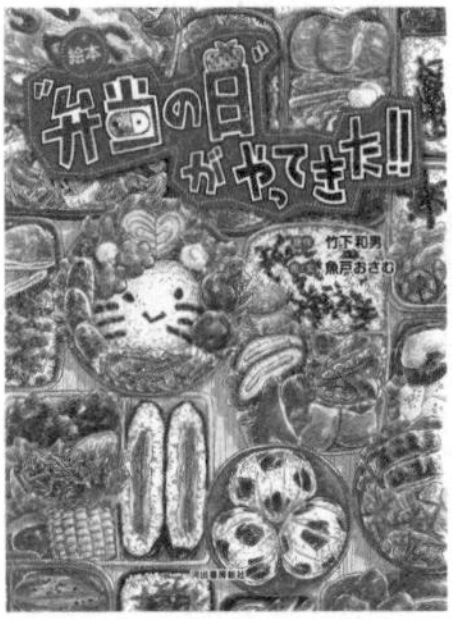

絵本
弁当の日がやって来た!!
原作：竹下和男／河出書房新社

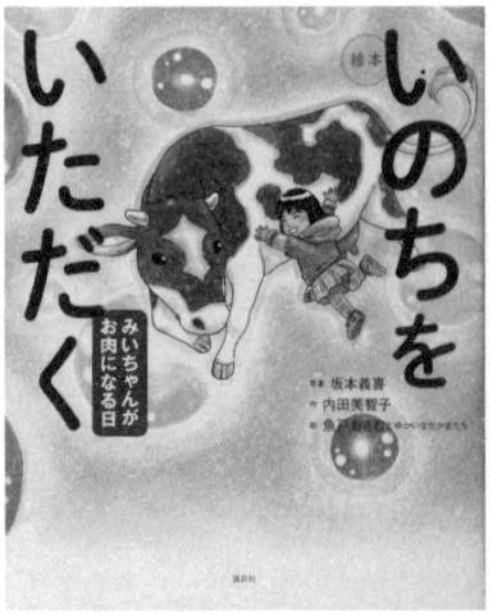

絵本いのちをいただく
講談社

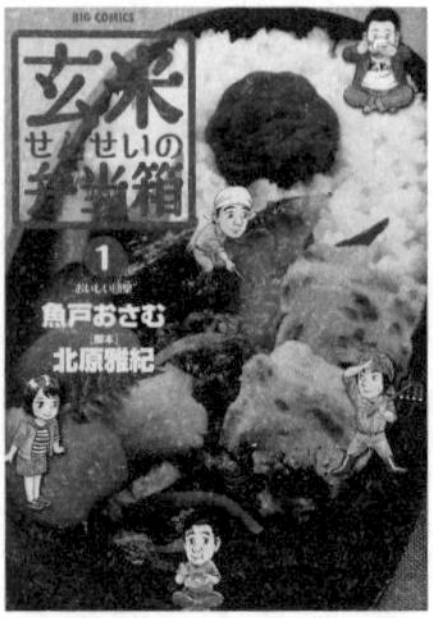

玄米せんせいの弁当箱
1～10巻
小学館

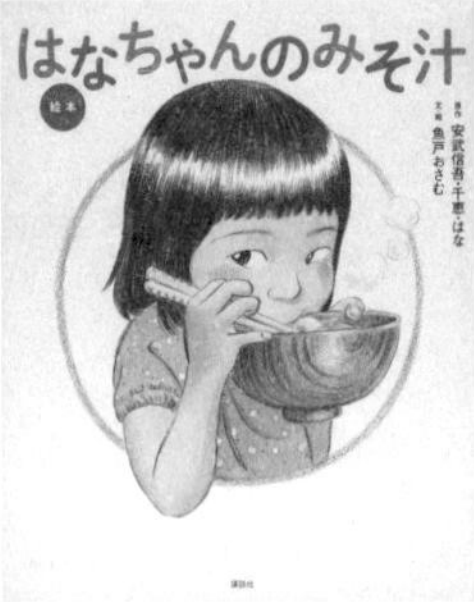

絵本
はなちゃんのみそ汁
講談社

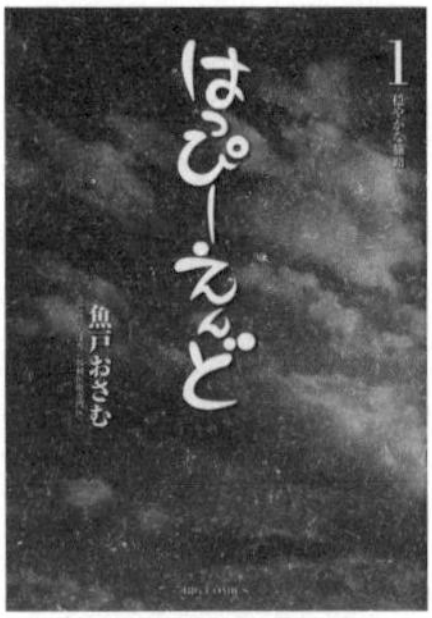

はっぴーえんど
全9巻＋新型コロナ編
講談社

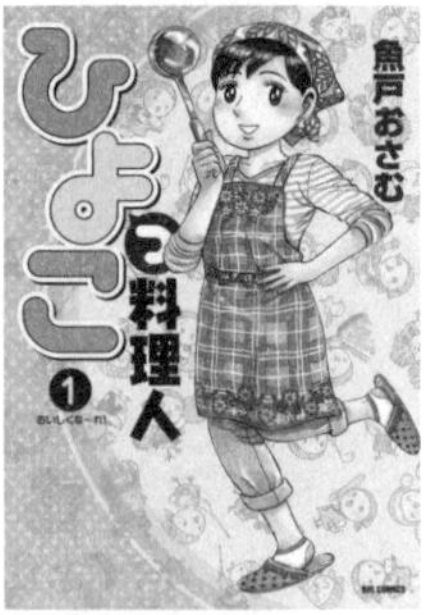

ひよっこ料理人
1～10巻
小学館

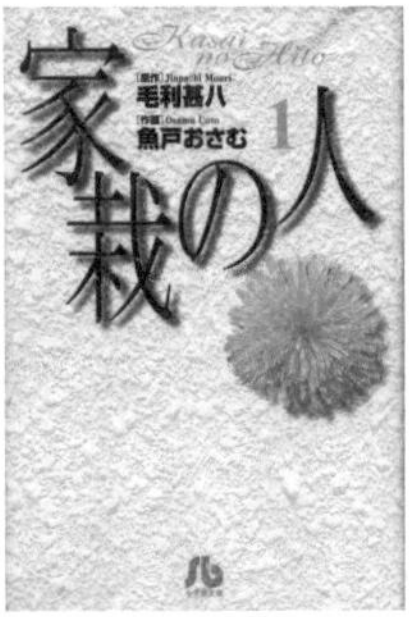

家栽の人
原作：毛利甚八／1～10巻
小学館

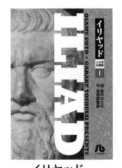

イリヤッド
入矢堂見聞録
原作：東周斎雅楽／1～15巻
小学館

ほかに、『ジョニーとマーガレット　スーパー恋ものがたり』／『ガンバりょんかぁ、マサコちゃん』／『イーハトーブ農学校の賢治先生』／『ケントの方舟』／『がんばるな!!!家康』など著書多数。電子書籍で入手可能な本もあります。

岡崎好秀さんの本

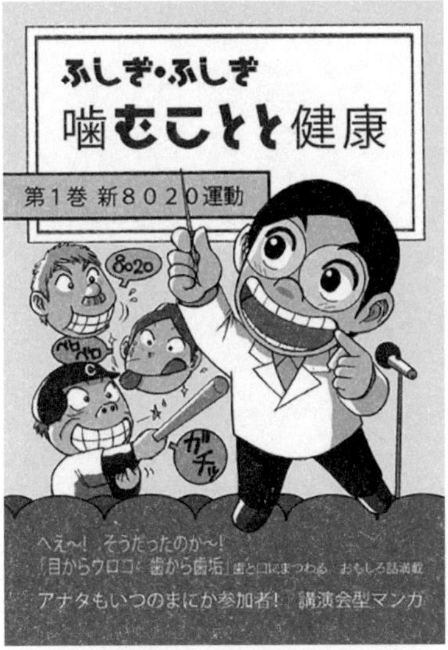

ドクターオカザキの「ふしぎふしぎ 噛むことと健康」

作画・勝西則行

第1巻 なぜヒトの歯は一度しか生え代わらないのか？
第2巻 ようこそ！宇宙授業へ
第3巻 口に入る前・入った後の食育
第4巻 空腹感が育む生きる力
第5巻 ノドから手が出る話
第6巻 あいうべ体操
第7巻 口から始まる糖尿病予防
第8巻 生きる力を育む食べる意欲
第9巻 天然のマスクと口腔ケアでインフルエンザ予防
第10巻 ヒトは口から衰える しかし口から復活する
第11巻 動物の口はふしぎがいっぱい

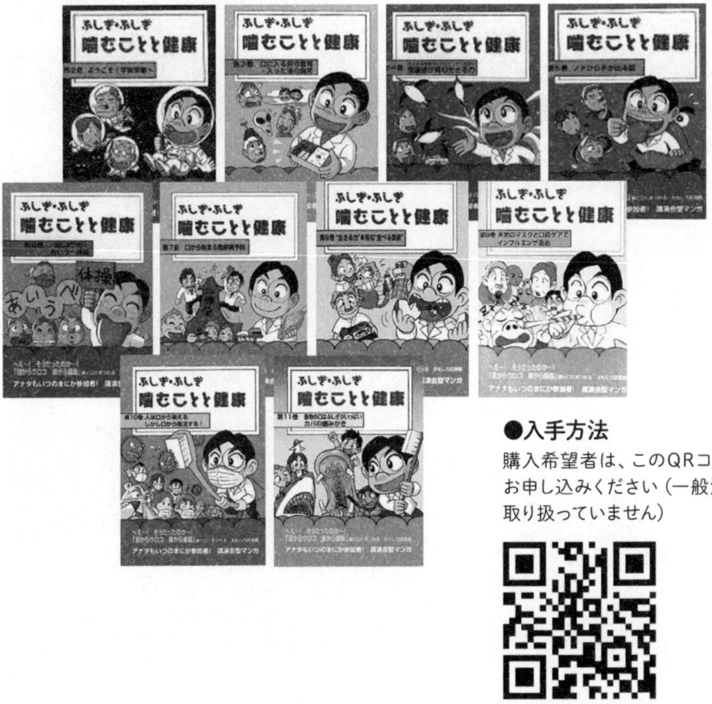

●入手方法

購入希望者は、このQRコードからお申し込みください（一般流通では取り扱っていません）

取材班おすすめの本

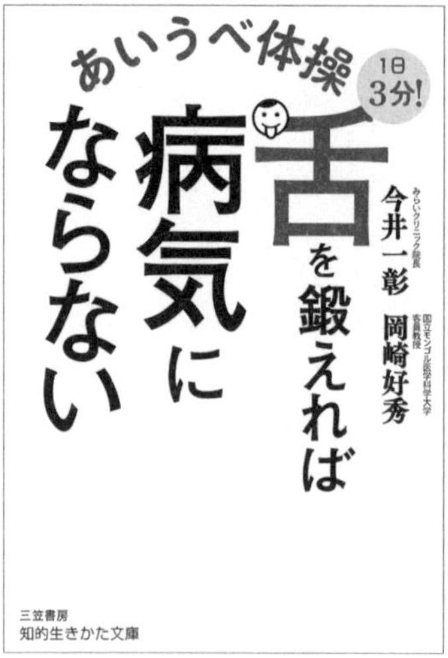

あいうべ体操
舌を鍛えれば病気にならない
今井 一彰・岡崎 好秀／ 三笠書房 770円（税別）

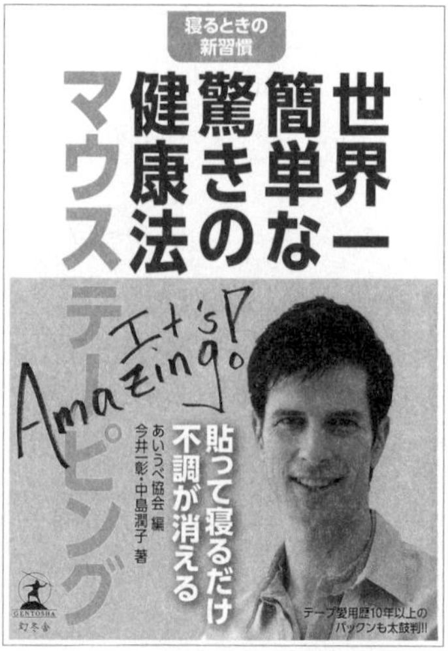

世界一簡単な驚きの健康法
マウステーピング
今井一彰・中島潤子／幻冬舎 1,200円（税別）

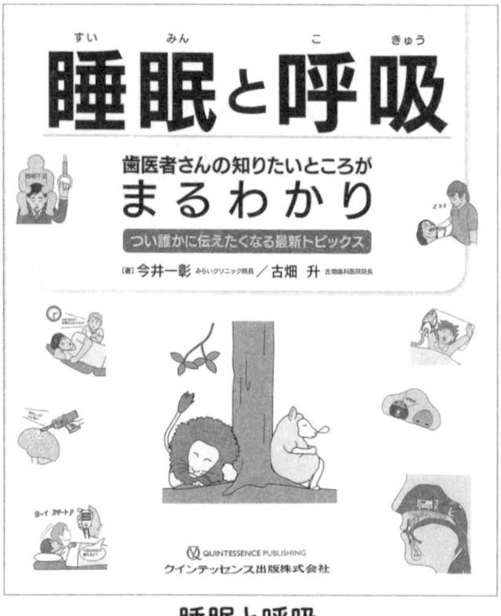

睡眠と呼吸
歯医者さんの知りたいところがまるわかり
今井一彰・古畑 升／クインテッセンス出版
5,400円（税別）

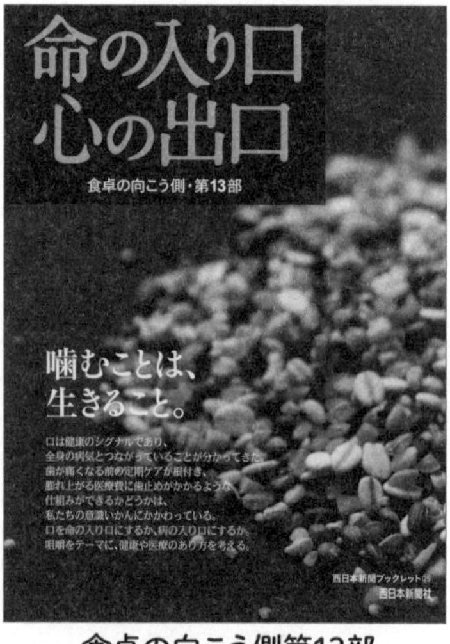

食卓の向こう側第13部
命の入り口　心の出口
食卓の向こう側取材班／西日本新聞社
476円（税別）

チーム「食卓の向こう側」田中一彦さんの本

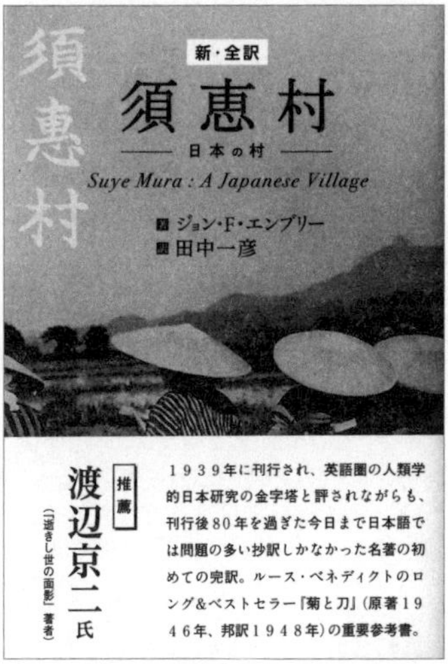

新・全訳　須恵村　日本の村
田中一彦／農山漁村文化協会 4,500円（税別）

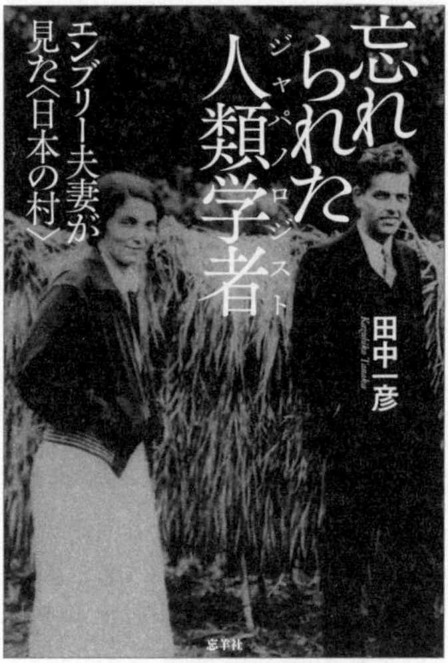

忘れられた人類学者
エンブリー夫妻が見た〈日本の村〉
田中一彦／忘羊社 2,200円（税別）

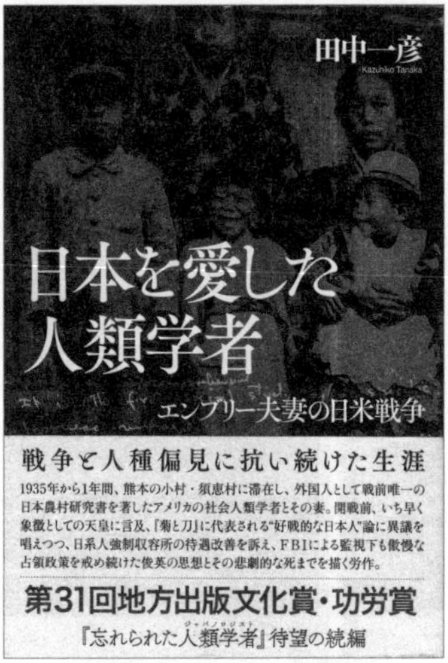

日本を愛した人類学者
エンブリー夫妻の日米戦争
田中一彦／忘羊社 2,200円（税別）

昭和10～11年に熊本県須恵村（現あさぎり町須恵地区）を調査した米国の人類学者ジョン・エンブリーの主著『須恵村　日本の村』を読み解いた3冊。

従来の同著の邦訳の不備を解消した新・全訳は、研究者らによる『須恵村』の再評価に貢献した。『忘れられた人類学者』は同著と妻エラによる『須恵村の女たち』を併せて紹介し地方出版文化功労賞を受賞。

『日本を愛した人類学者』は、須恵村での体験を基に戦争や民族差別に終生抗議し続けたエンブリー夫妻の評伝。

チーム「食卓の向こう側」佐藤弘の本

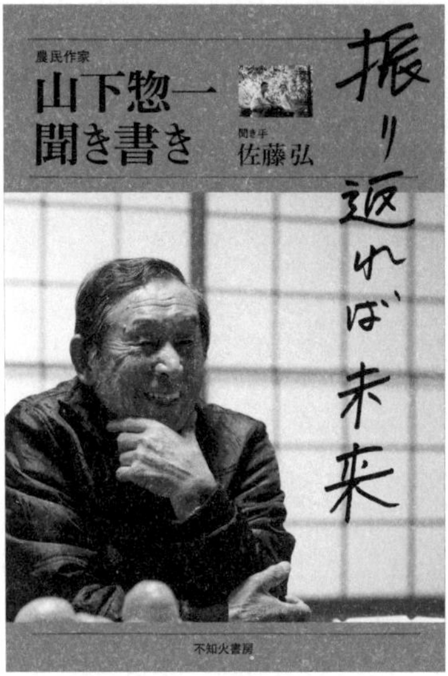

第38回農業ジャーナリスト賞受賞

山下惣一聞き書き　振り返れば未来

聞き手　佐藤弘
不知火書房　2,000円（税別）

明日を切り開くヒントは、未来にではなく
人々が歩いてきた跡、つまり人類の歴史の中にある

記者に語り遺した〝惣一つぁん〟最後の言葉。
西日本新聞に連載された半生記の書籍化。

【山下惣一さん略歴】　玄界灘に面した農村に生まれ、中学卒業後に家業を継いで就農。２度の家出を経て、本人曰く「仕方なく希望に燃えて」農業技術の習得に励み、青年団活動などを通じて村の近代化に力を注いだ。1967年に小説「嫁の一章」で佐賀県文学賞、70年には文芸同人誌「玄海派」に発表した「海鳴り」で第13回農民文学賞を受賞。81年には小説「減反神社」「父の寧日」が直木賞候補になった。

国が栽培を奨励したミカンの大暴落などを体験し、規模拡大など効率化だけを追求する農業の「近代化」に疑問を抱き、食料自給を海外に委ねた日本の農政を鋭く批判。家族農業や小規模農業こそが持続可能で安定的な社会を築くとの信念から、「地産地消で、消費者との交流を重視した環境保全型農業」を目指そうと提唱した。

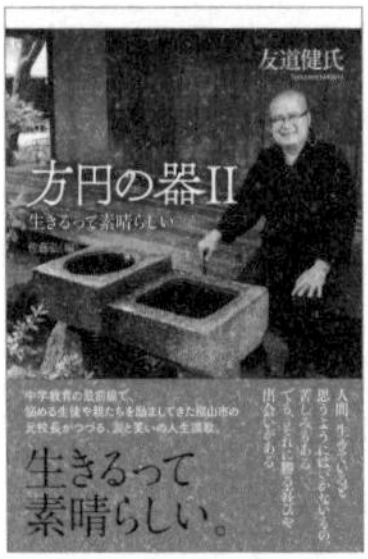

人間、生きていると思うようにいかないもの。苦しいこともある。でも、それに勝る喜びや出会いがあるんだよー。教育現場の最前線で、悩める生徒や親たちを励ましてきた広島県福山市の名物校長がつづる、涙と笑いの人生讃歌。多発性骨髄腫と告げられたことをきっかけに書いた抱腹絶倒の創作落語「病室日記」付き。

方円の器II～生きるって素晴らしい

友道健氏（著）・佐藤弘（編）
不知火書房
1,600円（税別）

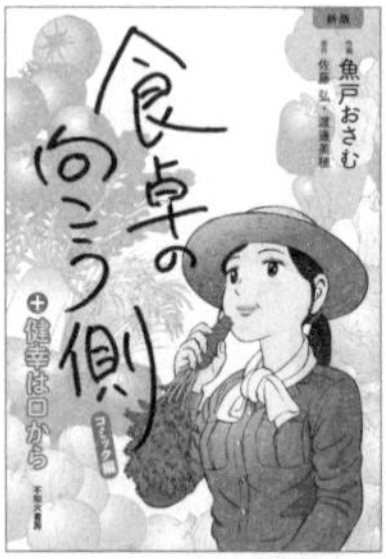

新版 食卓の向こう側コミック編 ＋健幸は口から

チーム食卓の向こう側刊行委員会（編）
不知火書房
1,300円（税別）

●上記の3冊の申し込みは小農学会出版事務局へ。送料＆振込手数料とも事務局負担でお送りします。複数冊購入希望の場合は優遇措置あり。お問い合わせください。
FAX：092（866）3090　メール：sckeiroku@outlook.jp

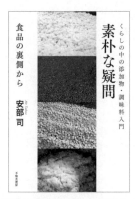

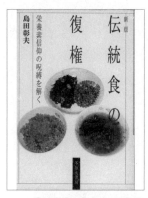

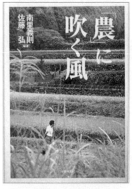

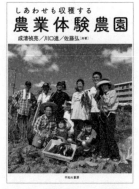

新版　食卓の向こう側コミック編
＋健幸《プラスけんこう》は口から

2023年6月30日　初版第一刷発行

編　者　　チーム食卓の向こう側刊行委員会
装　画　　魚戸おさむ

第１部　食卓の向こう側コミック①
原作　　佐藤 弘　渡辺美穂
画　　魚戸おさむ
作画スタッフ　　成瀬あかね　栗原明子　西村賢信　戸谷俊介
脚本　　末崎光裕

第２部　健幸は口から
コミック「ふしぎ・ふしぎ噛むことと健康」
原作　　岡崎好秀（国立モンゴル医学科学大学客員教授）
協力　　今井一彰（福岡市・みらいクリニック）
イラスト　　勝西則行

Special Thanks　　中島潤子（長野県松本市・なかじま歯科医院）
中村修（福岡県みやま市・循環のまちづくり研究所）
太田秀人（福岡県太宰府市・おおた歯科クリニック）
岩崎文正（元西日本新聞社専務）
郡田弘（元西日本新聞社専務）
田中一彦（「食卓の向こう側」取材班）
田中隆二（同）
木下悟（同）
安武信吾＆千恵
濱田卓爾

発行者　　米本慎一
発行所　　不知火書房
〒810-0024　福岡市中央区桜坂3-12-78
TEL　092-781-6962　FAX　092-791-7161
郵便振替　01770-4-51797

印刷・製本　　シナノパブリッシングプレス

＊このコミックは西日本新聞の長期連載「食卓の向こう側」に基づき
再構成したフィクションです
落丁本・乱丁本はお取り替えいたします
ISBN978-4-88345-145-6 C0036　Printed in Japan